氢医学基础与应用

主编　秦树存　秦速励

科学出版社

北　京

内 容 简 介

本书分为上、下两篇。上篇为氢医学效应理论及研究，内容包括氢医学概论、氢医学效应理论、氢医学理论基础研究、氢医学理论临床研究；下篇为氢医学应用实践，内容包括氢医学与健康管理、氢医学理论与医疗实践、氢医学相关氢供体研发与应用、氢与中国传统医学。系统诠释了在健康管理和医疗实践中应用氢医学理论和技术的可行性、可塑性。

本书适合氢医学教学、科研、临床专业人员阅读，也可供从事氢医学相关专业人员、医学各科专业人员参考。

图书在版编目（CIP）数据

氢医学基础与应用 / 秦树存，秦速励主编 . — 北京：科学出版社，2023.8
ISBN 978-7-03-076012-8

Ⅰ. ①氢… Ⅱ. ①秦… ②秦… Ⅲ. ①氢气－应用－医学－基本知识 Ⅳ. ① R

中国国家版本馆 CIP 数据核字（2023）第 130553 号

责任编辑：李 玫 / 责任校对：张 娟
责任印制：赵 博 / 封面设计：龙 岩

科 学 出 版 社 出版

北京东黄城根北街 16 号
邮政编码：100717
http://www.sciencep.com

涿州市殷润文化传播有限公司印刷
科学出版社发行 各地新华书店经销

*

2023 年 8 月第 一 版 开本：787×1092 1/16
2025 年 5 月第三次印刷 印张：15
字数：360 000

定价：158.00 元
（如有印装质量问题，我社负责调换）

主编简介

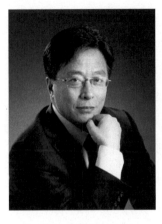

秦树存　山东第一医科大学二级教授，博士研究生导师，山东第一医科大学第二附属医院特聘专家，秦树存研究团队负责人（山东第一医科大学动脉粥样硬化研究所所长，泰山氢生物医学研究院院长，山东省高校动脉粥样硬化重点实验室主任）。医学本科毕业于河北医科大学，博士研究生毕业于中国人民解放军总医院。历任解放军总医院主治医师、副研究员，美国哥伦比亚大学分子医学博士后，加利福尼亚大学尔湾分校（IRVINE）动脉粥样硬化研究中心高级研究员，山东第一医科大学生命科学研究中心主任。兼任国际动脉粥样硬化学会中国分会常务理事，中国病理生理学会理事、动脉粥样硬化分会副主任委员，《中国动脉硬化杂志》副主编；中国生物化学与分子生物学会理事、脂质与脂蛋白分会常务委员；国际氢医学与生物学会会长，中国老年保健医学研究会常务理事，氢分子生物医学分会主任委员。获得中国科学院"百人计划"、山东省"泰山学者"等荣誉，享受国务院政府特殊津贴。

作为脂代谢与动脉粥样硬化研究专家，从事胆固醇代谢与心脑血管疾病的基础与临床研究 30 余年。获得国家自然科学基金重大计划项目、海外及港澳学者合作研究基金项目和面上项目 10 项。发表学术论文 260 篇，申请专利 12 项，获得省部级科技进步奖 4 项。1986 年开始中国小型猪动脉粥样硬化实验研究，文章发表于《中华心血管病杂志》，1994年将"美国国家胆固醇教育计划"全文译成中文发表于 JAMA（《美国医学会杂志中文版》）；1996 年进行血脂康随机双盲安慰剂对照人群临床试验，文章发表在《中华内科杂志》等期刊；1998 年开始磷脂转运蛋白的课题研究，在 Nature Medicine、ATVB、JBC 和 JLR 等期刊上发表 35 篇相关论文；2002 年开始高密度脂蛋白代谢和胆固醇逆向转运研究，在 ATVB 和 JBC 等杂志上发表 28 篇相关论文；2009 年开始脂蛋白功能稳态及动脉粥样硬化防治干预研究，发现氢分子对脂蛋白和血管稳态的保护作用，在 JCEM、JLR、Metabolism 和 Atherosclerosis 等知名杂志上发表 36 篇氢医学论文。2015 年开始新的脂代谢调控关键蛋白 Surf4 的研究，在 ATVB 等杂志发表 6 篇文章。作为副主编出版《动脉粥样硬化学》，作为主编出版《氢气医学人群试验（漫画版）》。

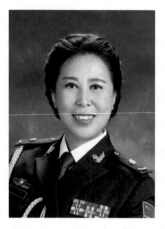

秦速励 河北医科大学临床医学专业学士，大连医科大学生理学硕士，北京大学心理学博士。中国人民解放军军事科学院军事科学出版社高级编辑，专业技术五级，原人民军医出版社内科编辑室主任。负责医学和心理学图书策划编辑和出版工作近20年，获"全军优秀医学编辑"，荣立三等功一次；主持和参与策划国家"十一五""十二五"重点图书项目和国家出版基金项目，如《检验与临床诊断丛书》《中国医学院士文库》《老年医学与保健》；策划出版的图书多次获得出版界国家级优秀图书奖项，如《妇女心脏病学》《赫斯特心脏病学》《威廉姆斯内分泌学》《灾难精神病学》。主编主译心理学和医学专著8部，在核心期刊和SCI杂志发表心理学和医学论文10多篇。硕士论文发表在《生理学报》头条，博士论文发表在《北京大学学报》。中国老年保健医学研究会氢分子生物医学分会会员，2018年中国老年医学和健康产业大会氢医学与老年健康论坛秘书长，2009年策划引进日本医学科普读物《生命之水——富氢水排毒》，至今发行近10万册，为富氢水在我国普及，走进千家万户发挥了奠基性和开拓性作用。2019年在西安召开的"第六届氢生物学与氢医学学术大会"发表论文《身体内源性氢气——道家内丹修炼实践》，多次参与氢医学与传统医学百家争鸣论坛。

编著者名单

主　编　秦树存　秦速励

副主编　陈　微　薛俊莉　刘伯言　陶鸽如

　　　　司艳红

编著者　（按姓氏笔画排序）

王　浩　山东第一医科大学临床与基础医学院

司艳红　山东第一医科大学临床与基础医学院

吉恩生　河北中医药大学

刘伯言　山东第一医科大学第二附属医院

杜继聪　中国人民解放军海军军医大学海军医学系

杨胜昌　河北中医药大学

杨新栎　河北中医药大学

何　磊　承德医学院附属医院

张翔雁　青岛大学附属医院

陈　军　承德医学院附属医院

陈　远　山东第一医科大学临床与基础医学院

陈　微　山东第一医科大学第二附属医院

秦树存　山东第一医科大学第二附属医院

秦速励　中国人民解放军军事科学院军事科学出版社

郭亚净　河北中医药大学

陶鸽如　山东第一医科大学第二附属医院

蔡建明　中国人民解放军海军军医大学海军医学系

薛俊莉　山东第一医科大学第二附属医院

序 一

  我国氢分子生物医学的研究在过去十多年里进展迅速,无论是氢气生物效应的分子机制,还是多种氢供体产品的临床转化应用都取得了长足进步,非常需要一部全面、系统论述氢医学基本概念和理论的专著问世。秦树存教授团队撰写的这部《氢医学基础与应用》,从生物学、现代医学和传统医学角度系统介绍了氢医学的基础和临床研究及其应用成果,内容新颖翔实,立论有根有据。氢医学涉及氢生物学效应、氢供体新材料、疾病动物模型和人体试验研究、氢健康和医疗产业等多个领域,实属新兴交叉学科的产学研成果。秦树存教授团队在该领域发表了 60 多篇文章,其工作业绩得到国内外同行专家的认可,获得了国内外多个奖项,秦教授本人被推举为国内和国际氢医学学术组织 (中国老年保健医学研究会氢分子生物医学分会主任委员、国际氢医学与生物学会会长) 的带头人。

  该书内容包括氢医学概论、氢医学效应理论、氢医学理论基础研究、氢医学理论临床研究、氢医学与健康管理、氢医学理论与医疗实践、氢医学相关氢供体研发与应用、中医"气"与氢气关系、氢医学与中医药结合研究进展等,是引导氢医学基础与应用继续走在世界前列不可多得的参考书,适合氢医学教学、科研、临床专业人员阅读,也适合从事氢医学产业及医学从业人员参考。

中国工程院院士

中国人民解放军海军军医大学附属长海医院

2023 年 4 月

序 二

　　氢气应用于疾病治疗的研究始于 1975 年发表在 *Science* 杂志上 "氢气抑制皮肤癌的动物实验" 文章，广泛研究兴起于 2007 年发表在 *Nature Medicine* 杂志上 "氢气小剂量吸入减轻脑缺血损伤" 的研究成果。氢医学研究迄今已在美洲、欧洲和亚洲的 20 多个国家开展。氢医学和氢生物学的理论和应用，吸引了国内 40 多所大学和医院的研究人员，产出了一些学术价值较高的成果，发表在国内外学术期刊的论文近 2000 篇。

　　氢气也受到我国中医专家学者的关注，我国近代中医泰斗张锡纯在 20 世纪初就提出 "人腹中有氢气" 的观点，近年来国内多位专家提出了氢中医、氢中药的概念。

　　科学出版社出版的专著《氢医学基础与应用》从现代医学和传统医学角度，系统介绍了氢医学的基础和临床研究以及应用。该书的完成源于作者多年的研究和实践积累。秦树存教授从 2009 年开始进行氢分子效应的基础和临床研究，一直走在氢医学研究的前列，是该书内容的主要贡献者。秦速励博士 2009 年将日本出版的《生命之水——富氢水排毒》一书引入我国，出版发行 10 万余册，是氢医学在中国的最早传播者之一，她在本书阐述了氢气与中医 "气" 的复杂关系，并指出补氢气就是补阳气的理念。该书是引导氢医学基础与应用不可多得的参考书，适合氢医学教学、科研、临床专业人员阅读，也适合从事氢医学产业人员参考。

　　我长期从事病理生理学和医学分子生物学研究，氢医学的发展与我从事的领域相关，也发表了氢医学相关论文，很高兴能为这本氢医学专著作序，期待新兴学科氢分子生物医学、产学研、临床医学、传统医学各个领域能有更多原创性作品出现。

中国工程院院士

河北医科大学

2023 年 6 月

序 三

今年 4 月下旬，在海口召开了"中国生物化学和分子生物学会脂质与脂蛋白专业分会全体委员会议"，会上，看到我们专业分会的常务委员秦树存教授送来的将由科学出版社出版的《氢医学基础与应用》的清样，不禁让我想起十多年前。2010 年，那时秦树存教授刚刚回国，他没有回北京而是去了山东，我用《泰山颂》鼓励他，果然在 2014 年，秦树存教授的氢分子生物学效应系列研究就形成了产学研科研成果。通过反复求证他的研究数据，我对氢分子在生物医学研究和医学转化应用领域里的科研成果及其进展有了比较全面的了解，我欣然写了推荐信。九年过去了，眼前这部三十多万字的著作，让我看到了他和他的团队在氢分子生物科学研究和医学应用中不断努力的新成果。

该书比较系统地介绍了氢医学的基础和临床研究及应用成果，内容新颖翔实。氢医学属于新兴交叉学科，涉及物理、化学、生物学、药理学和材料学的氢分子技术及理论；有面向预防医学、临床医学和康复医学应用发展的趋势。该书在氢医学基础方面包括氢医学概论、氢医学效应理论、氢医学理论基础研究、氢医学理论临床研究等；在氢医学应用方面包括氢医学与健康管理、氢医学与医疗实践、氢医学相关氢供体研发与应用等；在氢医学传统医学方面阐述了中医"气"与氢气的关系，论述了氢医学与中医药结合研究进展等。

我很高兴为《氢医学基础与应用》这部专著作序，期待新兴学科氢分子生物学和氢医学在产、学、研各个方面涌现出更多原创成果，为实现我国大健康和健康老龄化战略做出应有的贡献。

刘德培

中国工程院院士

中国医学科学院基础医学研究所

2023 年 6 月

前 言

20 世纪 70 年代以来，人们对氢元素科学属性日益深入的认知和对氢科学技术创新日新月异的探索，为氢医学的发展奠定了牢固的基础。氢医学是个全新的领域，需要有清晰而专业的定义；氢医学属于交叉学科，需要科学地融合发展。氢医学是将氢科学技术研究成果应用于医疗健康领域的科学理论和实践技术。氢医学理论是结合氢生物学、自由基医学和潜水医学理论发展起来的；氢医学实践技术是将氢物理学、化学、材料学和生物学技术相结合，并应用于预防医学、临床医学和康复医学的交叉学科技术不断创新的结果。

十多年来，氢医学理论和技术发展方兴未艾，在我国的发展尤为迅猛，我国氢医学理论和技术都获得长足进展，已经进入世界前列。秦树存教授作为氢医学主要开拓者之一，自 2009 年开始氢医学效应的基础和临床研究，发表了数十篇相关研究论文。2017 年秦树存教授和孙学军教授与 Shigeo Ohta、Lee Kyu-Jae、Tyler LeBaron 等国际知名学者一起发起并成立了"国际氢医学与生物学学会（International Society of Hydrogen Medicine and Biology）"，学会成员一致推举秦树存教授担任会长。2020 年，在中国老年保健医学研究会氢分子生物医学分会成立大会上，秦树存教授当选主任委员。本书的完成是秦树存教授带领的氢生物医学研究团队多年积累的结果，他们是本书内容的主要贡献者。作为中国最早的氢医学传播者之一，2009 年秦速励博士将日本学者的《生命之水——富氢水排毒》一书引入国内，迄今已出版发行 10 万余册。考虑到有些中医药学者对氢气的作用情有独钟，本书增加了由吉恩生教授等编写的"氢医学与中医药结合的理论与实践"及秦速励博士编写的"中医的'气'与氢气"等章节。另外，氢分子对辐射损伤防护的研究已经取得转化应用成果，特邀蔡建明教授等编写相关内容并单列一节。

本书出版得益于以下四个方面的重要驱动。

其一，国内外氢医学研究发展很快，已在亚洲、欧洲和美洲的 30 多个国家展开。在我国，氢医学研究吸引了国内 40 多所大学和医院的研究人员，形成了诸多领域的氢生物学效应研究成果。在氢分子医学效应机制方面，全国多个研究队伍取得了原创性成果，这些新理论的提出和验证为氢医学的发展做出了重要贡献。2022 年我国召开"第八届全国氢生物医学大会"，学术报告 46 场，壁报展示 16 篇，收录摘要 52 篇，线上累计观看人数超过 17 000 人。同年，欧洲召开"首届欧洲氢分子生物医学大会"，学术报告 43 场，壁报展示 20 篇，收录摘要 44 篇。迄今国内外正式期刊发表的氢生物医学文章保守估计已经超过 2000 篇。这些研究成果需要一本专著进行及时的介绍和总结。

其二，国内外氢医学产学研同步发展，在中国氢分子生物医学分会（目前国内唯一的该领域全国性学术机构）的组织下，第一届至第八届全国氢生物医学学术大会连年成功召开，强有力地促进了全国的氢医学学术交流和技术研发，吸引了朝气蓬勃的青年学者和勇于创新的企业家。他们都非常希望有一部氢医学理论与实践的专著，成为引领他们进入氢医学领域和开拓成果转化途径的重要参考。2016年国际氢生物学和氢医学专家在山东成立"国际氢分子健康产品标准化委员会"，启动了富氢水的国际标准制定工作，于2018年12月公布了"富氢水的国际标准"（英文版）。氢医学理论与实践相结合，产品研发发展迅速，已经从实验室走向健康和医疗市场。因此，出版一部基础与应用相结合的氢医学专著势在必行。

其三，氢医学成果可能有助于传统医学的发展，需要更多传统医学人士加入。氢气作为一种特殊的气体，早就受到我国中医学者的关注。我国近代中医泰斗张锡纯早在20世纪初就提出"人腹中有氢气"的观点；20世纪90年代山东学者发表中医真气就是氢气的文章；近年来国内多位专家提出了氢中医、氢中药的理念。本书尝试阐释了氢气与中医"气"的复杂关系。

其四，氢医学成果应用性强。2014年国内第一个省部级成果"氢分子对多器官组织氧化应激相关损伤的保护作用"获得山东省科技进步奖二等奖；2019年氢医学主题科技馆在山东第一医科大学泰山氢生物医学研究院科技展厅建成启用，获得多位院士和全国兄弟学会组织的题词祝福。科技馆涵盖"氢科学""氢医学传奇"和"氢医学学术研究"等展示单元，是普及氢医学科普知识的窗口，成为医学大学生的创新创业基地。氢医学科普之路任重道远，新兴学科更需一线学者撰写一部介绍基础与应用的专业书籍。

本书系统阐述了氢医学理论与实践，首次全面提出了氢医学效应理论；系统诠释了氢医学基础与临床研究证据；正式提出在健康管理和医疗实践中氢医学理论和技术的可行性和可塑性；客观介绍了氢医学相关氢供体研发与应用等；首次归纳整理了传统医学对氢气的认识；系统论述了氢医学与中医药结合的研究进展。本书分为理论和实践两部分：氢医学效应理论及其证据部分充分展示各种氢医学假说和研究证据；实践部分客观诠释氢医学取得的成果，引用数据翔实可靠。本书旨在立体呈现氢医学的整体思维，期待成为引导氢医学理论与实践走在世界前列的不可多得的参考书。本书适合氢医学教学、科研、临床专业人员阅读，也可供氢医学产业及医疗机构从业人员参考。

非常荣幸地邀请到丛斌院士、刘德培院士和夏照帆院士为本书作序，百忙之中他们拨冗作序是对新兴原创领域研究成果的肯定和支持；本书编者队伍是长期从事一线氢生物学和氢医学研究的专家和学者；在此，向院士和各位编委表示由衷的感谢，同时向科学出版社的编辑们表示诚挚的谢意。

希望本书能够抛砖引玉，引来更多氢医学研究者、从业者和爱好者的厚爱、争鸣和指正。

秦树存　山东第一医科大学　教授

秦速励　军事科学出版社　博士

2023年1月

目 录

上篇　氢医学效应理论及研究

下篇　氢医学应用实践

上篇　氢医学效应理论及研究

第一章

氢医学概论

　　氢医学是将氢科学技术研究成果应用于医疗健康领域的科学理论和实践技术。氢医学理论是结合氢生物学、自由基医学和潜水医学理论发展起来的；氢医学实践技术是将氢物理学、化学、材料学和生物学技术相结合应用于预防医学、临床医学和康复医学的交叉学科技术不断创新的结果。氢医学理论和技术发展方兴未艾。人们对氢元素科学属性日益深入的认知及对其技术创新日新月异的求索，为氢医学的发展奠定了牢固的基础。

　　两百多年来，氢元素的物理学、化学和生物学等科学属性不断被发现，其中适用于医疗健康的部分，逐渐被人们研究和应用。1766 年，卡文迪什首次发现氢元素的存在；1787 年，拉瓦锡用"水的生成者"首次命名氢元素。空气的分子量约为 29，纯氧为 32，纯氢为 2，氢氧混合物的分子量可相对降低。根据格雷厄姆（Graham）定律，气体扩散的速度与其密度的平方根成反比。与空气相比，氢氧混合物具有较低的密度和较快的扩散速度。氢气能携带氧进入气道，缓解小气道梗阻导致的呼吸困难。氢气是已知的分子量最小的气体，可携带数十倍大分子量的氧气通过梗阻的小气道和血气屏障。氢气的这一携氧优势作用正是氢气吸入应用于慢性阻塞性肺气肿研究的理论基础之一。2020 年首款氢氧混合吸入设备历经研究者近十年的努力，最终成功获得国家相关部门的认可、认证。

　　《医用化学》教材中虽然没有提到氢气的医学作用，但多次提及自由基的氧化还原理论和氢气的还原作用。某些金属化合物（比如 Fe_2O_3 等）在高温下与氢气接触就会被还原成金属本身。氢生物学研究发现，植物（包括海藻）和微生物都涉及氢代谢，其关键代谢酶即为氢化酶，在海藻的进化过程中更是离不开氢化酶。

　　氢气应用于医学领域最早可追溯至 1943 年，这一年人们将氢气的科学属性应用于特种医学——潜水医学中。氢气在潜水医学中的研究与实践表明，氢气至少可以解决潜水医学中的几个问题。比如，使用氢气可减轻高压下的氮麻醉作用和神经综合征作用，同时可解决呼吸阻力增大问题和使用氦气的高成本问题。真正对氢医学的认知发生在最近几十年。1975 年，人们发现以 8 个大气压的高压氢舱方式吸入 97.5% 的氢气，可以治疗实验动物的皮肤鳞状细胞癌，因面临爆炸的高风险，此类研究鲜有人跟进。直至 32 年后的 2007 年，人们发现低浓度安全剂量的氢气（2% ～ 4%）吸入亦显现医疗效应，即可以治疗实验动物的缺血再灌注脑组织损伤，自此掀起了氢气医学的研究热潮。2016 年，人们将氢气吸入技术作为先进的医疗手段，应用于心搏骤停后综合征的心脑保护治疗。2020 年，人们将氢氧混合气吸入技术作为三类医疗器械技术，应用于慢性阻塞性肺气肿的辅助治疗。氢医学实实在在摆在了人们面前。

一、发展氢医学的原因

（一）氢医学是自由基医学理论和实践发展的需要

1766 年，人们发现了氢元素，并初步明确了氢元素的主要单独存在形式，即氢气的物理和化学属性。但氢气的医用价值长期被人忽略，缺少必要的基础和应用研究。在 20 世纪 90 年代，有学者把氢气列入传统医学里的"真气"，也有学者把氢气列入了传统文化理论中的"元气"。而另外一种生物医学理论——自由基理论，源于密歇根大学摩西·冈伯格，他第一个发现和证实有机物中存在自由基，1900 年他发现了三苯甲基自由基。从此，人们逐步认识到，在有机世界里，也存在具有不成对电子的原子或基团，这种缺乏电子的具有强氧化性的物质可以破坏有机生物大分子，损害细胞和组织的功能。20 世纪 50 ~ 60 年代人们已经认识到自由基与疾病的密切关系，甚至认为自由基是在人体细胞内到处抢夺电子的"万病之源"，因此提出自由基生物医学假说，认为清除多余自由基有益于疾病的预防和治疗。人们开始用具有还原作用的抗氧化剂抵消氧化自由基对机体组织和细胞造成的损害，从而达到治疗自由基损伤相关性疾病的目的。由此，根据自由基生物医学理论产生的生物医学技术应运而生，抗氧化治疗成为公认的医疗保健手段应用于人类社会超过半个世纪。最流行的抗氧化剂就是维生素系列产品。其中，维生素 C 和维生素 E 的抗氧化医疗作用几乎无人不知。维生素 C 又名抗坏血酸，为水溶性，大量存在于水果和新鲜蔬菜中。维生素 E 又名生育酚，为脂溶性，大量存在于食用油中。维生素 E 在服用后由肠上皮细胞吸收，经淋巴系统到达肝脏，以乳糜微粒和极低密度脂蛋白的形式分泌进入血液循环，被组织细胞使用，代谢产物经肾脏排泄。维生素 C 和维生素 E 开始应用于心脑血管疾病的一级和二级预防，因为医学专家认为心脑血管疾病发病率长期居高不下，心脑血管疾病位于人类社会发病率和病死率首位的主要原因就是无处不在的内源性和外源性氧化自由基，它们损害了由生物大分子构成的机体组织细胞。经过 10 ~ 20 年，抗氧化预防手段的志愿使用者已经积累了百万以上的人口。在 2006 年前后，多个研究团队发表了他们的大样本研究结果。但这些研究结果并没有像人们预期的那样，也就是长期使用抗氧化剂维生素 C 和维生素 E 并没有起到防治心脑血管疾病的目的。《美国医学会杂志》（*JAMA*）等权威杂志发表的结果表明，与对照组人群比较，维生素 C 和维生素 E 的长期广泛使用没有降低心脑血管病的发病率和死亡率，甚至也没有降低全因死亡率。那么使用维生素抗氧化防治慢性疾病的理论和技术是不是出了问题？问题在哪里？有学者提出自由基生物作用的双刃剑理论，即自由基在生物体内呈现有害和有益两种作用形式。有实验研究证明了自由基的两面性，既有对生物大分子起毒性活性作用的自由基，也有对生物大分子起功能活性的自由基。那么，显然理想的抗氧化方式就应是选择性地针对有害自由基进行定点清除。2007 年发表在《自然医学》（*Nature Medicine*）杂志上的文章报道找到了选择性抗氧化的小分子物质，即氢分子。作者证明了氢分子可以选择性地针对羟自由基和亚硝酸阴离子进行清除，同时不会影响其他有生理作用的自由基。显然，这种氢分子生物学作用的新发现是自由基理论和实践的跨越式进步。

（二）氢分子亟须找到其在自由基理论中的位置

诞生百年的自由基生物学理论是一个庞大的体系，在其发展和进步中应该有氢分子的位置。回溯氧化还原理论发展的历史，德纳姆·哈曼在1956年发表的自由基衰老理论和丽贝卡·格施曼对氧中毒和X线照射损伤的相似性观察无疑激发了人们对自由基生物化学的兴趣。氧化还原生物化学家对DNA、蛋白质和其他大分子的氧化损伤研究持续了几十年。早在20世纪60年代就已经报道了氧化还原依赖的代谢调节的早期观察结果。1966年，研究学者发现，谷胱甘肽（glutathione，GSH）能够保护血红蛋白等细胞成分免受H_2O_2诱导的氧化损伤。而后，Pontremoli等证明果糖1,6-二磷酸酶可被胱氨酸激活，这种激活可被谷胱甘肽、半胱氨酸或巯基乙醇等硫醇逆转。作者将这种作用归因于酶的某些半胱氨酸残基的氧化修饰作用。20世纪70年代，有学者揭示巯基氧化在激活葡萄糖转运系统中发挥了关键作用。1979年，研究学者证明，H_2O_2能够激活由葡萄糖为原料的脂质合成，并提出H_2O_2可能是胰岛素的第二信使。氧化还原能够调控蛋白磷酸化级联反应的证据越来越多，由氧化还原反应引起的代谢调节逐渐成为主流研究方向。如今我们知道，虽然自由基和活性氧是对细胞组织有害的物质，但它们在细胞生物学中发挥了关键的枢纽作用，还具有重要的生理功能。氧化自由基的产生和消除之间的平衡决定了这些自由基在生理或病理方面的作用，以及氧化还原调节对细胞功能的影响。而氢分子在氧化自由基产生和消除中如何发挥氧化还原平衡调节作用，其剂量和时空效应如何等，都是亟待解决的重要科学问题。笔者本着抛砖引玉的态度期待氢医学科学问题在不久的将来能实现完全突破。

（三）氢医学是现代医学理论和实践发展的需要

现代医学经历了从经验医学到循证医学，从精准医学到整合医学等认知和实践的不断调整与进步。首先，氢医学经历了从个案经验到可重复动物实验，再到人群试验的验证过程，是可以通过验证走向循证医学方向的医学。具有良好氢气干预效果的动物疾病模型实验文章数量已达到1000多篇，涉及呼吸系统、循环系统、神经系统等多系统疾病。比如太田成男（Shigeo Ohta）氢分子对脑缺血保护作用的研究成果；蔡建明氢分子对辐射防护作用的研究成果；孙学军的对氢分子生物学的总结和推广；秦树存的氢气对代谢性疾病治疗的系统性研究。具有明确干预效果的人群试验文章数量已达到100多篇。比如钟南山院士团队的氢氧混合气对慢性阻塞性肺疾病疗效的研究成果；秦树存的氢分子对脂蛋白功能改善作用的研究成果。其次，氢分子作用靶点的研究也从多靶点的模糊形式发展到确切靶点的精准模式。比如何前军的氢分子作用靶点铁卟啉假说，马雪梅的氢分子作用靶点生物酶假说。氢医学作为跨学科发展起来的理论和技术，在我国已经走在世界前列，进一步广泛融入到当代主流医学发展中去才有可能做出其应有的贡献，比如作为整合医学的一个支流，在汲取多学科营养的基础上整合进入康复医学、预防医学和临床医学的实践中去。如此氢医学将在产学研及其临床的道路上越走越宽广。

（四）氢医学是实现中国大健康愿景的需要

现阶段影响我国居民健康的前两位疾病是心脑血管病和恶性肿瘤，二者皆属于氧化还原失衡性疾病。另一个影响国人健康的现实因素就是庞大的老龄人口对实现大健康目标造成的困难和障碍。应对"两大杀手"需要有效的防治手段，应对庞大的老龄人口需要找到健康老龄化的简便易行的方法。对于前者和后者的干预都需要所应用的方法必须既安全可靠、无毒副作用，又可长期方便使用。氢分子就是比较理想的物质。首先，使用氢气理论上是安全的，比如氢分子在体内代谢很快，不用考虑体内蓄积的问题，氢气可长期使用；实践中也是安全的，比如潜水医学中已经使用氢气长达半个世纪，未见发生生物毒性，其生物安全性在长期的潜水医学应用和氢分子效应人群试验中都得到了验证，还有大量的研究文章均未发现其在细胞和组织中的毒副作用。另外，美国、欧盟、日本等把氢气列入安全食品添加剂名单。随着产氢、储氢和运氢技术的快速发展和规模化应用，其效价比也会达到长期使用的要求。其次，氢气方便使用，机体摄氢有多种方式，吸入、口服、饮用、注射、外敷、浸泡等不一而足；氢供体亦多种多样，气态、液态、固态都可为之。可以说氢分子的使用方便多样，能够满足不同人群的需要。

二、氢医学的发展

氢医学的发展经历了三个阶段：在《科学》杂志发表文章，为起步阶段；在《自然医学》杂志发表文章，宣告安全剂量的氢气有医疗效果为乘风起飞阶段；通过"三类医疗设备"认定实现落地中国。

（一）氢医学从《科学》起步

古时候生活在热带地区的人类风餐露宿，天地日月为伴，裸露的肌肤得到黑色素的保护。后来人类掌握了工具，将皮草制成衣服，有了温暖的毛皮衣服加持，寒冷的北极地区不再是人类的禁区，甚至出现了常年与冰雪为伴的因纽特人。这些白种人喜爱阳光，一旦有机会就去晒太阳。而失去黑色素保护的皮肤细胞常经不起阳光中紫外线的刺激，不受管制地活跃增殖起来，导致皮肤癌的发生。人们致力于研究皮肤癌发生的病理机制，发现沐浴在同一片阳光下，不同人种的肌肤表现大相径庭。黄种人皮肤晒后色素细胞容易活跃，皮肤变黑，但较少患癌；白种人皮肤晒后容易灼伤，出现红斑雀斑，易恶性变为皮肤癌。皮肤色素细胞是最重要的皮肤保护机制，白种人容易患皮肤癌是因为皮肤缺乏色素细胞，导致保护功能变弱，肌肤容易被晒伤和老化，更促进了皮肤癌的发生。防治皮肤癌一直是困扰白种人的不易解决的问题。1975 年，美国 Baylor 大学的 Dole 博士在《科学》（Science）杂志发表了题为"高压氢疗法：一种可能的癌症治疗方法（Hyperbaric Hydrogen Therapy：A Possible Treatment for Cancer）"的文章，研究结果显示，在小鼠暴露于高压氢舱 10 天之后，瘤体颜色变黑，有些瘤体消失，有些瘤体的底部缩小，而同时小鼠未受到任何损害。这是第一篇说明氢气有医疗效应的文章，但高浓度高压下氢气有爆炸的风险。

（二）氢医学在《自然医学》乘风起飞

事实上，人类在长期的生产和生活实践中早已发现一些含有氢气的温泉，比如德国的诺尔登瑙泉水和法国的卢尔德泉水，人们从中享受了天然温泉的医疗保健作用。从 20 世纪 30 年代开始，人类还发现通过人工电解的方法可以改善饮用水，使之成为有健康功效的水。日本医科大学老年病研究中心的太田成男（Shigeo Ohta）教授是研究线粒体代谢的专家，他对电解水的医疗功效很感兴趣，认定是氢气分子赋予了其医疗功效。他从体外无细胞实验到细胞实验的分子机制探究，再到动物模型功效实验，验证了吸入 2% ～ 4% 的低浓度氢气就可以产生治疗疾病的效果。同时他发现了氢分子的选择性抗氧化作用。他的这两个研究成果发表在 2007 年的《自然医学》（*Nature Medicine*）上。他至少解决了氢医学的两大基本问题：一是不担心爆炸的低剂量氢气就可以有医疗作用；二是氢分子在抗氧化自由基的独特地位，即只选择性对抗有害自由基。他的发现使得氢医学方便易行，成为可推广应用的新的健康和医疗手段。氢分子生物医学研究队伍迅速在世界各地形成；氢分子医疗效应的论著和研究论文迅速增多；氢分子的生物医学研究成果纷纷得到同行和当地政府的认可；涉及医学的氢分子专利剧增。

（三）氢医学通过"三类医疗设备"认定实现落地

氢分子疗法从实验室走向临床是个必须经历的漫长过程。十多年来世界各地的临床人体试验成果陆续呈现。有从个案报道到真实世界数据的研究成果，比如徐克成教授团队出版的《氢气控癌：理论和实践》一书，总结了 82 例氢气吸入疗法的肿瘤患者的治疗经验；有从队列试验再到双盲对照的研究成果，比如秦树存教授团队出版的《氢气医学人群试验》（漫画版）一书，其中包含世界各地研究团队对神经系统、循环系统、呼吸系统、消化系统、泌尿系统、内分泌系统、运动系统疾病的临床试验报告；有从单中心到多中心的研究成果，比如钟南山院士团队对慢性阻塞性肺气肿和病毒性肺炎的人群试验报告。以上这些人体试验数据有力地推动了氢医学的发展。2016 年日本厚生省认定氢疗法为先进医疗手段；2020 年我国国家卫生健康委员会把氢氧吸入治疗纳入病毒性肺炎治疗方案，国家药品监督管理局认定氢氧雾化吸入机为二类医疗设备。如今，各种氢供体种类繁多、形式多样，作为日常用品进入商品市场和百姓生活，其中一些有实力的企业正在努力推动其氢供体产品成为医疗或者保健产品。

三、氢医学的未来

（一）氢医学理论和实践面临的问题和挑战

氢医学从起飞到落地也不过十几年的时间。氢医学理论和实践发展太快，目前面临以下几大问题。一是氢分子作用靶点问题，比如，羟自由基和亚硝酸阴离子在氢气的作用下是减少了，但尚无任何证据证明是氢分子的直接作用靶点；而且马雪梅教授团队已用翔实的数据证明了氢分子是通过抑制这些自由基的生成，而非直接的氢分子中和作用。二是氢元素其他形式的医疗作用存在与否和如何证实的问题。比如，有学者认为，负氢离子是发挥疗效的氢元素形式，虽然没有直接证据证实此假说，但也无证据证实其不存在。三是具体某一种氢供体的代谢动力学和适应证的问题。比如，刘伯言等已经证明不同氢供体在体内的代谢动力学是不同的，那么其疗效产生的适应证显然也会不同。

（二）氢医学理论完善和实践发展的路径

氢医学是可以验证和不断改进的医学，其理论完善需要试验验证和适时的修正。氢分子实时定量监测技术需要向着更方便、更准确、更稳定的方向发展，伴随着这些技术的创新，一定会带来靶点问题和代谢路径问题的突破性进展。比如，何前军教授团队研发的荧光标记法使得适时定量观测成为可能。

氢医学实践的发展离不开各类相关标准的制定，离不开国家药品监督管理局和医疗器械管理部门的指导和认可。近年来专业学会和行业协会组织制定的团体标准越来越多,全国卫生企业协会氢健康分会早在 2019 年就制定公布了多个氢产品的团体标准。这些标准必将由低到高(比如从团体标准到行业标准,再到国家标准;从地方标准到国家标准),推动氢医学实践不断进步。

(三)氢医学的未来愿景

氢医学理论将日臻完善并被广泛认可。需要明确的是抗氧化的氢元素形式在不同材料的氢供体中或许不同,但多数情况下是氢分子在发挥作用,当然也不能排除氢离子和氢原子的作用;氢分子抗氧化的靶点,可能是某一类生物酶,比如吕军鸿教授团队的胃蛋白酶的活性中心假说;选择性抗氧化自由基假说以外的理论体系,即公认靶分子是谁,比如何前军教授团队的铁卟啉靶点假说。此外,还要进一步明确氢分子到底是多靶点假说还是单一靶点假说,从而指导氢供体医疗产品的创新和研发。

氢医学适应证必将不断增多并被广泛使用。氢分子的理化特性决定了其容易克服机体内各种生物屏障阻力,可直接作用于各种复杂的病灶组织;随着细胞内部自由基损伤性疾病研究的不断深入,新发现的氢分子疗法的适应证将会越来越多。另外,氢分子的靶点很可能和某一类生物酶有关,比如氢分子作用金属连接蛋白假说、氢分子激活生物酶活性位点假说等,如果得到证明,那么氢分子疗法加上氢供体新材料的靶向作用将成为精准医学的有力武器。

(秦树存)

第二章

氢医学效应理论

医学是人类在长期与疾病做斗争中形成的理论和技术。从农耕时代的《本草纲目》和阴阳五行学说，到工业时代的人体解剖和外科手术，医学前进的脚步从未停歇。曾几何时"千村薜荔人遗矢，万户萧疏鬼唱歌"，可怕的传染病一直困扰着人类。近百年来，生物学理论和技术的发展为人们防病治病做出了巨大贡献。微生物学理论和技术的发展让人们认识了致病菌和疟原虫，并发现了抗生素和青蒿素，从而保护了人类的健康。人类的平均寿命也从40多岁增加到80岁左右，整整翻了一番。但是，随着老龄人口的增多，心脑血管病为代表的慢性代谢性疾病和免疫力衰退造成的肿瘤疾病成为排在前两位的人类健康杀手。人们迫切需要阐释慢性代谢性疾病和免疫力衰退的缘由，相关理论与假说层出不穷，相关技术手段也不断涌现，但人类迄今仍然未能摆脱受困于疾病折磨的命运。

20世纪初，人们发现了一种化学性质极其不稳定的分子，名为自由基（free radical），随后诞生了自由基生物学（free radical biology）。自由基生物学的发展让人们逐步认识了自由基的生物学性质、危害和病理生理作用，并产生了自由基氧化还原理论与对抗自由基的系列技术和方法，为人类战胜自由基损伤相关性疾病增强了信心。人们根据自由基生物学理论研发出了抗氧化自由基的技术和制剂，并将其广泛应用于自由基损伤相关疾病的预防和治疗，其中广为人知的就是抗氧化维生素的问世和应用。然而数十年的人群应用结果得来的大数据并没有证明抗氧化维生素带来的防治疾病的益处。人们感叹有机体的复杂性和自由基的两面性，这迫使人们开始寻找具有自由基选择性和靶向渗透性的抗氧化剂。

1975年发表于《科学》（*Science*）杂志的文章和2007年发表于《自然医学》（*Nature Medicine*）杂志的文章的突破性发现，使人们认识到氢气也许可以成为抵抗氧化自由基损伤性疾病的利器，尤其是具有选择性和高渗透性的抗氧化利器。伴随近十多年来氢科学与氢技术的迅猛发展，人们开始尝试把氢科学技术成果应用于人类与疾病做斗争的实践中，这样即诞生和发展了氢医学理论。有了理论做指导，氢医学技术应运而生，方兴未艾。十多年来，氢的理化和生物学属性如何能够产生抗病的医学效应引起了科学界和医学界学者的关注和兴趣，也成为科学家和医学家孜孜以求想要解决的科学问题。这个新兴领域聚集了来自世界各地的专家和学者，他们把氢医学效应理论的探讨作为原创研究方向，产生了一系列科学假说，积累了大量研究证据。本章尽量用通俗易懂的语言详细阐述氢医学的基础理论，比如氧化还原化学和生物学学说，氢医学的分子、离子和原子假说，氢医学的靶点假说等。

第一节　氧化还原化学与生物学理论

一、氧化还原化学基础

氧化还原反应是地球生命的核心，或者正如 1937 年因发现维生素 C 而获得诺贝尔奖的圣捷尔吉·阿尔伯特（Nagyrápolti Szent–Györgyi Albert）所说，"生命不过是一个电子在寻找安息之所"。

（一）氧化还原的概念

"氧化还原"（redox）一词于 1928 年首次出现，是为了描述电子得失或转移的化学现象，其本质是因电子的得失或共用电子对的转移，发生元素氧化数变化的一类反应，是化学反应中的三大基本反应之一。自然界中的燃烧爆炸、光合作用、呼吸作用，生产中的金属冶炼、化学电池等都与氧化还原反应有关。这里谈到的氧化数，有时被称为化合价，用来描述化学反应中每个原子周围的电子数，以及它们在氧化还原反应中如何变化。当一个原子失去一个电子（即被氧化）时，它的氧化值增加 1。给化合物中的元素分配氧化数有一些简单的规则：当一种元素既没有得到也没有失去任何电子时，它的氧化数为零，例如氧分子（O_2）中每个氧原子的氧化数均为零；一个元素离子的氧化数和它所带的电荷相同，例如一个带 +2 电荷的铜离子（Cu^{2+}），它的氧化值为 +2，而氟离子（F^-）的氧化值为 –1。

（二）氧化反应与还原反应相生相伴

最早了解的氧化还原反应与氧有关。氧是地球上含量最丰富的元素，许多化学反应都有氧的参与。与氧结合的反应，称为氧化反应；从含氧化合物中夺取氧的反应，称为还原反应。随着化学的发展，人们发现许多反应与有氧参与的氧化还原反应有类似特征，19 世纪出现化合价的概念后，化合价升高的一类反应并入氧化反应，化合价降低的一类反应并入还原反应。20 世纪初，成键的电子理论被建立，于是又将失电子的半反应称为氧化反应，得电子的半反应称为还原反应。氧化还原反应的实质是电子的转移，得电子的物质发生还原反应，失电子的物质发生氧化反应，电子的总数是不变的，因此，氧化反应和还原反应是同时发生的。

（三）氧化还原反应涉及机体诸多生物作用

在自然界中，除厌氧生物外，一切生物都需要氧，氧化还原反应是生物体内的重要反应。例如，细胞的能量是通过将葡萄糖（$C_6H_{12}O_6$）氧化分解产生二氧化碳和水，并释放能量（$C_6H_{12}O_6 + 6O_2 \longrightarrow 6CO_2 + 6H_2O + 2880kJ/mol$），细胞的呼吸过程也在很大程度上依赖烟酰胺腺嘌呤二核苷酸（NAD）还原为还原型烟酰胺腺嘌呤二核苷酸（NADH）及其逆反应（NADH 氧化为 NAD）。氧化还原反应并不仅仅局限于生物体的呼吸作用，光合作用、固氮作用，以及生物体内的许多代谢过程都涉及氧化还原反应。

（四）氧化还原反应产生的部分活性氧类是维持机体稳态所需要的

在有氧生命体内进行氧化还原反应的过程中，通常伴随着一系列氧分子衍生物的产生，称之为活性氧类（reactive oxygen species，ROS）。ROS 是一个总称，涵盖了活性氧非自由基［包括过氧化氢（H_2O_2）、有机氢过氧化物（ROOH）等〕以及携带至少一个游离电子的活性氧自由基，包括超氧阴离子自由基（$\cdot O_2^-$）、羟自由基（$\cdot OH$）、烷过氧自由基（$ROO\cdot$）等。在正常的生理条件下，氧化还原反应产生的活性氧类是机体内稳态的一部分。例如，过氧化氢和超氧阴离子自由基是生长因子和细胞因子控制的 40 多种酶〔主要包括还原型烟酰胺腺嘌呤二核苷酸磷酸（NADPH）氧化酶及线粒体电子传递链〕产生的关键信号分子，它们在伤口愈合、衰老、炎症和程序性细胞死亡等过程中发挥着重要作用。

二、氧化还原理论的由来和历史

（一）氧化还原的早期假说——燃素理论

1697 年，格奥尔格·恩斯特·施塔尔（Georg Ernst Stahl，1659～1734 年）正式开始对氧化还原反应的现代探索，他提出了燃素理论，该理论的前提是，金属在加热时经常产生一个钙渣（矿质或金属在灼烧后留下的易碎的残渣），当金属或其他物质燃烧时，就会释放出燃素。此外，当与木炭和木材一起加热时，钙质形成金属，而木炭的燃素特别丰富，因为它们燃烧时只留下很少的灰烬，然而，燃素理论并没有被科学媒体广泛接受。75 年后，安托万 - 洛朗·拉瓦锡（Antoine-Laurent de Lavoisier，1743～1794 年）提出了关于燃烧的可靠解释。1772 年，拉瓦锡发现磷或硫在空气中燃烧时，产物在本质上是酸性的，而且产物的重量也比原来的磷或硫重，他得出结论：元素与空气中的某种物质结合，产生酸，但他无法解释空气中与磷或硫结合的是什么。1774 年，他在巴黎访问期间遇到了约瑟夫·普里斯特利（J. Joseph Priestley，1733～1804 年），普里斯特利告诉拉瓦锡，分解氧化汞时产生的气体，比普通空气更有力地支持燃烧。普里斯特利认为这种气体是一种特别纯净的空气，他开始称其为去燃素空气，认为其不寻常的特性是由于缺乏燃素造成的。1779 年，拉瓦锡将氧化汞分解释放出的元素命名为"氧"，从这里开始，氧化还原反应的解释正式开始。

（二）氧化还原反应的现代解释——自由基理论

自由基（radical）这个词最早是由法国政治家和化学家路易斯 - 伯纳德·盖顿·德·莫尔沃（Louis-Bernard Guyton de Morveau，1737～1816 年）提出的。1782 年，德·莫尔沃发表了一篇题为《关于化学名称，完善系统的必要性和实现规则》的文章指出，化学需要一个新的系统命名法，同时还引入"自由基"一词来描述多原子体系。1789 年，拉瓦锡提出自由基理论，将德·莫尔沃提出的"自由基"这一名词，用在了他出版的《化学基本理论》一书中。拉瓦锡认为，在化学过程中，一个单一基团的自由基会在反应中与氧结合。这与我们今天所知道的氧化还原的命名相类似。然而，当时的自由基被定义为某些酸的酸根（拉丁词"*radix*"意为"根"）。追溯历史，自由基理论中的专有名词"自由基"也曾用于描述分子的结合部分，特别是当它们在反应中保持不变时。现在，"自由基"一词仅限于定义含有一个或多个未成对电子的化合物。公共卫生学家托马斯·波特·布朗特（Thomas Porter Blunt）和他的搭档阿瑟·唐斯（Arthur Downes）在 1879 年发表在《自然》杂志上的一项研究报告中指出，过氧化氢是由两个羟自由基形成的，并且可以经阳光照射分解。通过这项创新研究，他们确定了自由基是不稳定的中间体，而且是二聚体，并且可能在细胞生物学中发挥关键作用。

（三）自由基生成的基本公式——芬顿反应

1894 年，英国化学家亨利·约翰·霍斯特曼·芬顿（Henry John Horstman Fenton，1854～1929 年）发明了芬顿试剂，这是一种由过氧化氢和铁催化剂组成的试剂，用于氧化污染物或废水。由此，人们将亚铁离子与过氧化氢混合形成羟自由基（·OH）的基本反应称为芬顿反应。芬顿反应在各生物学领域有不同的含义，因为它涉及在体内条件下细胞中自然存在的化学物质形成自由基和过渡金属离子，可以通过细胞内反应提供或接受自由电子，因此有助于自由基的形成。

（四）自由基产生的生物学途径——哈勃-韦斯反应

直到 1932 年，德国化学家弗里茨·哈勃（Fritz Haber，1868～1934 年）和他的学生约瑟夫·约书亚·魏斯（Joseph Joshua Weiss，1905～1972 年）描述了关于氢过氧化物催化作用的哈勃-韦斯反应（Harber-Weiss reaction），这是从过氧化氢生成羟自由基的净反应。该组反应的动力学较为缓慢，由可溶的铁离子催化。催化反应的第一步是将三价铁离子（Fe^{3+}）还原为亚铁离子（Fe^{2+}）：$Fe^{3+} + O_2^- \longrightarrow Fe^{2+} + O_2$；第二步是芬顿反应：$Fe^{2+} + H_2O_2 \longrightarrow Fe^{3+} + OH^- + \cdot OH$；第三步是净反应：$O_2^- + H_2O_2 \longrightarrow \cdot OH + OH^- + O_2$。哈勃-韦斯反应是第一个在细胞环境中被表征的自由基产生的生物学途径。在很长的一段时间内，研究学者一直在包括有机化学、生物学和放射化学等不同领域中研究这种反应。1970 年，当人们对氧气产生自由基导致细胞衰老机制的兴趣日益浓厚时，有学者提出哈勃-韦斯反应是导致细胞氧化应激的自由基来源，但这一假设被后人推翻：氧化应激毒性不是由系统性的哈勃-韦斯反应引起的，而主要是由芬顿反应引起的。

（五）生物体自由基衰老学说

1954 年，衰老的自由基理论诞生了。提出这一理论的是美国医学家德纳姆·哈曼（Denham Harman，1916～2014 年）博士，他也因此被称为"自由基衰老学说之父"。1956 年他在《老年学杂志》上提出这一理论。他认为，在生物体的整个生命周期中，由新陈代谢产生的羟自由基和所有细胞中发现的含铜和铁的酶所产生的自由基是衰老的主要原因，或者说是衰老产生的实际原因。同年，阿根廷生理学家和生物学家丽贝卡·格施曼（Rebecca Gershman，1903～1986 年）发表了著名的论文，描述了氧气的毒性作用。在文章中，她们通过实验证实氧气通过生成氧化自由基而产生毒性，与 X 线照射产生毒性的机制是相同的。这篇文章引起了科学界的强烈反响。

（六）生物体过氧化物理论

超氧阴离子自由基（O_2^-）的发现是由于超氧化物歧化酶的发现。埃尔文·弗雷德维奇（Irwin Fridovich，1929～2019 年）在描述寻找"超氧化物和超氧化物歧化酶"问题时指出，他们正在探究铁细胞色素 c 还原的过程，而这种还原是依赖于氧气的。这种现象在多种生物化学反应中存在，人们已花费了几十年探究其化学本质。使用的方法学越来越复杂，但没有一种假说可以用实验证实。最终，一位年轻的化学家，乔·麦考德（Joe McCord）加入了弗雷德维奇的团队，提出细胞色素 c 的还原剂可能是超氧化物，并鉴定出超氧化物歧化酶（superoxide dismutase，SOD）。就这样，铜锌超氧化物歧化酶（CuZn-SOD）和锰超氧化物歧化酶分别于 1969 年和 1973 年被发现。弗雷德维奇提出的"过氧化物理论"称，氧气是大多数活性氧（ROS）

的来源，它在细胞中经历链式反应，在 ROS 产生系统中发挥核心作用。这项研究首次提供了关于自由基清除机制的证据，开启了生物化学中超氧化物的研究。

（七）羟自由基生成激活鸟苷酸环化酶学说

1977 年，钱德拉·米塔尔（Chandra Mittal）和费里德·穆拉德（Ferid Murad）发表重要论著，证明超氧阴离子和过氧化氢可以形成羟自由基，激活鸟苷酸环化酶（guanylate cyclase，GC），解释了在生物组织中氧化还原改变或自由基形成时，生理性调节鸟苷酸环化酶和形成环鸟苷酸（cGMP）是如何发生的。

（八）一氧化氮亦是重要的自由基

20 世纪 80 年代，人们在使用硝基血管扩张剂时发现一氧化氮（NO）。NO 不仅是气体，还是一类重要的自由基。当时，研究人员发现了一种发挥舒张血管作用的物质，并将其命名为内皮舒张因子（endothelium-derived relaxing factor，EDRF）。这是一种具有与硝化甘油或硝普苷等化合物类似功能的物质，可上调鸟苷酸环化酶，并可以被超氧阴离子自由基、血红蛋白和肌红蛋白抑制，但其准确的化学性质尚不明晰。直到 1987 年，两个独立的团队分别进行验证并得出结论：EDRF 就是 NO。弗尔奇戈特、伊格纳罗和穆拉德因发现"一氧化氮作为心血管系统的信号分子"获得了 1998 年诺贝尔生理学或医学奖。

（九）生物体细胞氧化应激学说

1985 年，《氧化应激》（Oxidative Stress）一书出版，作者赫尔穆特·西斯（Helmut Sies）将氧化应激定义为：促氧化剂与抗氧化剂失衡的一种状态，倾向于氧化。这是自 1956 年提出自由基衰老理论，到 1970 年将红细胞经 H_2O_2 处理时的现象描述为"细胞受到氧化应激"以来，第一次对组织细胞受到的氧化损伤进行的明确定义，也是现今广泛使用的定义。在随后的几十年中，赫尔穆特·西斯几十年如一日耕耘在氧化应激、氧自由基的生理/病理功能、氧化剂及抗氧化剂的研究工作中，发表了超过 600 篇研究论文，撰写书籍 28 部。在 2017 年刊登在 Annual Review of Biochemistry 的综述文章《氧化应激》（Oxidative Stress）中，赫尔穆特·西斯携同事 Carsten Berndt 和 Dean Jones 总结更新了氧化应激、氧化还原调节及其主要调节因子、氧化损伤及其指标、抗氧化策略等概念。氧化还原的理论机制、临床前研究得到了空前的发展。

三、氧化还原理论实验和实践

（一）氧化还原理论可以解释疾病的发生发展

大量研究表明，氧化应激与诸多疾病的发生发展有关，包括动脉粥样硬化、慢性阻塞性肺疾病（chronic obstructive pulmonary disease，COPD）、阿尔茨海默病和癌症。生物体本身具备应对氧化损伤的防御系统，主要包括抗氧化酶、增加其底物的水平及损伤修复。当氧化剂或其他亲电体增加时，机体防御能力被激活，从而提高抗氧化能力，并修复氧化损伤。抗氧化疗法即使用能够增强抗氧化能力的药剂，缓解和治疗疾病的方法，这一疗法逐渐成为研究人员聚焦的方向。

（二）抗氧化策略可以作为治疗疾病的手段

研究学者正在探索多种抗氧化治疗策略，包括目前进行中的临床试验。由外源性增加抗氧化能力的策略包括：清除 $O_2^{-\cdot}$，减少生成 $ONOO^-$；清除 H_2O_2，避免其生成·OH；上调谷胱甘肽（GSH）水平；增强机体合成抗氧化酶的能力，尤其是经由 Nrf-2 通路的激活；对氮氧化物（NOXs）的抑制；线粒体抗氧化；补充饮食来源的抗氧化剂；调节异常的氧化还原信号。

1. 超氧化物歧化酶（SOD）和超氧化物歧化酶（SOD）- 过氧化氢酶（CAT）模拟物

（1）开发"奥古蛋白（orgotein）"药物：SOD 是哺乳动物细胞中唯一可以清除 $O_2^{-\cdot}$ 的酶，是抵抗氧化应激的关键成分。自 1969 年 SOD 被发现以来，它的治疗潜力就引起了人们的兴趣。20 世纪 70 年代末，SOD 被开发为一种称为"奥古蛋白（orgotein）"的药物，但由于临床试验没有获得统一的结果，奥古蛋白仍没有被批准用于临床应用。

（2）开发多个 SOD 模拟物：SOD 模拟物引起了很多人的兴趣，许多 SOD 模拟物也因此被开发出来。早期对 SOD 模拟物的研究主要集中在金属卟啉类，包括 $MnTM-4-PyP^{5+}$ 和 $FeTM-4-PyP^{5+}$ 等。自 20 世纪 90 年代研究人员成功建立了金属位点氧化还原能力与构效关系，更多具有更高 SOD 活性的卟啉或卟啉相关模拟物被开发出来，其中诸多模拟物的生物学保护作用在动物实验甚至是临床试验中得到验证。然而，这些模拟物的反应速率常数非常低。因此，当它们进入细胞时，对细胞质抗氧化防御的贡献并不显著。

（3）开发 SOD 模拟物锰卟啉：研究最为深入的一类 SOD 模拟物是锰卟啉。研究人员合成了多种锰卟啉化合物，并评价了它们清除 $O_2^{-\cdot}$ 的活性。其中，$MnTM-2-PyP^{5+}$ 和 $MnTE-2-PyP^{5+}$ 表现出很高的类 SOD 活性。尽管尚不清楚锰卟啉的作用机制是否完全与 SOD 相同，是否还存在其他作用，但许多锰卟啉的保护治疗作用已在动物模型中得到证实，这些疾病包括脑卒中、辐射损伤、癌症、糖尿病和心血管系统损伤。这些临床前结果表明，锰卟啉在由氧化应激诱导的疾病中具有较好的临床治疗潜力。目前，$MnTDE-2-ImP^{5+}$ 治疗肌萎缩侧索硬化的 I 期临床试验显示，$MnTDE-2-ImP^{5+}$ 的治疗剂量没有毒性。

（4）开发 SOD 模拟物 GC4419：另一种效果显著的 SOD 模拟物是 GC4419，它是一种新型的、高度稳定的含锰五氮杂环化合物。GC4419 能够选择性地清除 $O_2^{-\cdot}$，与其他氧化剂不发生反应。在研究学者进行的体外试验中，GC4419 显著增强了药物杀死癌细胞的毒性。此外，GC4419 在一些实验动物模型中表现出较好的治疗效果，包括炎症、关节疾病和心肌缺血/再灌注损伤。最近的一项 I 期临床试验表明，在口咽癌引起重度口腔黏膜炎并接受放化疗的患者中，GC4419 的治疗剂量是安全的。

2. 上调谷胱甘肽过氧化物酶

（1）谷胱甘肽过氧化物酶模拟物：含硒有机化合物依布硒（ebselen）是一种谷胱甘肽过氧化物酶模拟物，因其广泛的底物特异性而最为著名，其底物包括 H_2O_2、小分子有机氢过氧化物、膜结合的磷脂和胆固醇氢过氧化物。动物实验研究已证明依布硒可通过减少氧化损伤，防止急性外层毛细胞缺失，减少听力损失，缓解炎症。多项临床试验相继开展。对于包括梅尼埃病（III 期，NCT04677972）、双相情感障碍、大脑中动脉完全闭塞、动脉瘤性蛛网膜下腔出血后迟发性神经功能障碍和急性缺血性脑卒中在内的多种疾病，口服依布硒耐受性良好，可发挥治疗作用，并表现出良好的生物利用度。

（2）谷胱甘肽的酯类衍生物：因外源的谷胱甘肽会在血浆中迅速降解，导致谷胱甘肽不能有效地被运输到大多数细胞内。因此，使用谷胱甘肽衍生物能够更好地使谷胱甘肽传送到靶组织。多种谷胱甘肽的酯类衍生物被陆续合成，包括单甲基（GSH-OMe）、单乙基（GSH-MEE）、二乙基（GSH-DEE）和异丙酯。在体外细胞试验及动物实验中，谷胱甘肽酯能够高效增加细胞和（或）组织内的谷胱甘肽。皮下或腹腔内注射谷胱甘肽酯可以提高动物肝脏、肾脏、脾脏、胰腺和心脏等组织内的谷胱甘肽水平。然而，尽管多篇研究表明了谷胱甘肽酯对人群没有不良反应，且在细胞和动物实验中，注射谷胱甘肽酯可以提高谷胱甘肽水平、减轻细胞的氧化应激损伤，但目前尚无任何谷胱甘肽酯的相关临床试验报道。

3. Nrf-2 激活剂

（1）多酚等小分子的果蔬茶粗提物：Nrf-2 信号失调与许多与氧化应激相关的疾病有关，因此，Nrf-2 激活剂被认为是诱导抗氧化能力和缓解病理状况的有效药剂。通过上调抗氧化酶的表达，特别是通过 Nrf-2 通路，是抗氧化疗法发展的主要策略。例如，多酚等小分子正是通过活化 Nrf-2 信号通路的抗氧化酶发挥其有效作用。我们熟知的茶、可可和许多膳食蔬菜和水果（包括西蓝花、西蓝花芽、葡萄籽和姜黄）的粗提取物，都可以通过激活 Nrf-2 信号通路，诱导抗氧化酶的表达，其中一些已在临床试验中用于疾病的治疗和（或）预防。例如，姜黄提取物的 11 项临床试验和西蓝花或西蓝花芽补充剂的 55 项临床试验（针对多种疾病，包括慢性阻塞性肺疾病、骨关节炎、关节僵硬和糖尿病肾病）已经完成或处于攻坚阶段。

（2）多酚等小分子单体：许多 Nrf-2 激活物在诱导抗氧化酶和减轻氧化损伤方面的有效性已在动物实验研究中得到证实，基于活化 Nrf-2 和诱导抗氧化剂机制的药物研发也取得了显著进展。几种膳食 Nrf-2 激活剂单体，包括姜黄素、萝卜硫素和白藜芦醇，已被开发为日常补充剂，而一些 Nrf-2 激活剂正处于疾病治疗的临床试验阶段。

4. 膳食抗氧化剂

（1）两种维生素的抗氧化基础：最广泛研究和使用的膳食抗氧化剂是（维生素 C）L-抗坏血酸和维生素 E（生育酚）。1932 年，匈牙利生物化学家 Albert Szent-Györgyi 分离出维生素 C，奠定了现代营养学的基础，并于 1937 年获得诺贝尔生理学或医学奖。维生素 C 是人体不能合成的水溶性维生素，必须由膳食获取。维生素 C 是合成胶原蛋白、蛋白质和其他几种生物分子所必需的成分。维生素 C 通过提供电子中和自由基，是一种重要的抗氧化剂。维生素 E 是脂溶性的，定位于质膜，在许多生物过程中起作用。维生素 E 能够减少超氧自由基形成生育酚基，生育酚基又被维生素 C 还原。因此，维生素 E 有助于维持细胞膜中长链多不饱和脂肪酸的完整性，从而调节与质膜脂质相关的生物活性和信号传递。

（2）两种维生素的防治疾病研究：由于维生素 C 和维生素 E 具有抗氧化剂的功能，研究学者对它们的治疗潜力非常感兴趣。许多研究和临床试验发现，维生素 C 和维生素 E 对减少各种疾病具有有益作用，其中许多疾病可能与氧化应激有关，包括癌症、心血管疾病和白内障。但同时，也有很多研究数据收获了不同的结果。人们认为，维生素 C 和维生素 E 的毒性是比较低的，如果摄入量远远高于所需量，也不认为会造成严重的不良影响。然而，一些动物实验研究表明，抗氧化补充剂，包括 N-乙酰半胱氨酸（NAC）、维生素 E 和可溶性维生素 E 类似物 Trolox，可能会促进肺癌、黑色素瘤和肠道肿瘤（癌症）的发展和转移。目前仍有多种抗氧化剂正在进行临床试验。这些抗氧化剂包括：依布硒，用于治疗梅尼埃病（Ⅱ期临床，NCT02603081）；GC4419，一种 SOD 模拟物，用于治疗鳞状细胞癌（Ⅰ期临床，NCT01921426）；萝卜硫素（sulforaphane），一种 Nrf-2 转录因子的激活物，用于治疗 COPD（Ⅱ期，NCT01335971）等。

四、氧化还原理论实践失败的证据和出路

德纳姆·哈曼自 1956 年发表自由基衰老理论以来，就一直致力于利用抗氧化剂延长寿命的研究。但多年过后，哈曼博士仍无法证实通过补充抗氧化剂就可以延长寿命。他得出的结论是，线粒体在被自由基破坏的同时也在产生自由基，但外源性抗氧化剂不能进入线粒体清除自由基，是线粒体决定了寿命。他将这一观点称为"衰老的线粒体理论"，发表在 1972 年 4 月的《美国老年病学会杂志》上。研究学者利用抗氧化剂缓解治疗疾病的研究持续了几十年，然而到目前为止，抗氧化剂小分子在临床应用的结果一直不尽如人意。这表明抗氧化剂延长寿命——"衰老的线粒体理论"趋于失败。

（一）抗氧化剂在临床试验中的失败

1. **三个失败的 β 胡萝卜素试验**　经常摄入水果和蔬菜的人血液中 β 胡萝卜素的浓度较高，患癌症的概率降低。因此，研究学者展开了一系列的临床试验，探寻膳食补充 β 胡萝卜素对癌症的治疗作用。"β 胡萝卜素和维生素 A 疗效试验"（the beta carotene and retinol efficacy trial，CARET）是 β 胡萝卜素（维生素 A 的主要前体）和维生素 A 在美国吸烟者和石棉工人的高危人群中治疗肺癌和心脏病的预防试验，这项包含 1.8 万美国吸烟者和从事石棉行业工人的临床试验证实，使用膳食添加的试验组患者肺癌发病率增加了 28%，死亡率增加了 17%。由于试验组的发病率和死亡率增加，该试验提前 21 个月停止。一项包含了 2.9 万芬兰男性吸烟者的试验——"维生素 E 和 β 胡萝卜素预防癌症试验"（the alpha‑tocopherol，beta‑carotene cancer prevention，ATBC）中，使用 β 胡萝卜素或维生素 E 的肺癌患病率升高了 18%，死亡率升高了 8%；在使用维生素 E 缓解癌症的患者中却观察到患出血性脑卒中的概率升高了。以上试验证实，对吸烟者来说，补充 β 胡萝卜素并没有抗癌的效果，反而增加了癌症的风险。另一项招募了 2.2 万美国男性医生的"医生健康研究"（physician's health study）表明，在这一低风险人群中，β 胡萝卜素对疾病发展或死亡没有影响。

2. **两个结果矛盾的维生素 E 试验**　随着研究的继续，由抗氧化剂缓解疾病的临床试验得到矛盾的结果越来越多。维生素 E 一直被认为能够通过抑制低密度脂蛋白氧化起到预防动脉粥样硬化的作用。一些流行病学研究也表明，通过饮食摄入或血清中高维生素 E 浓度与较低的缺血性心脏病发病率之间存在关联。进而一项包含 2002 名患者的双盲、安慰剂的分层随机临床研究——剑桥心脏抗氧化研究（Cambridge heart antioxidant study，CHAOS）于 1992～1995 年开展，研究维生素 E 补充剂对心血管疾病有保护作用。结果显示，维生素 E 治疗显著降低了主要试验终点心血管死亡和非致死性心肌梗死的风险。然而，在另一项由意大利心肌梗死生存研究小组（gruppo Italiano per lo studio，GISSI）开展的临床试验中并没有得到相似的结果。从 1993 年 10 月至 1995 年 9 月，研究者招募了 13 324 例近

期存活（≤3个月）的心肌梗死患者，随机分配为补充 n–3 多不饱和脂肪酸（每日 1g，n=2836）、维生素 E（每日 300mg，n=2830）、联合用药（n=2830）以及不用药（对照，n=2828）组，并持续观察 3 年。结果发现，补充维生素 E 不能降低非致命性心肌梗死、脑卒中及死亡风险。

3. 两个失败的维生素 C 试验　维生素 C 的临床试验结果更令人担忧。维生素 C 摄入量如果低于每日推荐摄入量就会增加自由基对 DNA 损伤的概率，然而，如果补充高剂量的维生素 C，也会导致 DNA 损伤。一项临床试验对健康人群进行铁元素和维生素的联合补充，以研究其对血液中白细胞 DNA 的氧化损伤。结果显示，对于具有较低基础血浆维生素 C 的人群而言，补充铁元素和维生素 C 能够缓解血浆中白细胞的 DNA 氧化损伤，相反，对于具有高水平血浆维生素 C 的健康人群，补充治疗则会显著上调 DNA 氧化损伤指标。

（二）抗氧化剂在临床中失败的原因与经验

1. 抗氧化剂具有抗氧化和促氧化的双重作用假说　鉴于维生素 C 在临床使用上的结果，研究学者认为，维生素 C 对于健康人群，表现出促进氧化和抗氧化的双重作用，类似的问题也出现在 SOD 中。一些 SOD 类似物在线粒体基质中有效的原因可能是作为促氧化剂而不是线粒体抗氧化剂。虽然一部分 SOD 模拟物是特异性去除 $O_2^{-\cdot}$，但大多数 SOD 模拟物都不是特异性的，也可同时减少其他活性氧或活性氮，如 $ONOO^-$、过氧自由基、H_2O_2 和 $O_2^{-\cdot}$。一些 SOD 模拟物，如锰卟啉、环多胺锰（Ⅱ）和 M40403，可作为促氧化剂，与硫醇、抗坏血酸激酶和四氢生物蝶呤反应，从而影响氧化还原信号通路和细胞转录活性。因此，SOD 模仿物的一些保护作用可能是由模仿 SOD 以外的活性引起的。

2. 非酶抗氧化剂清除自由基效率太低假说　Adrian M. Davies 曾在他发表的《为什么抗氧化疗法在临床试验中失败》一文中，采用了两种建模技术：一种是基于 Gillespieâ 的随机模拟算法，另一种是基于离散马尔可夫链。该文章对基于捕获或清除活性物质的抗氧化疗法的基础提出了疑问，并证明在水相环境中，依赖酶的抗氧化防御比非酶抗氧化防御的效果更显著。如果非酶抗氧化剂的浓度过低，则很少有机会与自由基发生碰撞和相互作用。此外，如果自由基和非酶抗氧化剂之间的反应速率低于必要的阈值，那么抗氧化剂的效果将与内源存在的自由基防御系统相比相形见绌。寄希望于药物小分子能够直接清除细胞内的 $O_2^{-\cdot}$ 或 H_2O_2 是徒劳的。抗氧化酶与这些氧化剂的反应速度比小分子快成千上万倍，抗氧化酶才是主要的抗氧化剂。只有在没有抗氧化酶的细胞外液环境中，才可以利用人工合成的抗氧化剂（如超氧化物歧化酶模拟物）来清除 $O_2^{-\cdot}$ 和 H_2O_2。由此可见，仅仅关注抗氧化剂"清除"自由基来缓解疾病的判断是不正确的，必然导致对抗氧化剂的作用效果过于乐观。

3. 清除羟自由基不如减少其前体假说　仅仅依赖于清除羟自由基（·OH）来实现抗氧化是不全面的，但通过减少 H_2O_2 的产生防止·OH 形成则可有效预防细胞损伤。对于 $O_2^{-\cdot}$，外源抗氧化剂要与胞内普遍存在的高活性 SOD 竞争，SOD 催化反应 3（$2O_2^{-\cdot} + 2H^+ \rightarrow H_2O_2 + O_2$），其速率常数至少是除·NO 外大多数氧自由基反应的 10^5 倍。因此，从动力学方面考虑，可以考虑将清除羟自由基的前体作为有效的抗氧化防御机制。

4. 抗氧化疗法只有在氧化应激是主因的病理状态时才有效假说　抗氧化疗法的有效性受限于氧化应激在病理中所起作用的程度。当氧化应激是疾病的次要因素，即氧化应激并不是引起疾病发生发展的主要原因时，即使它们能够很明显地增加抗氧化防御，减少氧化应激标志物，也可能对疾病的进展没有显著影响。这一局限性可能是在临床试验中考虑抗氧化疗法时经常被忽视的最重要因素。

5. 抗氧化常用制剂不能进入线粒体假说 线粒体是细胞内活性氧（ROS）产生的主要场所，在真核细胞内，线粒体呼吸链产生的 ROS 是细胞内 ROS 的重要来源。由于线粒体膜结构错综复杂，仅有 2nm 的亲水孔径允许小分子自由扩散，加之线粒体膜电位的障碍，导致包括维生素 A、维生素 E 和 β 胡萝卜素等传统抗氧化剂无法有效地递送到线粒体，限制了它们的抗氧化效率及临床应用。

6. 抗氧化剂"双刃剑"性质假说 虽然外源补充抗氧化剂，可以防止细胞出现氧化应激，然而，高剂量的抗氧化剂可能会对机体造成毒性，例如前述维生素 C 在临床试验中表现出对健康人群的促进氧化和抗氧化的双重作用，它们有可能与具有生理意义浓度的活性氧反应，对正常的细胞生物学造成不良的影响。此外，抗氧化调控因子 Nrf-2，虽然它可以通过激活下游的抗氧化酶来保护细胞免受氧化应激损伤，但同时它也可以增强癌细胞对抗癌药物的耐药性。

7. 抗氧化剂堆积组织造成生物大分子损伤假说 虽然摄入维生素 C 可减少氧化应激，从而预防疾病，但临床数据表明，健康人群每日摄入 500mg 维生素 C 可导致一定的外周血淋巴细胞 DNA 损伤，产生更多的 8- 氧代腺嘌呤。类黄酮（如槲皮素和山柰酚），在过渡金属存在时会造成 DNA 损伤和脂质过氧化。

以上抗氧化剂失败的 7 个假说，表明应用氧化还原理论指导实践的方向发生偏差，为研发新的抗氧化方法和抗氧化剂提供了理论基础。

（陶鸽如　秦树存）

第二节　氢分子清除自由基抗氧化理论

一、氢分子的由来和理化特性

（一）氢分子的发现

氢分子（H_2）是由提奥弗拉斯都·冯·霍恩海姆（Theophrastus von Hohenheim，也被称为帕拉塞尔苏斯，Paracelsus）于 1520 年偶然发现的。他注意到强酸与金属作用时产生了一种可燃气体。随后，多位化学家和物理学家重复了他的实验，包括罗伯特·博伊尔（Robert Boyle，1627 ~ 1691 年）在 1671 年详细描述了这种易燃气体的性质。1776 年，亨利·卡文迪什（Henry Cavendish，1731 ~ 1810 年）证实，这种易燃气体是由一种新元素构成的，他分离出了这种元素，并对它的性质加以研究。1783 年，安托万·拉瓦锡（Antoine Lavoisier，1743 ~ 1794 年）在与皮埃尔 – 西蒙·拉普拉斯（Pierre-Simon Laplace，1749 ~ 1827 年）合作时发现，氢分子在空气中燃烧会生成水，于是他将这种新元素命名为氢（hydrogen）。从词源上讲，氢的意思是"形成""水"，即"形成水的物质"。氢是符号为 H、原子序数为 1 的化学元素。氢是自然界中最轻的元素。在标准条件下，氢是一种双原子分子气体，分子式为 H_2。

（二）氢分子的物理化学性质

氢分子在常温下是无色、无臭、无味、无毒、高度可燃的气体。氢元素是宇宙中含量最丰富的化学物质，约占所有物质的 75%。像太阳这样的恒星主要由等离子态的氢组成。地球上大部分的氢以分子形式存在，如水和有机化合物。对于最常见的氢同位素（符号为 ^1H），每个原子有 1 个质子、1 个电子，没有中子。氢原子的标准原子质量为 1，H_2 的分子质量为 2。由于氢分子是 2 个氢原子通过共价键连接成的双原子分子，所以是非极性分子。

氢在酸碱反应中起着特别重要的作用，因为这些反应通常涉及可溶性分子之间的质子交换。在离子化合物中，氢能够以负电荷（即阴离子）的形式存在，被称为氢化物，也能够以正电荷（即阳离子）的形式存在，用符号"H^+"表示。氢分子在石油化工业、半导体工业及能源工业中广泛应用。例如，氢能源在能源脱碳中发挥重要作用。氢燃料可以为钢铁、水泥、玻璃和化学品工业生产提供所需的热量；将氢气用于交通运输会更加清洁，即便会产生一些氮排放，但不会产生碳排放。

（三）氢分子在生物体内的最初认识

在自然界中，氢气是某些微生物厌氧代谢的产物，这种过程是由含铁或含镍的氢化酶催化产生的。这些酶能够催化 H_2 组分 2 个质子和 2 个电子之间进行可逆的氧化还原反应。氢气还可产生于丙酮酸发酵时产生的还原物转化为水的过程中。就原子数量而言，氢是人体中含量最多的元素。由于大肠中含有表达氢化酶的微生物，所以人类的呼气中也可能含有 H_2。

二、氢分子抗氧化假说的由来

1975 年，第一篇关于氢分子抗氧化的研究论文发表。基于前人对辐射化学的研究结果，即氢分子在室温下对固体聚乙烯中烷基自由基—$CH_2\dot{C}HCH_2$—的衰变具有明显的催化作用，美国贝勒大学的学者将患有皮肤鳞状细胞癌的无毛白化小鼠作为实验动物放置在高压舱中，容器充满由 2.5% 的氧气和 97.5% 的氢气组成的混合气体，总压力为 8.28 个大气压（1 个大气压 =0.1MPa）。10 天后，放置在"氢氧高压舱"的小鼠肿瘤变黑了，有些已脱落，未脱落的肿瘤底部缩小，且小鼠没有表现出疾病迹象。继续将小鼠置于氢氧高压舱中 6 天，观察到鳞状细胞癌进一步缓解。研究者假设，因为肿瘤的代谢与正常细胞不同，小鼠暴露在高压的还原气体中，干扰了肿瘤细胞的代谢，使得免疫系统可以更好地杀伤肿瘤细胞。这篇文章也是第一次提到，"氢分子有可能可以清除·OH"。然而，也许是因为实验中使用高压氢氧舱方法不易重复，高浓度氢气有爆炸的风险，也许是因为文章没有呈现关于机制的实验数据，这一研究成果并没有引起学界的广泛响应。

2001 年，法国的学者将血吸虫感染引起的慢性肝炎小鼠放置于添加 0.7MPa 氢气的氢氧舱中治疗 2 周，发现氢氧吸入能够改善血流动力学，提高抗氧化酶活性，降低脂质过氧化物水平和降低循环血液中的肿瘤坏死因子 α（TNF-α）水平，抑制肝纤维化，对肝损伤有显著的保护作用。虽然该研究没有对氢气的作用机制作全面的解析，但作者认同"氢气可清除·OH，从而起到保护作用"这一科学假设，并首次提出氢气的抗炎效应。

直到 2007 年，日本科学家太田成男（Shigeo Ohta）报道，使用 2% 的氢气可以改善小鼠大脑缺血 / 再灌注损伤。在发表在 *Nature Medicine* 的文章中，他利用体外无细胞模型、体外细胞模型和体内模型，分别证实了低浓度的氢气具有选择性清除氧自由基的作用。在 3 种不同方法诱导的细胞急性氧化应激中，H_2 能够选择性降低 ROS 中最具细胞毒性的 ·OH，发挥对细胞的保护作用；同时，H_2 不与其他具有生理作用的 ROS 发生反应，并且通过动物疾病模型证实，吸入 2%～4% 低浓度的 H_2 也可显著缓解脑缺血 – 再灌注引起的组织损伤。

基于以上研究结果，太田成男认为，H_2 可以作为一种有效的抗氧化治疗方法。不同于其他抗氧化剂，H_2 的优势非常明显。首先，氢分子具有选择性清除氧自由基的作用，可以清除 ·OH 和 $ONOO^-$ 自由基，但不容易与其他自由基发生反应，说明 H_2 是一种温和的抗氧化剂，不会干扰 ROS 参与的正常细胞生物学信号通路。其次，H_2 具有极强的跨膜扩散能力，它可以达到 ROS 产生的亚细胞区域发挥对 ROS 的清除作用。最后，基于早期的潜水医学研究，H_2 对人体是安全的，使用 H_2 不会产生副作用。这篇文章的发表引起了学界的广泛关注，启动了氢生物医学的研究热潮。

三、体外和体内试验验证研究

（一）氢气能够选择性清除自由基

1. 氢分子对 ·OH 的清除作用　继太田成男 2007 年发表的氢医学文章之后，大量基于细胞 / 动物疾病模型的研究论文涌现出来，相继证实了氢分子清除 ·OH 的生理作用。例如：吸入氢气可降低移植引起的肠移植损伤模型中的 ·OH 水平；富氢滴眼液可直接降低视网膜缺血 / 再灌注诱导产生的 ·OH 水平；在电离照射诱导的睾丸损伤模型中，氢分子能够降低辐射诱导的 ·OH 蓄积；富氢水可通过减少 ·OH 改善全身辐射诱导的造血干细胞损伤；等等。

·OH 水平上升可引起细胞内生物大分子的过氧化，从而引发自由基连锁反应，造成细胞损伤。可以说，·OH 是很多自由基连锁反应的主要触发器，这种连锁反应一旦发生在生物膜上，就会继续并扩大，对细胞造成严重的损伤。例如，脂肪酸的过氧化是一种与自由基有关的，不依赖酶的反应过程。·OH 可以触发多不饱和脂肪酸形成脂质自由基，·OH 还会迅速与附近的 DNA、蛋白质反应，形成过氧化物，导致细胞损伤。氢分子不仅可以直接降低 ·OH 的水平，也可抑制由 ·OH 引导的自由基连锁反应。大量研究论文证实，氢气可降低氧化脂质过氧化产物丙二醛、4- 羟基 -2- 壬烯醛（4-HNE）、8- 异前列腺素 F2α（8-iso-PGF2α），以及核酸过氧化产物 8- 羟基 – 脱氧鸟苷（8-OHdG）水平。氢气是一种脂溶性气体，更容易富集在脂质较多的区域，如细胞膜和质膜上，而质膜正是众多连锁反应的初始位点。因此，氢气可能具有抑制氧化自由基连锁反应的作用。在定量分析中，太田成男教授使用 Liperfluo 和 C11-BODIPY 两种荧光探针来研究 H_2 对过氧化反应的影响。Liperfluo 的反应域是疏水的，嵌在质膜内，C11-BODIPY 的反应域是亲水的，暴露在胞质中。H_2 处理后，C11-BODIPY 过氧化反应的减少程度低于 Liperfluo，说明 H_2 抑制了膜上的自由基反应。

2. 氢分子对 ONOO⁻ 的清除作用　　氢分子清除氧化自由基的另一个机制，即直接清除过氧亚硝基阴离子（ONOO⁻）。ONOO⁻ 可以修饰蛋白质中的酪氨酸生成硝基酪氨酸。在动物模型中，无论饮用富氢水、注射富氢生理盐水或吸入氢气都能有效降低硝基酪氨酸含量。此外，在临床试验中，饮用富氢水可降低关节炎患者的硝基酪氨酸水平。因此，至少氢气的部分作用可以归因于蛋白质中硝基酪氨酸产量的减少。许多参与转录控制的蛋白因子被硝化（$-O$-NO_2 或 $-S$-NO_2），硝化的蛋白含量降低可能会影响多种基因的转录调控。

（二）氢分子能够增强内源性抗氧化系统

氢分子可以上调抗氧化系统〔包括超氧化物歧化酶（superoxide dismutase，SOD）、过氧化氢酶（catalase，CAT）、髓过氧化物酶（myeloperoxidase，MPO）〕的表达水平。研究表明，H_2 在处理缺血/再灌注损伤、神经中毒大鼠及高血压和肾损伤大鼠的过程中，促进了SOD、CAT 和谷胱甘肽过氧化物酶（glutathione peroxidase，GPx）的表达和提高了酶活性。氢气还能够上调内源性抗氧化调节因子，其中核因子 E2 相关因子 2（nuclear factor erythroid 2-related factor 2，Nrf-2）是最重要，也是最受关注的一个。

Nrf-2 是重要抗氧化酶表达的转录因子，同时也参与多个细胞信号通路。在探索氢分子机制的研究中，Nrf-2 通路在氧化应激条件下被激活，H_2 处理能够进一步增强 Nrf-2 的活化。这些研究包括缺氧/富氧诱导的胆管细胞损伤、口腔腭部创面愈合、高氧肺损伤、海水灌注诱导的急性肺损伤、动脉粥样硬化斑块稳定性、化疗诱导的卵巢损伤、败血症脑损伤和非酒精性脂肪性肝病等。氢气可以提高 Nrf-2 的表达，从而促进其细胞核转位，下游的效应分子包括血红素加氧酶 1（HO-1）、SOD 和 CAT 等。

那么，氢分子是如何做到既清除·OH、ONOO⁻ 等氧自由基，又进一步激活 Nrf-2 通路的呢？Murakami 等推测，氢分子对 Nrf-2 的上调作用很可能不是直接作用引起的，而是通过激活线粒体活性来实现的。当线粒体过度活化而引起氧化应激时，H_2 间接诱导 Nrf-2 向细胞核转移。然而，尚未有研究证实这一推测是否成立。能够确定的是，大量研究证据表明，氢气能够通过同时清除氧自由基及上调内源性抗氧化酶系统，降低细胞内及组织中的氧化应激水平，起到生物医学保护作用。

（三）氢分子调节多个细胞内信号通路

在氧化应激条件下，由细胞内 ROS 参与并激活细胞炎症及细胞凋亡通路。氢气处理可以抑制信号通路的激活及下游的级联反应，保护细胞免受损伤。大量研究表明，氢分子对信号通路的调节作用，包括但不限于抑制炎症，抗细胞凋亡，调节 MAPK、AMPK-Akt、Wnt/β-catenin 信号通路，内质网应激及细胞自噬。例如，在慢性同种异体移植物肾病、大鼠肠移植模型、烟雾吸入损伤、溃疡性结肠炎、肝切除术后认知功能障碍等模型研究中，氢气能够有效降低循环血液中的 TNF-α。在其他研究中，氢气能够降低 IL-1β、IL-6，以及高迁移率族盒 1 蛋白（high mobility group box-1，HMGB 1）和趋化因子 CCL2 的表达；同时，氢气还能提高抗炎细胞因子 IL-10 的表达。氢分子对信号通路的调节作用：一方面是其消除氧自由基、抑制氧化应激的级联反应的结果，比如产生的抗炎和抗凋亡作用（图 2-1），氢分子通过抗氧化呈现抗炎、调控细胞内信号转导、抗凋亡等多层面生物医学作用，对病理状态下的细胞应激、线粒体功能、细胞生存、炎症等方面进行调控；另一方面可归因于氢分子抗氧化应激之外的效应，显示氢气的多靶点作用，我们将在本章第五节作详细讨论。

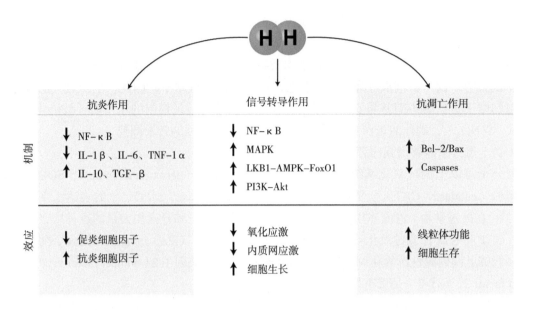

图 2-1　氢分子抗氧化的级联效应、抗炎和抗凋亡作用等

四、氢分子理论争议由来和解决争议的进展

随着氢分子生物医学研究的逐渐深入，关于氢分子最基础的生物医学作用的争议，主要是针对其是否能在体内环境中直接与·OH发生反应。一方面，已有数据表明，与其他抗氧化剂相比，H_2和·OH的反应动力学是比较慢的（$0.35 \times 10^{-8} L \cdot mol^{-1} \cdot s^{-1}$），而其他分子则要快得多，如·OH与谷胱甘肽的反应速率为 $230 \times 10^{-8} L \cdot mol^{-1} \cdot s^{-1}$，与葡萄糖的反应速率为 $15 \times 10^{-8} L \cdot mol^{-1} \cdot s^{-1}$。如果仅考虑反应动力学因素，提出 H_2 能否在体内直接清除·OH的问题并非没有道理。然而，另一方面，大量的研究数据表明，氢处理后的活细胞·OH是下降的。细胞内具有高度复杂的细胞结构和不同的微环境，所以不能简单地挪用均质水相中的动力学数据来说明复杂的细胞内情况。

H_2 的生物医学作用并不仅仅只是对氧自由基的直接清除作用。H_2 的直接抗氧化作用可能只是几种分子机制之一。日本风湿科医生石桥彻（Ishibashi Toru）提出氢治疗效应的一种新的机制见解，他认为，H_2 可以被看作是病理状态下线粒体电子流的整流器。认为 H_2 可能通过分别向包括反应性中间体在内的泛醌类物质提供电子和质子而同时起还原剂和氧化剂的作用，这样就可以防止电子从电子传递链过早泄漏，从而防止 ROS 的产生。秦树存团队的陈微博士绘制了氢气抗氧化机制假说示意图（图 2-2）。

鉴于目前实验技术手段的局限，人们无法直接监测 H_2 与·OH 在细胞内的化学反应。研究人员正在另辟蹊径，寻找氢分子效应可能的直接机制。例如，氢分子通过与酶的物理作用，改变酶的活性，进而影响了细胞内的氧化还原平衡；氢分子与氧化的铁卟啉发生反应，进而催化清除·OH。无论如何，氢分子显而易见的抗氧化应激效应使其在生物医学领域的应用前景不可估量。

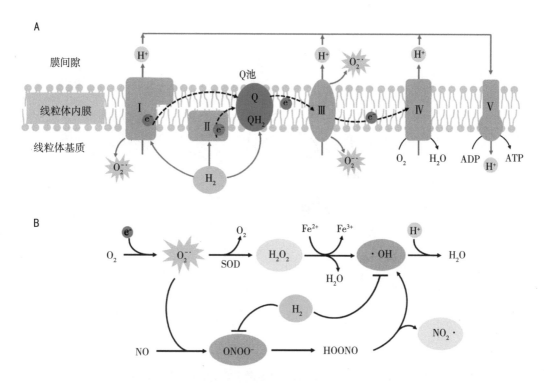

图 2-2　氢医疗效应的线粒体电子流"整流器"假说

A. 抑制 ROS 生成和 ROS "清除剂"假说，氢气作为线粒体呼吸链辅酶 Q 池中的电子流的整流器抑制 ROS 生成；B. 选择性清除 ROS，氢气直接中和线粒体呼吸链产生的·OH 和 ONOO⁻。Ⅰ、Ⅱ、Ⅲ、Ⅳ和Ⅴ分别表示线粒体复合物Ⅰ～Ⅴ；Q 表示泛醌，完全氧化态辅酶 Q；QH_2 表示泛醇，完全还原态辅酶 Q。ADP. 腺苷二磷酸；ATP. 腺苷三磷酸；SOD. 超氧化物歧化酶。（引自：陈微，张汉霆，秦树存 . Neurosci. Bull，2020）

（陶鸽如　秦树存）

第三节　氢分子抗氧化学说的争议和补充

氢分子抗氧化理论在过去十多年的实验和实践中取得了很大成功。公开发表的超过千篇研究论文和数百个专利成果证明，氢生物学抗氧化效应假说已经从基础到临床开始应用于医学领域。然而，氢分子生物医学效应的作用机制假说仍然处在不断补充和完善阶段（图 2-3）。对选择性抗氧化学说的质疑从未间断，完善更有说服力的作用机制非常值得科学家深入探讨。目前只用氢气清除自由基的抗氧化学说已无法完全解释氢气广泛的生物学效应。与此同时，氢气在生物体内是否能与自由基直接反应而清除自由基，也受到了越来越多的学者质疑。一些新的氢分子抗氧化理论应运而生，虽然证据仍然不充分，但值得展示出来供感兴趣的读者研究。

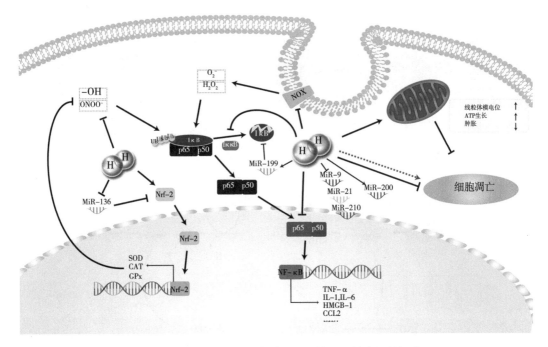

图 2-3 氢分子在细胞自由基应激下的生物效应机制假说

氢分子可直接中和氧自由基，也可通过上调抗氧化酶的表达，减少氧自由基的形成；通过影响 NF-κB 通路缓解促炎因子的转录表达；保护线粒体功能，缓解细胞凋亡（在肿瘤细胞中促进细胞凋亡，红色虚线）。·OH. 羟自由基；ONOO⁻. 过氧亚硝酸阴离子；CAT. 过氧化氢酶；SOD. 超氧化物歧化酶；GPx. 谷胱甘肽过氧化物酶；Nrf-2. 红系衍生核因子 2 相关因子 2；MiR. 微小 RNA；NF-κB. 核因子 κB；IκB. 核因子 κB（NF-κB）抑制蛋白；NOX. NADPH 氧化酶。（引自：陶鸽如. Acta Bioch Bioph Sin，2019）

一、质疑和质疑证据

（一）选择性抗氧化的直接清除学说需要进一步验证

最早提出氢气选择性抗氧化学说的 Ohsawa 等认为，氢气可能会选择性地降低培养细胞中的自由基·OH 和 ONOOH，并且不会干扰生理氧化和还原反应，在脑缺血-再灌注引起的氧化损伤中作为抗氧化剂起保护作用。但目前越来越多的研究表明，氢气与·OH 等自由基直接反应的效率很低，需要确定最佳条件下氢气与·OH 等自由基高效率直接反应。这里的最佳条件至少应该包括参与反应的细胞种类和状态以及暴露氢气的浓度和时间等。

（二）对直接清除自由基学说的理论质疑

已知·OH 自由基与蛋白质反应，可导致氨基酸氧化、交联和多肽降解。同时，脂质、碳水化合物、DNA 等也是·OH 的靶点。如果氢气具有直接清除自由基活性，就可能阻止·OH 的有害影响，这可以解释氢气的一些生物学效应。Wood 和 Gladwin 等质疑氢气作为自由基直接清除剂的有效性。在体内，相比于氢气，·OH 等自由基更易与巯基化合物或脂质等反应，因为它们数量更多，反应更快。此外，氢气与·OH 反应生成水（$H_2 + \cdot OH \rightarrow H_2O$），其反

应常数为 $4.2 \times 10^7 L \cdot mol^{-1} \cdot s^{-1}$，远低于一般自由基反应的 $10^9 L \cdot mol^{-1} \cdot s^{-1}$。再加上氢气在水中的溶解度不高，$\cdot OH$ 并不会优先与氢气反应。

（三）对直接清除自由基学说质疑的实验验证

Penders 等研究了氢气与 $\cdot OH$ 和 ONOOH 反应的可能性。他提出，已有报道通过脉冲辐射技术对氢气与 $\cdot OH$ 的反应进行了研究，在生物体内的环境中，其反应速率太慢，不足以发挥生物学效应。同时，他们通过实验验证了氢气与 ONOOH 也不会发生反应。同时推测，在细胞中氢气清除自由基的作用也是有限的。因此，他们也对氢气在体内直接清除自由基的机制提出了质疑。另外，最近有学者通过发表实验文章否认了氢分子直接清除自由基的学说。马雪梅教授课题组对氢气与自由基的反应进行了相关验证实验。在无细胞体系中，他们通过芬顿反应来验证氢气与 $\cdot OH$ 的作用，发现氢气与氮气效果无显著差异。他们认为，此反应会受到氧气浓度的影响，同时由于加入气体（氢气或氮气）可能影响溶液的氧气含量，因此推测并不是氢气与自由基发生了反应。

二、氢分子抗氧化的新假说

（一）氢分子抗氧化的铁离子靶点理论和实验证据

根据氢气的中点电位，铁离子（特别是 Fe^{3+}）可能是氢气的作用目标。由于铁离子存在于血红素蛋白中，许多重要的血红素蛋白可能是氢气作用的靶分子。生物体内（包括线粒体、叶绿体等）都广泛存在血红素蛋白，在氢气的作用下，如果将三价铁还原为二价铁，就会改变以血红素为辅基的酶活性，这可能解释了氢气的许多生物学效应。上海交通大学何前军等提出了铁卟啉可能是氢分子的生物学作用靶点。他认为，铁卟啉是氢分子的生物传感器和催化剂，可催化氢气将羟自由基还原为水，并将 CO_2 还原为 CO，进行下游信号传导。研究结果表明，铁卟啉能够自催化加氢，将氧化态铁卟啉还原为氢化铁卟啉。实验中 A549 肺癌细胞能够快速摄取氢分子，可能归功于其线粒体（富含铁卟啉）的加氢作用。进一步实验发现，血红蛋白对羟自由基的催化加氢作用显著，而对于过氧亚硝酸根和过氧化氢的催化加氢作用并不明显。实验表明氢分子选择性清除羟自由基的根本原因是血红蛋白的催化加氢差异性。这与之前报道的氢分子的选择清除毒性自由基的结果相吻合。实验还证明了在缺氧条件下铁卟啉可通过催化加氢方式，将 CO_2 还原为 CO，并可能介导 CO 下游信号通路和相应的生物学效应。其研究结果显示：游离态和蛋白限域态的铁卟啉通过催化加氢的方式，可选择性中和高毒性羟自由基 $\cdot OH$，从而介导氢分子抗氧化。在乏氧微环境中（如肿瘤乏氧区），铁卟啉通过催化加氢的方式，将 CO_2 还原为 CO，然后原位介导 CO 信号通路，最终实现抗癌和免疫调节等治疗作用。我们知道，铁卟啉大量蓄积于线粒体和红细胞，该发现很好地解释了氢气的线粒体调节效应和全身炎症调节效应。该发现也证实了 CO 是氢分子的下游信号分子，很好地解释了依赖于病灶微环境的各种特征迥异的氢生物学效应。有评论文章认为，这一项研究为氢气作用的分子机制提供了重要线索，有希望对氢气医学研究产生巨大推动作用，如果这一效应能在更多疾病治疗中得到验证，可能会成为氢气效应的作用基础。

（二）氢分子抗氧化的生物酶作用假说

马雪梅等通过实验否认了氢分子直接清除自由基的作用，并指出了氢分子通过作用于生物酶可以减少自由基的生成。主要观点：高等生物可能具有氢化酶活性，也就是合成氢气的吸氢酶活性和分解氢气的放氢酶活性，线粒体电子传递链上的酶可能是氢气作用的重要靶点之一。他们认为，氢气间接通过其他作用减少了自由基。其研究发现，氢气可以提高包括线粒体复合物Ⅰ、乙酰胆碱酯酶、辣根过氧化物酶在内的生物酶的活性，因此指出氢气的抗氧化作用应该在于对自由基产生的源头进行控制；酶的活性中心具有特殊的微环境和高反应活性，可能是氢气作用的关键点，包括线粒体膜的氧化还原酶类（特别是复合物Ⅰ）、细胞膜的氧化还原酶类及离子通道等都受到氢气的调节，氢气的作用可能是多靶点且主要基于酶学反应的过程。

综上我们认为，氢分子可以在细胞内代谢不同微环境下，通过适当途径发挥抗氧化效应。如图 2-4 所示，在哺乳动物细胞内，氢分子可直接中和羟自由基和亚硝酸阴离子（a）；可改善线粒体电子传递链的氧化还原平衡和激活线粒体功能，从而激活 Nrf-2，上调超氧化物歧化酶（SOD）、过氧化氢酶（CAT）和谷胱甘肽过氧化物酶（GPx）的表达，从而清除更多的氧自由基（b）；氢分子还可抑制细胞膜 NADPH 氧化酶（NADPH oxidase，NOX）的活性，减少其产生的自由基（c）；氢分子还可在低氧的微环境中靶向氧化后的铁卟啉，与·OH 反应生成 H_2O，并将 CO_2 还原为 CO（d）。

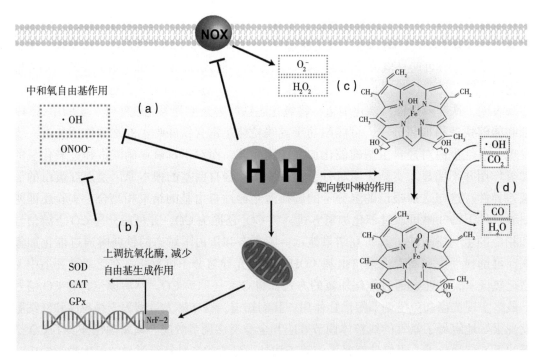

图 2-4　氢分子的细胞内抗氧化作用机制

（三）氢分子作为信号分子假说

Huang 在一篇综述文章中指出，氢气直接清除自由基的机制不太可能是氢气发挥有益的作用效果的唯一解释，氢气也可以作为信号分子并影响某些酶促反应。在植物学氢分子效应研究中，有学者提出并证明氢气也是信号分子，并可能影响酶促反应。但迄今尚无哺乳动物细胞的研究证据。

（刘伯言　秦树存）

第四节　抗氧化氢离子假说和氢原子假说

氢医学理论是基于氢分子的理化和生物学特性，并经过数以千计的基础和临床研究证据证明了的氢分子在医学健康领域应用的理论与实践。但是在十数年的研究文献中，不乏对氢分子以外抗氧化假说的探讨，甚至市场产品的投放。其中，同属于氢元素发挥作用的假说就包括"氢离子假说"和"氢原子假说"。前者又特指"负氢离子假说"。

一、氢离子假说

（一）氢离子的由来和理化特性

离子是指原子或原子基团失去或得到一个或几个电子而形成的带电荷的粒子。氢离子可以分为正氢离子和负氢离子。氢原子含有一个正价的质子与一个负价的电子。氢原子可以失去一个电子形成阳离子，带一个单位正电荷，称为正氢离子（H^+）；也可以获得一个电子形成阴离子，带一个单位负电荷，称为负氢离子（H^-）。最常见的氢离子是正氢离子。各种酸性物质可以提供正氢离子，水也可以自然分解为正氢离子和氢氧根离子。水分子具有极性，非常容易和有电物质结合，因此一个正氢离子周围会包绕水分子形成团簇，以水合氢离子（H_3O^+）的方式存在。正氢离子是影响酸碱度的关键因素，但不是氢生物医学领域讨论的氢离子。负氢离子可以在固体和气体情况下稳定存在，但水溶液中的负氢离子会与正氢离子相互结合形成氢气，理论上负氢离子不能在水溶液中稳定存在。负氢离子在氢固体存储领域有重要意义，目前已有一些金属氢化物储氢产品。负氢离子也被称为氢化物离子，广泛存在于金属氢化物中，如 LiH、NaH、BaH_2、CaH_2、MgH_2 和 $LiAlH_4$，具有强烈的失电子趋势，是强还原剂，在水溶液中与水反应生成氢气。比如 $CaH_2 + 2H_2O \longrightarrow Ca(OH)_2 + 2H_2$。在生物医学领域，负氢离子金属化合物如 MgH_2、CaH_2 等，也被作为氢供体，在初步研究中表现出对多种疾病的潜在治疗效果。

（二）抗氧化假说由来

以往曾有专家提出氢抗氧化效应的负氢离子假说，迄今仍有专家学者认为是负氢离子在体内发挥抗氧化等生物学效应，时常在学术会议上发表相关论述。日本学者及川胤昭（Oikawa Taneaki）等，在《氢的革命——从氢的本质到医学验证看负氢离子的神奇疗效》（2012年，科学普及出版社出版）一书中，提出了许多负氢离子可以在体内发挥重要的生物学效应的理论和依据。他们认为，负氢离子与 NAD^+（烟酰胺腺嘌呤二核苷酸）作用，产生 ATP。补充负氢离子可以促进 ATP 的合成，发挥生物学效应。衰老的原因之一是细胞产生的 ATP 降低，要提高细胞 ATP 的产生率，可以通过从外部补充负氢离子实现。随着年龄的增长，活性氧激增；活性氧作用于线粒体，会掠夺电子，从而使 ATP 的产生能力下降。体内产生的 ATP 减少，细胞会失去活力，代谢活性下降。这造成作为代谢原料的糖、脂质等不断堆积，引起糖尿病、高脂血症、动脉粥样硬化等代谢性疾病。过多的活性氧也会使脂质、糖、蛋白质等发生氧化，这些产物也会引发各种疾病。导致衰老或疾病的理论很多，其中的活性氧致病和致衰老假说认为，活性氧从细胞中夺取电子，使线粒体获得的电子不足，减弱了线粒体功能。那么，机体就需要提供充足的电子，消除活性氧，促进线粒体合成 ATP，使代谢恢复正常。而在机体体内，有还原性质的分子提供电子。负氢离子假说认为主要是由负氢离子提供电子。因此补充负氢离子可以是一种治疗相关疾病的理想策略。负氢离子假说认为，负氢离子对生物体而言，是效果最好的抗氧化物质；与氢分子、氢原子相比，只有负氢离子才能在线粒体中发挥作用，促进生物体产生 ATP，增强体力改善代谢。许多人质疑，认为负氢离子的半衰期很短，不太可能真的发挥作用。而及川胤昭认为，在普通的环境中，负氢离子在水中半衰期很短，在 0.01s 以下；但是在人体内，氧分压会降低到大气压的几分之一，在低氧分压状态下负氢离子能长时间维持。

（三）体外和体内试验验证过程

及川胤昭等根据负氢离子抗氧化假说提出了含氢烧结珊瑚钙，他们认为这是一种负氢离子产品。其制作过程及原理是：在高温高压无氧环境中（氮气 90%，氢气 10%），氢气在等离子体状态下电离成"H^+"和"H^-"（$H_2 \longleftrightarrow H^+ + H^-$）。在恢复到常温的过程中，负氢离子被吸收到珊瑚钙中，最终生成在常温下稳定的氢化钙（CaH_2）。这种产品进入体内氧气浓度较低的环境，与水接触会转化成"Ca^{2+}"和"$H^+ + H^-$"，从而释放出负氢离子。他们使用氧化还原电位测量仪，测量混入含氢烧结珊瑚钙的自来水，观察到的结果是，自来水的正电位变为了负电位，并且保持负电位的时间在 8h 以上。所以他们得出结论认为，含氢烧结珊瑚钙能保持负电位状态，并还原清除了活性氧。他们还在书中记录了摄入负氢离子后病情得到改善的一些个案，包括肝硬化、肌萎缩、代谢综合征、肥胖、哮喘、肿瘤等。

二、氢原子假说

（一）氢原子由来及抗氧化假说

氢原子模型是电中性的，含有一个正价的质子与一个负价的电子。氢原子本身带有一个电子，也具有还原能力。有学者认为，氢原子是一种非常强的还原剂，在生物体的复杂生化反应中，有可能发挥抗氧化作用。但其在生物体内什么条件下发挥抗氧化作用，如何发挥作用，是否存在毒性，目前还缺乏相应的足够数据。

（二）体内和体外试验

在韩国学者的一篇文献中，作者认为氢原子水可以缓解皮肤受到的紫外线伤害。他们制造出一种水包裹的氢原子 $H(H_2O)_m$，并研究了这种氢原子对老年人自然衰老皮肤及光老化皮肤的影响。对于衰老的皮肤，$H(H_2O)_m$ 显著降低了 MMP-1、IL-6 和 IL-1β 的 mRNA 表达；对于光老化皮肤，$H(H_2O)_m$ 显著增加了前胶原 mRNA 的表达，并降低了 MMP-1 和 IL-6 的 mRNA 表达。此外，在 HaCaT 细胞体外试验中，作者发现 $H(H_2O)_m$ 可以防止紫外线诱导的

ROS生成，抑制MMP-1、COX-2和IL-6表达，以及紫外线诱导的细胞中JNK和c-Jun磷酸化。作者通过这样的实验结果得出结论认为，局部应用$H(H_2O)_m$可以防止紫外线引起的皮肤炎症，并可以调节内在的皮肤老化和光老化过程。

（刘伯言　秦树存）

第五节　氢分子抗氧化以外的理论

除了阐述氢医学理论的抗氧化学说之外，学者们也提出了氢气与肠道菌群作用假说、氢气影响酶活性假说和氢气改善脂蛋白颗粒功能假说等。

一、氢医学效应肠道微生物途径

（一）肠道菌群与人体健康

肠道菌群是一个庞大而复杂的微生态系统，在正常生理条件下与宿主具有共生关系，与人体健康息息相关，肠道菌群的失调会影响人体的健康。

1 肠道菌群数量和分类　成人的肠道细菌数量和自身细胞数量之比大约为 1 ∶ 1（Sender et al，Cell. 2016），细菌种类 500 ～ 1000 种。根据对人体的作用，肠道内的菌群大致可分为有益菌（共生菌）、有害菌（致病菌）和中性菌（条件致病菌）。有益菌可以协助胃肠道进行营养物质的分解、代谢、吸收，还有助于机体免疫功能的建立和完善，胃肠道内保持一定数量的有益菌可以对人体健康起到正面作用。有害菌是能够直接导致疾病发生的微生物，在身体抵抗力下降或饮食不洁净时，其过度生长会产生有害代谢物，影响免疫功能等，并表现出致病性。中性菌并没有表现出明显的好坏特征，但也是人体需要的微生物菌群。在正常情况下，一定数量的中性菌是有益于健康的，但在一定条件下，中性菌的失衡，也会导致疾病的发生。

2. 肠道菌群功能和失调致病　肠道内庞大数量的菌群互相制约、相对平衡，组成体内最大的微生态环境，是维护人体健康的天然防线。随着年龄增长、饮食变化、环境改变等，肠道内的微生态会出现结构改变和功能紊乱，导致疾病发生，威胁人体健康。肠道菌群的失调，不仅会引起腹痛、腹胀、腹泻、便秘等消化系统症状，还会引起许多其他系统的疾病，如肥胖、糖尿病、高脂血症、心脑血管疾病、癌症、抑郁、衰老等。因此，保持肠道菌群平衡对人体健康十分重要。

（二）氢气在肠道菌群能量代谢中处于重要位置

肠道菌群可以利用宿主不能或没有完全消化的食物，在人体内进行复杂的代谢活动，为自身提供生长繁殖所需的能量和各种营养物质。与此同时，菌群也会产生对人体有益的或有害的代谢产物，这些代谢产物包括脂多糖、肽聚糖、次级胆汁酸、短链脂肪酸、吲哚衍生物等，它们可以通过相关受体发出信号来调节宿主的代谢。细菌的代谢产物也有一些气体，主要包括氢气、甲烷等。

1. 氢气是肠道细菌消化糖类的常见代谢产物　氢气在肠道菌群能量代谢中居于核心地位，这些肠道微生物与人类健康和营养息息相关，其代谢通路都不免涉及氢气。令人感兴趣的是，有些细菌可以制造氢气，有些细菌则以氢气为原料产生能量。

2. 氢气的产生与厌氧菌和纤维分解菌的糖酵解代谢有关　氢气是厌氧菌发酵的副产物，是大多数纤维分解菌的主要代谢终产物之一。肠道内有多种产氢菌，但没有比较详细的分类。细菌制造氢气经过糖酵解途径，将葡萄糖转变为丙酮酸，再经过乙酰辅酶 A 转变为乙酸。为了平衡氧化还原反应，反应过程中失去的电子以氢气的形式释放出来。氢离子接受电子变为氢原子，两个氢原子结合为氢气分子。这是肠道内氢气的主要来源。通过基因组学对来自人类微生物组计划的序列组对行分析后发现，70% 的序列包含氢化酶序列，这些细菌主要是厚壁菌门（Firmicutes）和拟杆菌门（Bacteroidetes）。也有研究表明罗斯伯里菌属（*Roseburia*）、瘤胃球菌属（*Ruminococcus*）和真杆菌属（*Eubacterium*）也可以产生氢气。氢气的积累会抑制细菌细胞内氧化还原过程中辅酶的再氧化并抑制纤维降解。

3. 氢气在肠道被氢营养菌利用的代谢过程　某些微生物可以产生氢气，同时氢气也可以被肠道中的一些氢营养菌群（耗氢微生物）所利用。肠道内氢气分压的升高会发生负反馈作用，对细菌的产氢及非产氢代谢产生干扰，同时促进氢气被氢营养菌群利用。人类肠道中 3 种主要的氢营养菌群是产甲烷菌、产乙酸菌和硫酸盐还原菌。产甲烷菌利用氢气和二氧化碳或甲酸来产生甲烷。产乙酸菌利用氢气和二氧化碳以及糖类产生乙酸。硫酸盐还原菌会产生硫化氢。有学者认为，肠道微生物产生的氢气被氢营养菌群利用后，氢气会残留 60% ～ 70%。残留的氢气可以通过呼吸或肠胃气排出体外。

4. 定量检测呼气氢气浓度可了解肠道菌群状态　肠道微生物产生的气体，除了少部分通过肛门排放外，大多数通过肠道黏膜后经过血液循环进入肺，通过呼吸释放到体外。通过检测呼吸气中氢气和甲烷的浓度和释放规律，可以了解肠道菌群的状态，是诊断疾病的工具之一。人体摄入肠道本身难吸收的某些糖类，如乳果糖、甘露糖等，可以刺激产氢菌产氢，显著提高肠道氢气的产量，呼出气体中氢气浓度会显著提高。氢呼气试验是一种简便、无创的胃肠动力检测方法。在受试者口服乳果糖后测定呼出气体中氢气水平的变化，从而反映口 - 盲肠传输时间，判断小肠细菌生长、乳糖不耐受症以及胰腺外分泌功能等，是检测胃肠与肝、胰功能的重要手段。

（三）肠道内源性氢气发挥生物学效应的证据

人们早已经知道肠道细菌可以产生氢气、甲烷等气体。但长久以来，氢气被认为是一种生理学上的惰性气体，故而氢气的生物学效应并没有受到太多的关注。近十多年来，有大量研究论文证实氢气可以发挥广泛的生物学效应，甚至被认为是一种新型的气体信号分子。其中不乏探讨肠道氢气代谢和生物学作用的研究成果，这些成果初步证明了促进肠道菌群增加内源性氢气的产生，可以对多种疾病达到干预效果。

1. 通过服用难以消化糖类增加肠道内氢气具有抗炎作用　日本学者的一项研究通过检查大鼠结肠内产生的氢气，了解其转移到腹腔组织内的过程和影响促炎细胞因子表达的情况。实验中给大鼠口服 25g/kg 或 50g/kg 的低聚果糖 7 天或 14 天，不含低聚果糖的食物作为对照。在实验结束时发现，口服低聚果糖组产氢水平和血液中氢气含量显著增加；腹腔组织中，尤其是脂肪组织中的氢气含量是对照组的 5.6 ～ 43 倍；腹腔中氢气浓度是对照组的 11 倍。大鼠口服 50g/kg 低聚果糖或菊粉 28 天，腹腔内肾周脂肪中氢气含量显著升高，同时与炎症反应相关的 NF-κB 基因表达显著降低。这些结果提示服用难以消化的糖类物质可以促进肠道菌群产生更多的氢气，这些氢气可以进入腹腔，提高组织中（尤其是脂肪组织）氢气含量。这项研究成果表明，组织中炎症因子表达的降低可能依赖于肠道产氢量的增加，肠道产生的氢气可能通过降低氧化应激等方式对代谢综合征等疾病具有防治意义。

2. **肠道菌群产氢具有肝炎保护作用** 2009 年，美国的研究机构报道了肠道菌群产生的氢气可以对伴刀豆球蛋白 A（concanavalin A）诱导的肝炎具有保护作用。实验结果显示，抗生素的使用抑制了肠道细菌的数量，显著降低了肝脏和肠道中的氢气水平。根据血清肝损伤标志物和炎症因子水平的测定，证明抗生素对肠道菌群的抑制增加了伴刀豆球蛋白 A 诱导的肝炎的严重程度。与此相反，用产氢气的大肠埃希菌重建肠道菌群，则缓解了伴刀豆球蛋白 A 诱发的肝炎损伤。这些结果表明，内源性氢气可以对肝炎发挥保护作用。

3. **口服乳果糖促进菌群产氢具有改善脑缺血再灌注损伤作用** 在 2013 年一项研究报道中，给大鼠口服乳果糖可促进菌群产氢，进而保护大脑缺血/再灌注损伤组织。乳果糖可以通过肠道中的细菌发酵产生大量的氢气。为了确定乳果糖摄入促进内源性氢气产生对大鼠脑缺血/再灌注损伤的作用，并探索可能的机制，研究者进行了此项研究。乳果糖的胃内给药显著增加了呼吸氢浓度。在行为学上，乳果糖给药组的大鼠在 Morris 实验中获得了更高的评分；在形态学上显示出梗死体积较小、神经元相对清晰完整、神经元凋亡减少。生化指标结果显示，乳果糖降低了大脑丙二醛含量、半胱氨酸蛋白酶-3 活性、3-硝基酪氨酸和 8-羟基-2-脱氧鸟苷浓度，并增加了超氧化物歧化酶活性。乳果糖的效果优于依达拉奉。通过逆转录聚合酶链反应（RT-PCR）和蛋白质印迹法验证，口服乳果糖激活了脑中 Nrf-2 的表达。进而抗生素可以通过减少产氢来抑制乳果糖的神经保护作用。该项研究表明，乳果糖摄入对大鼠脑缺血/再灌注损伤具有神经保护作用，并与乳果糖通过肠道细菌发酵激活产生氢气有关。

4. **肠道产氢对帕金森病影响的探讨** 帕金森病作为老年人常见的神经退行性疾病尚无有效治疗办法。近年研究显示，肠道菌群失调伴随帕金森病的发生，提示它们无可能存在因果关系。有研究发现，与正常人相比，帕金森病患者粪便中产氢菌的丰度显著减少。Ostojic 在一篇观点性综述中认为，肠道微生物产生的氢气，具有抗氧化、抗凋亡、抗炎和细胞保护作用，推测肠道微生物内源性氢气减少可能在帕金森病的发病机制中发挥作用，并认为补充氢气是治疗这种进行性神经退行性疾病的可能方法。虽然目前还没有直接证据，但关于肠道菌群产氢与帕金森病的关系值得进一步研究。

根据以上研究探讨的结果我们可以认为，促进肠道菌群产生氢气的食物，可通过产生氢气发挥对身体的保护作用，甚至可能作为治疗疾病的新方法。但是，几个关键的科学问题仍然没有被完全解决：通过肠道菌群产氢影响机体各种病理状态的分子机制是什么？哪些特定菌群产氢与生物效应有关？它们的量效关系是什么？

（四）外源性氢气调节肠道菌群发挥生物学效应的证据

除了肠道菌群的氢气可以直接发挥生物学效应之外，体内氢气含量的变化也可能会影响肠道菌群的组成结构，从而发挥生物学效应。许多研究也证明了这一点。

1. **富氢生理盐水干预引起菌群免疫活性改善** 有研究发现，氢气干预可以调节脓毒症模型小鼠肠屏障功能障碍、微生物失调和细菌易位。细菌易位是指肠道细菌逃逸到远端器官，被认为是脓毒症的发病原因之一。实验中，氢气干预组采用富氢生理盐水，以 15ml/kg 的剂量干预 7 天，结果发现氢气干预组存活率比对照组显著提高（69% vs 31%，$P < 0.05$）。特别突出的变化是氢气干预组与对照组之间微生物组成显著不同。氢气对菌群的显著作用可能引起菌群免疫相关活性的改善，这可能是氢气治疗疾病的关键作用机制。

2. **氢纳米胶囊干预提高菌群有益菌丰度** 在代谢性疾病的研究中，有报道氢纳米胶囊在肠道长效缓释的氢分子能够有效调节肠道菌群，并可能通过"肠 – 肝轴"改善糖代谢和脂质代谢，有效改善糖尿病、脂肪肝和肥胖。该胶囊的氢分子装载量高达 143mg/g，服用一粒 100mg 胶囊的产氢量相当于饮用 7.8L 饱和富氢水。小鼠服用此纳米胶囊，对肠道菌群的组成产生了影响，尤其体现在一种有益菌——嗜黏蛋白阿克曼菌（*Akkermansia muciniphila*）的丰度提高。

3. **富氢电解水干预改善肠道微生物构成** 电解水中溶解有一定浓度的氢气并可以发挥生物学效应。日本的 Yuji Naito 教授课题组探究了富氢电解水对小鼠肠道环境的影响，包括微生物组成和菌群代谢产物短链脂肪酸含量。小鼠饮用氢水 4 周后，血清低密度脂蛋白胆固醇水平和谷丙转氨酶活性显著降低。16S rRNA 测序分析粪便中微生物，发现有 20 个类群的肠道微生物相对丰度增加。对盲肠内容物中的有机酸进行分析发现，丙酸、异丁酸和异戊酸浓度升高。有研究者认为饮用氢水可以影响肠道微生物组成，促进有益的短链脂肪酸的产生，并对胆固醇代谢和肝脏产生保护作用。这一研究提示，氢水可能是通过改善肠道菌群产生多种生物学效应。

4. **富氢生理盐水干预改善结肠细胞代谢** 肠道产氢菌与氢营养菌之间存在的"微生物氢代谢"对于肠道黏膜生态系统具有重要意义。外源氢分子是否参与胃肠道微生物代谢通路的调控呢？在 2022 年的一项研究中发现，在葡聚糖硫酸钠诱导的急性结肠炎小鼠模型中，外源性的氢气摄入（富氢生理盐水）可以上调肠道特定氢营养的短链脂肪酸产生菌的丰度，促进短链脂肪酸生成，从而激活细胞内丁酸传感器过氧化物酶体增殖物激活受体 γ 信号，并降低一氧化氮合酶 2（NOS 2）水平，从而促进结肠厌氧环境的恢复。同时，氢气干预可以下调特定黏膜相关黏液溶解菌丰度、抑制机会致病性大肠埃希菌增殖等、稳定肠腔厌氧环境、促进上皮间紧密连接蛋白表达，改善破坏的肠道屏障功能。由此得出结论：外源性氢气通过调节氢气 – 肠道微生物群 – 短链脂肪酸轴来重编程结肠细胞代谢，并通过调节特定的黏膜相关黏液分解细胞来加强肠道屏障，从而缓解结肠炎。

鉴于以上研究证据我们可以认为，外源性的氢气可以对肠道菌群起到一定的调节作用。这可能是氢气发挥生物学效应的一个方面。

（五）氢医学效应肠道微生物途径的问题与探讨

对于氢气的肠道微生物途径发挥生物学效应，目前还处于探究阶段，许多问题值得仔细探究和深入思考。

1. **肠道菌群产氢量和代谢动力学** 人体肠道菌群每天产生多少氢气？被菌群利用的氢气是多少？回答这些问题必须要知道每天肠道产生的氢气量、排出体外的氢气量和排出途径。有一些推测性观点认为肠道细菌产生氢气的能力巨大，每天超过 12L，甚至超过 15L。有学者据此认为，通过喝富氢水等方式补充的氢气量实在是太少了，不会对人体产生效应。而此数据是早期人们根据营养物质的摄入推算出的产氢量，与实际情况显然相差较大。事实上，肠道菌群产生的氢气，一部分被氢营养菌直接利用，一部分随呼吸、排气等方式直接排出，进入血液循环和组织中被利用的氢气可能只是很小一部分。据此，有长期从事氢医学研究的学者认为，更直接的证据是对人体内氢气含量进行测定，健康人的呼吸气体中氢气的含量能够间接说明内源性氢气可以发挥作用的剂量。孙学军认为，人的呼吸气体中氢气的浓度一般不超过 10ppm（1ppm=0.0001%），如果换成血液内氢气浓度，只有 0.01 ppm。换算为全身都溶解这样的浓度，氢气的饱和度是 18ml/L，约 1.6ppm，并据此推算 100kg 人体内最多只有 15ml 氢气。由此看来，人体肠道内氢气含量并不高，增加氢气的摄入有发挥效果的空间。另外，通过沐浴、外敷等方式补充氢气，可以直接作用于肠道菌群释放的氢气所难以到达的皮肤等部位。

2. **肠道微生物源氢气的生物学作用机制**　肠道菌群产生的氢气是如何发挥生物学作用的？这个问题的答案尚不清楚。研究肠道源性的氢气生物学作用机制面临很多困难。比如，除了氢气外，肠道菌群产生的其他气体，如甲烷、硫化氢等，也被证明在多种胃肠道疾病中发挥生物学效应。我们知道，甲烷、硫化氢都是由氢营养菌产生的，氢气的作用机制是否也包括氢气调节氢营养菌，从而通过氢营养菌的代谢产物发挥作用呢，答案尚不明确。

3. **人体摄入高剂量氢气的肠道副作用**　高剂量氢气的使用，是否会对健康人的肠道菌群组成产生不利影响？是否会对肠道内产氢气细菌的活性产生不利影响？正如我们前面已经讨论过的，外源性氢气的摄入会调节疾病状态下的肠道菌群组成，对某些疾病产生治疗作用。我们可以推测，健康状态下，人体处于动态平衡中，外源性氢气的摄入应该不会对健康菌群产生不利影响，但相关研究证据仍然缺乏。

4. **高、低剂量长期摄入外源性氢气的肠道效果比较**　有研究对健康大鼠用不同的氢气摄入方式（富氢水饮用和 4% 氢气吸入两种方式）进行了 6 个月的干预，检测了肠道菌群的变化情况。研究发现，长时间饮用富氢水可以引起肠道微生物群结构的显著变化，包括乳杆菌、瘤胃球菌、梭菌 XI 丰度显著增加，类杆菌减少等。而 4% 氢气吸入法进行干预未观察到明显的细菌群落差异。此结果提示我们：不同的氢气干预方式有不同的作用效果，饮用富氢水可能会直接进入胃肠道，对菌群产生更为直接的影响；而吸入低浓度氢气，可能进入体内的氢气很难作用到肠道内部环境，因此对菌群产生的影响较小。值得注意的是，本实验中是持续的富氢水进行了 6 个月的干预，对于我们自身来说，很难达到这么高剂量长时间的富氢水干预，可能对肠道菌群的影响要小一些。但无论如何，我们要关注这种影响及其带来的后果。肠道菌群和健康的关系非常复杂，期待此领域更为深入和翔实的研究。

（六）肠道以外产氢菌群

氢气不仅是肠道菌群（如大肠埃希菌等）的代谢产物，也是多种其他部位细菌的代谢产物。体内其他部位也有菌群的存在，如口腔菌群、肺部菌群、阴道菌群和皮肤菌群等，同样也可以产生氢气。如呼吸道分布的假单胞菌和不动杆菌，皮肤正常细菌棒状杆菌、不动杆菌和链球菌，女性外生殖系统内的梭状芽孢杆菌等。目前，我们对这些肠道之外的细菌产生氢气的具体情况仍然缺乏了解。外源性氢气的使用能否对这些菌群产生影响完全不清楚。这些菌群产生的氢气能否在局部发挥作用，与宿主健康的关系如何，许多问题还有待深入研究。

（七）小结

肠道菌群和氢气相互作用，肠道菌群代谢产生氢气，氢气也会影响肠道菌群。一方面是，肠道菌群氢气代谢非常活跃，可以给整个人体宿主提供氢气的来源。许多研究发现，通过调节这种来自肠道的氢气可产生生物学效应，人体健康也可能和肠道菌群氢气代谢动力学存在密切关系。另一个方面是，外源性氢气补充也可能会影响肠道菌群，因为肠道菌群对宿主健康影响广泛，这也可能是氢气发挥广泛生物学效应的重要原因。在日常生活中，我们可以尝试用不同方式补充氢气，也可以通过改善饮食、戒烟限酒、增强运动等调节肠道菌群，并且多摄入富含膳食纤维的食物以促进菌群产生氢气，从而达到促进健康的目的。

二、氢医学效应的其他可能途径

氢气发挥生物学效应的作用机制一直以来未得到明确阐释。除了直接的抗氧化相关机制、肠道菌群相关机制，研究者也在不断尝试新方法，提出新理论。

氢分子直接或间接影响生物酶活性假说

生物体内大多数生物化学反应都是在酶的催化下有条不紊地进行。氢分子是否可以进入酶分子内发挥作用从而影响生化反应和生命过程？多位学者研究发现，氢分子可以影响机体内的多个生物酶活性，提出了氢气生物学作用的生物酶假说。马雪梅等研究发现，氢气可以提高包括线粒体复合物 I、乙酰胆碱酯酶、辣根过氧化物酶在内的生物酶的活性。秦树存等发现，氢气可以影响高密度脂蛋白颗粒上的多个酶的活性。吕军鸿等发现，氢气直接作用于胃蛋白酶的生物活性中心，从而影响该酶的活性。酶的活性中心具有特殊的微环境和高反应活性，可能是氢气作用的关键点。脂蛋白颗粒外层生物酶、细胞膜脂筏的酶类及离子通道等都受到氢气的调节，从而触发酶学反应过程。

1. **氢气直接影响生物酶活性中心位点假说**　机体各种代谢过程的化学反应几乎都是由酶催化的，对代谢过程中化学反应速度的调节就是对酶的催化能力，即酶活性的调节。酶是大分子，一般由数百个氨基酸组成，分子量一般在 10 000 以上，而直接与底物接触并起催化作用的只是酶分子中的一小部分。酶分子中与底物结合并催化反应的场所称为酶的活性中心。活性中心是一个小的空间区域，具有三维结构。当酶具有催化活性的构象时，活性中心便会自然形成。当酶的构象因外界因素而改变时，活性中心的特定结构会发生变化，酶就会变性失活。因此，酶及酶活性中心的构象与酶活性密切相关。中国科学院上海生物物理研究所吕军鸿教授课题组的研究证明，氢气可以通过改变胃蛋白酶的结构，调节其活性。其研究基于原子力显微镜和太赫兹时域光谱技术，直接证明了氢气可以对酶活性中心构象产生影响（图 2-5），且单次氢气干预后生物酶活性提高的时间维持在 4h 以上。这是首次发现氢气和蛋白质直接作用的证据，提供了研究氢生物学效应的生物物理学视角。

2. **氢气影响脂蛋白颗粒生物酶活性假说**　脂蛋白是血液循环中大小不等的脂滴颗粒，由多种脂质和蛋白质成分组成。藏在核心的主要是三酰甘油、胆固醇酯等疏水性脂质，分布在表层的是亲水的磷脂、非酯化的胆固醇和载脂蛋白等。脂蛋白的主要功能是在血液循环和组织细胞间转运脂质和蛋白质等生物大分子。脂蛋白根据密度大小可分为乳糜微粒（CM）、极低密度脂蛋白（VLDL）、低密度脂蛋白（LDL）和高密度脂蛋白（HDL）。这些颗粒外表面是单层磷脂，容易被氧化修饰，从而失去生理功能，给组织带来病理损害。秦树存教授团队一直专注于氢分子对血液循环中脂蛋白颗粒代谢的良性调节机制和其功能损伤的保护作用研究，发表了一系列人群试验和机制实验研究论文，提出了氢分子作用于血液循环复合大分子颗粒的脂蛋白机制假说（图 2-6）。

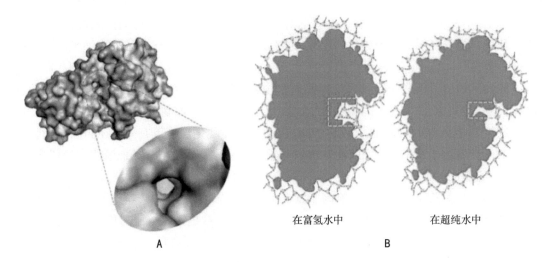

在富氢水中　　　　　　　在超纯水中

图 2-5　胃蛋白酶和富氢水相互作用的模型

A. 疏水性氨基酸（橙色）在界面和活性腔上的分布；B. 富氢水中胃蛋白酶水合界面和畴运动的变化示意图。胃蛋白酶晶体结构的空间填充显示。（引自：吕军鸿 . Colloids and Surfaces B: Biointerfaces，2020）

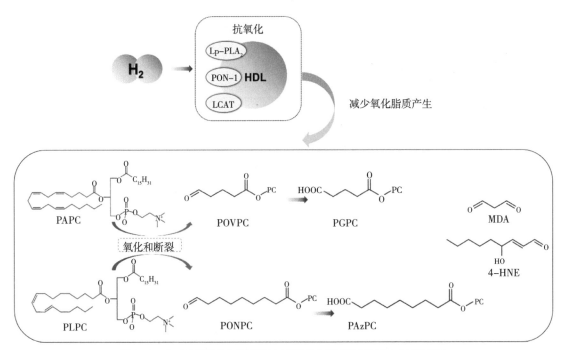

图 2-6　氢分子通过改善脂蛋白颗粒抗氧化酶活性减少氧化磷脂

Lp-PLA2. 脂蛋白相关磷脂酶 A2；PON-1. 对氧磷酶 -1；LCAT. 卵磷脂胆固醇脂酰转移酶；PAPC. 1- 棕榈酰 -2- 花生四烯酰 - 磷脂酰胆碱；POVPC. 1- 棕榈酰 -2-(5- 氧 - 戊酰)- 磷脂酰胆碱；PGPC. 1- 棕榈酰 -2- 戊二酰 - 磷脂酰胆碱；PLPC. 1- 棕榈酰 -2- 月桂酰 - 磷脂酰胆碱；PONPC. 1- 棕榈酰 -2-(5- 氧 - 壬酰)- 磷脂酰胆碱；PazPC. 1- 棕榈酰 -2- 壬二酰 - 磷脂酰胆碱；MDA. 丙二醛；4-HNE. 4- 羟基壬烯酸。（引自：刘伯言，等 . Life Sciences，2021）

　　该团队在 2013 年发表的一项人群自身前后对照试验中，发现潜在代谢综合征患者饮用富氢水 10 周，可降低血清总胆固醇和低密度脂蛋白胆固醇（LDL-C）水平，提高 HDL 的抗氧化、抗炎症、胆固醇逆转运、保护血管内皮细胞等生理功能。此外，氢分子还可降低 LDL 氧化水平。在 2015 年发表的随机、双盲、安慰剂对照试验中发现，高胆固醇血症人群经过 10 周富氢水干预后，与安慰剂对照组相比，HDL 的胆固醇逆转运、抗氧化、抗内皮细胞凋亡、抗炎症功能显著提升。迄今，该团队已经进行了 10 多年的氢分子作用于脂蛋白的机制和后续效应研究。该团队报道了氢分子干预可减轻普通食物或高脂食物饲喂条件下的小鼠模型的动脉粥样硬化。其作用机制与氢分子干预可降低血浆氧化 LDL 水平，抑制巨噬细胞介导的 LDL 氧化，提高血浆抗氧化酶 PON-1 活性，改善 HDL 抗动脉粥样硬化功能等有关。在胆固醇酯转运蛋白（CETP）转基因小鼠中，该团队还发现氢分子可改善香烟烟雾引起的血浆胆固醇代谢紊乱，提高 HDL 的胆固醇逆转运能力。在 2021 年的一项研究中，该团队通过分离 HDL 进行蛋白质组学分析，发现氢分子干预可影响高脂饮食引起的大鼠 HDL 蛋白质组成的变化；同时，氢分子干预提高了 HDL 相关酶 PON-1 和 Lp-PLA2 活力，这提示氢分子可能通过改善 HDL 结构保护 HDL 功能。以上研究提示：①氢分子可改善高密度脂蛋白颗粒 2 种以上酶的生物活性，从而维持脂蛋白的多种抗动脉粥样硬化功能。②氢分子缓解低密度脂蛋白颗粒磷脂外层的氧化修饰程度。LDL 上的脂质在动脉内膜下发生氧化和聚积会引起动脉粥样硬化，有些药物达不到这个部位。氢分子是一种穿透性极强的非极性分子，具有深入病灶组织的能力，影响那里脂蛋白颗粒的生物活性，从而达到抗动脉血管发生粥样硬化病变的目的。

（刘伯言　秦树存）

第三章

氢医学理论基础研究

第一节　呼吸系统氢医学基础研究

呼吸系统（respiratory system）由呼吸道和肺两部分组成。呼吸道是气体出入的管道，包括鼻、咽、喉、气管和各级支气管，其中，鼻、咽、喉称为上呼吸道，气管、主支气管及肺内的各级支气管称为下呼吸道。肺由肺实质（支气管树和肺泡）及肺间质（结缔组织、血管、淋巴管、淋巴结和神经等）组成。成人肺内含有 3 亿～4 亿个肺泡，肺泡面积巨大，正常成人肺泡总面积约为 80m²。它们由细支气管反复分支而成，其壁薄，由单层上皮细胞构成，外面包绕着毛细血管网。肺泡膜、毛细血管膜及两者之间的基底膜共同组成了肺泡膜，其厚度不到 1μm，是气体交换的部位。呼吸系统有两组血管供应，肺循环的动、静脉为气体交换的功能血管，体循环的支气管动、静脉为气道和胸膜的营养血管。人体通过呼吸系统与外界进行气体交换，以保证新陈代谢顺利进行，对生命活动至关重要。空气由呼吸道进入肺泡，空气中的氧气从肺泡进入毛细血管，经肺静脉回心，经体循环送达全身，供组织细胞利用。与此同时，组织代谢产生的二氧化碳经血液循环运至肺部，通过呼吸系统排出体外。成人在静息状态下，每天约有 10 000L 气体经呼吸道出入体内。然而，由于大气污染加重、吸烟等不良生活习惯滋长、人口结构的老龄化等多种因素，呼吸系统疾病的发病率和病死率居高不下，严重影响公共健康。目前，慢性阻塞性肺疾病患病率在 40 岁以上人群中已经超过 8%，支气管哮喘患病率呈现明显增高趋势，肺结核在我国目前仍属于高发传染病。尽管新的抗生素不断问世，但由于病原体的变化和免疫功能受损的宿主增加，肺部感染的发病率和死亡率仍有增无减。氢医学研究使我们逐渐意识到氢气在呼吸系统疾病的治疗和预防中可发挥有效作用。

一、氢与肺缺血／再灌注损伤

肺缺血／再灌注损伤（lung ischemia/reperfusion injury，LIRI）是指肺组织遭受一定时间的缺血后恢复血流灌注（再灌注），肺组织损伤程度迅速加剧的病理现象。临床上，肺移植、失血性休克、肺栓塞、体外循环等均会导致肺缺血／再灌注损伤的发生、发展与中性粒细胞浸润、氧自由基大量产生、促炎因子释放及肺泡上皮细胞凋亡或坏死等病理过程相关。作为一种氧自由基清除剂，实验证实氢分子可有效防治肺缺血／再灌注损伤。

（一）氢加强冷缺血 / 再灌注对移植肺供体的保护作用

器官移植时，器官从供体身上取出后，需进行冷灌注保存和运输，此阶段在医学上称为"冷缺血"时间。离体肺灌流作为保存供体肺的现代技术，被证明对保护肺功能更好，但是这种方法需要复杂和特殊的设备。Zheng Panpan 等研究发现：在冷缺血期间体外氢气肺灌注对供体肺也具有较好的保护作用。在该实验中，成年雄性 Wistar 大鼠被随机分为假手术组、对照组、氧气（O_2）组和氢气（H_2）组。假手术组接受开胸手术，但不进行肺移植；对照组取出供体肺后单纯冷储存 2h，肺内气体放出。在 O_2 和 H_2 组中，在冷缺血期间，分别用 40% O_2+60% N_2 和 3% H_2+40% O_2+57% N_2 充气，充气量为 10ml/kg，每 20 分钟更换一次气体。2h 后进行检测。结果显示：与对照组相比，O_2［（339 ± 27）mmHg］和 H_2［（382 ± 23）mmHg］组 PaO_2/FiO_2 高于对照组［（297 ± 33）mmHg］。H_2 组较 O_2 组效果更佳（$P < 0.05$）。PaO_2/FiO_2，即氧合指数，指动脉血氧分压与吸入氧浓度之比，正常值为 400 ～ 500mmHg。临床上常使用氧合指数来反映肺呼吸功能，氧合指数小于 300mmHg 提示肺功能障碍。肺组织压力 - 容积曲线，即 P–V 曲线可准确反映肺泡顺应性。该实验中，O_2 组［（14.50 ± 0.53）ml/kg］和 H_2 组［（17.40 ± 0.26）ml/kg］P–V 曲线值均高于对照组［（11.80 ± 0.26）ml/kg］，且 H_2 组的 P–V 曲线值显著高于 O_2 组（$P < 0.05$）。以上氧合指数和 P–V 曲线结果提示氢气肺灌注可改善供体肺功能。此外，此研究的病理组织学检查发现：假手术组供体肺形态正常，然而对照组供体肺出现了严重的间质水肿、肺泡内出血和大量中性粒细胞浸润。O_2 和 H_2 灌注可明显减轻供体肺病理变化，H_2 效果优于 O_2。透射电镜观察亦发现 H_2 可保护供体肺Ⅱ型肺泡上皮细胞超微结构，改善细胞肿胀和核固缩。

（二）氢加强冷缺血 / 再灌注对移植肺供体保护的作用机制

进一步研究发现：3% H_2 保护作用与氢分子抑制炎症反应、氧化应激和细胞焦亡（pyroptosis）有关。H_2 组供体肺中 SOD 活性高于对照组和 O_2 组，而肺组织中脂质过氧化产物丙二醛（MDA）水平、MPO 活性以及受体大鼠血清中的 IL–1β 和 IL–18 水平明显降低。细胞焦亡又称细胞炎性坏死，是一种细胞程序性死亡方式，表现为细胞不断胀大直至细胞膜破裂，导致细胞内容物的释放进而激活强烈的炎症反应。在细胞焦亡发生过程中，NOD 样受体热蛋白结构域相关蛋白 3（NOD–like receptor thermal protein domain associated protein 3，NLRP3）、caspase–1 及 GSDMD 蛋白发挥了重要作用。研究发现，氢气灌注可明显下调 NLRP3、caspase–1 活性片段 p20 及 GSDMD N 端片段的表达。

（三）氢气吸入改善肺移植后缺血 / 再灌注损伤的保护作用

另有研究采用同基因 Lewis 大鼠肺移植模型，在进行肺移植手术过程中和手术后 1h，根据分组给动物吸入不同混合气体：对照组吸入 100% O_2，98% O_2 和 2% N_2，实验组吸入 98% O_2 和 2% H_2。采用呼吸功能、病理学和分子生物学检测技术判断吸入氢气对肺移植后缺血 / 再灌注损伤的治疗效果。结果发现，对照组动物气体交换功能显著受损。与对照组相比，吸入氢气组动物在再灌注后 2h 气体交换有显著改善。

二、氢与其他肺损伤

临床上严重创伤、感染、休克等危重病理过程可引发全身炎症反应综合征（systemic

inflammatory response syndrome，SIRS）和多器官功能障碍综合征（multiple organ dysfunction syndrome，MODS），严重威胁患者生命。其中，肺是 MODS 中最易受累和最早累及的器官。据统计，其发生率高达 83%～100%，一般在再灌注治疗过程中出现。如损伤较轻称为急性肺损伤（acute lung injury， ALI），病情进一步发展可导致急性呼吸窘迫综合征（acute respiratory distress syndrome， ARDS）。肺功能易受损伤的原因主要有以下三个方面：①肺是全身静脉血液的氧合器官。来源于全身各器官组织的许多代谢产物、活性物质、血中的异物和活化的炎症细胞都要经过、滞留在肺，引起肺的损伤。②血中活化的中性粒细胞和单核巨噬细胞易在此与内皮细胞黏附，释放活性氧、溶酶体酶及其他炎症介质，引起肺损伤。③肺富含巨噬细胞。巨噬细胞活化后释放许多细胞因子，并引起级联反应，导致肺损伤。因此，在临床危重病时，采用简单有效的措施保护肺功能免受打击非常重要。

（一）氢分子腹腔注射对急性肺损伤的保护作用

Song 等在野生型雄性 C57BL/6 小鼠中证实氢饱和生理盐水腹腔注射对肢体缺血 / 再灌注（LIR）诱导的 ALI 模型具有保护作用。氢饱和生理盐水的制备：采用制氢机在高压（0.4MPa）下将氢气溶于生理盐水，持续 2h 达到超饱和水平。密封盐水袋排出空气后 4℃ 放置，每 3 天制备一次以确保氢浓度不低于 0.6mmol/L。实验通过夹闭股动脉 4h，再灌 15h 制造 LIR 动物模型，设有假手术组、模型组、饱和氢水组。在假手术组、模型组，缺血 4h 后经腹腔注射给予 5ml/kg 生理盐水，而模型组，缺血 4h 后经腹腔注射给予等量氢饱和盐水，血管再通 15h 后，LIR 模型组小鼠出现了肺组织损伤，肺部炎症细胞浸润和水肿明显，饱和氢水注射后可明显改善此病理变化，其保护机制涉及抗氧化和调节自噬。

（二）氢分子腹腔注射对急性肺损伤保护的作用机制

首先探讨核因子 E2 相关因子 2（nuclear factor E-2 related factor 2，Nrf-2）途径的氢分子保护机制。Nrf-2 是机体内源性抗氧化应激的中枢调节者。在正常情况下，Nrf-2 在胞质中被降解，不发挥生理作用。当其在体内被有毒有害物质激活后转位进入细胞核能与抗氧化反应元件（antioxidant response element，ARE）结合形成 Nrf-2-ARE 信号通路，从而使下游一系列具有机体保护性的解毒酶和抗氧化酶基因及蛋白得以表达，主要包括过氧化氢酶（CAT）、超氧化物歧化酶（SOD）、醌氧化还原酶 1（NQO1）及血红素加氧酶 1（HO-1）。Song 等研究显示，氢饱和盐水在基因和蛋白水平均上调了小鼠肺组织中 Nrf-2 及其靶基因 *HO-1* 和 *NQO1* 的表达，同时提高了肺内 SOD 活性。此结果提示，Nrf-2 信号通路可能是氢分子抗氧化的机制之一。

其次探讨自噬相关调控蛋白途径的氢分子保护机制。细胞通过单层或双层膜包裹待降解物形成自噬体（autophagosome），然后运送到溶酶体（lysosome）形成自噬溶酶体，降解其所包裹的内容物，以实现细胞本身的代谢需要和细胞器的更新，因所有过程均在同一细胞中完成，所以被称为自噬。一定程度的自噬，有益于细胞的生长发育，可防止细胞代谢应激和氧化损伤，对维持细胞内稳态具有重要作用。在自噬发生过程中，有多种自噬相关蛋白可调节和控制自噬形成的不同阶段。微管相关蛋白 1 的轻链 3（microtubule-associated-protein 1 light chain 3，LC3）贯穿整个自噬过程。在自噬过程中，LC3 蛋白合成后被具有蛋白内切酶活性的自噬相关基因 4（autophagy-related gene 4，*Atg4*）在羧基端剪切，产生胞质定位的 LC3- Ⅰ。LC3- Ⅰ会被包括 Atg7 和 Atg3 在内的泛素样体系修饰、加工，与磷脂酰乙醇胺

（PE）偶联，形成脂质化形式的 LC3- Ⅱ，定位于自噬体的内外膜上。LC3 和 LC3- Ⅱ 是目前公认的自噬标志物。在自噬体形成过程中，p62 作为链接 LC3 和聚泛素化蛋白的桥梁，被选择性地包裹进自噬体，之后被自噬溶酶体中的蛋白水解酶降解，所以 p62 蛋白的表达量与自噬活性呈现负相关。Beclin-1、Atg5 也是该过程中的关键蛋白，参与自噬泡中吞噬细胞膜的形成与延伸。mTOR 激酶是自噬的重要调节分子，激活的 mTOR（Akt 和 PI3K 信号调控）可抑制自噬，而 mTOR 的负性调节（AMPK 和 p53 信号调控）则促进自噬。Song 等研究显示，与模型组相比，氢饱和盐水下调了自噬相关蛋白 Beclin-1、Atg-5、LC3B，上调了 P62 和 mTOR 表达。此外，氢分子还明显逆转 LIR-ALI 诱导的神经酰胺在肺组织中的累积。此结果提示，氢分子在肺损伤中可抑制细胞自噬过程。

（三）高氧富氢溶液输入对急性肺损伤的保护作用

失血性休克后再灌注可以加重肺组织炎症反应和细胞凋亡，提高 ALI 的发生率，因此，休克复苏时液体的选择对于治疗效果至关重要。Meng 等证实，输注高氧富氢溶液可以保护肺免受 ALI 的损伤。该实验中 SD 大鼠随机分为假手术组、乳酸林格液（LRS）组、高氧溶液（HOS）组、富氢溶液（HS）组、高氧富氢溶液（HOHS）组，后 3 种基础溶液为 LRS，分别添加了 O_2 和（或）H_2，$[H_2] > 0.50$mol/L，$[O_2] > 0.63$mmol/L。大鼠失血休克后 1h 输液治疗，输液量是失血量的 2 倍。结果表明，HOHS 在增加血容量方面具有与 LRS 相同的功效。与 LRS 组相比，三个治疗组血液中 PaO_2、$PaCO_2$ 增加，无氧酵解产物乳酸明显减少，HOHS 组最显著。HOHS 还降低了支气管肺泡灌洗液（bronchoalveolar lavage fluid，BALF）中的细胞和蛋白质含量，减小了肺湿 / 干值。组织病理学检查发现，LRS 组大鼠肺泡和肺间质水肿明显，肺部存在严重炎症反应和红细胞渗出，部分肺泡出现肺不张和透明膜形成。肺泡上皮 2 型细胞的超微结构表现出明显的损伤，如肿胀、融合、核变形、内质网扩张、线粒体破坏或吞噬、微绒毛减少或脱落。三个治疗组肺病理改变明显减轻，ALI 评分减小，HOHS 的疗效显著大于 HS 和 HOS。此外，HOHS 还降低了肺组织中 MDA、TNF-α、IL-6 水平，提高了肺组织 SOD 活性，并减少了肺中 caspase-3 和 TUNEL 阳性的凋亡细胞数。该研究提示，HOHS 对辅助供氧有协同作用，在补充循环血量时通过选择性清除自由基、抑制炎症、减轻细胞凋亡，对失血性休克所致 ALI 发挥积极治疗作用。

（四）氢分子改善失血性休克 / 再灌注诱发的肺损伤

Duk Hwan Moon 等证实，2% 的氢气吸入也可以改善大鼠失血性休克 / 再灌注诱发的肺损伤。氢干预气体由 H_2（2%）、O_2（21%）和 N_2（77%）组成，对照气体由 O_2（21%）和 N_2（79%）组成。大鼠在诱发出血性休克后 1h 及复苏后 3h 的过程中持续吸入氢气。结果显示，氢气吸入可以改善气体交换，减轻肺组织中炎症细胞浸润、髓过氧化物酶（MPO）活性及降低促炎介质 IL-1β、IL-6、TNF-α、ICAM-1、单核细胞趋化蛋白 1（MCP-1）含量。

（五）氢分子改善感染性休克 / 再灌注诱发的肺损伤

感染性休克亦称脓毒症休克，是指由微生物及其毒素等侵入血液循环，激活宿主免疫系统，产生细胞因子和内源性介质，作用于各器官及系统，影响其灌注，导致组织损伤、多器官衰竭，甚至死亡的一种综合征。其中，肺是感染性休克最早出现衰竭的器官之一。谢克亮等在盲肠结扎穿孔术（cecal ligation and puncture，CLP）诱导的小鼠感染性休克模型中发现：仅吸入 H_2（2% H_2、21% O_2 和 77% N_2）或高氧（0% H_2、98% O_2 和 2% N_2）可将中度 CLP 脓毒症小鼠 14 天存活率分别从 40% 提高到 80% 或 70%。然而，氢氧联合治疗（2% H_2、98% O_2 和 0% N_2）可将中度 CLP 小鼠的 14 天存活率提高到 100%，并将重度 CLP 小鼠的 7 天存活率从 0% 提高到 70%。中度 CLP 小鼠表现出显著的器官损伤，表现为肺髓过氧化物酶活性、肺湿重比、支气管肺泡灌洗液中的蛋白质浓度、肺组织病理学评分增加，以及在 24h 氧合指数（PaO_2/FiO_2）降低。然而，氢氧联合治疗对这些损伤有明显改善效果。分子生物学研究显示，氢氧联合治疗对肺损伤的保护作用与氧化产物 8- 异前列腺素 F2α（8-iso-prostaglandin F2α，8-iso-PG F2α）及促炎介质 TNF-α、高迁移率族蛋白 B1（HMGB1）减少，抗氧化酶（SOD、CAT）和抗炎介质（IL-10）活性增加有关。因此，氢氧联合治疗通过抗氧化和抗炎机制对感染性休克诱导的急性肺损伤具有保护作用。探讨 PINK1/Parkin 介导的线粒体自噬激活途径的氢分子保护机制：有研究显示，线粒体自噬在应激期间可被激活以更新受损的线粒体，减轻肺部的炎症损伤。胞质中 E3 泛素连接酶 Parkin 和线粒体外膜激酶 PINK1 是线粒体自噬的两个重要调节因子。谢克亮等在脂多糖（LPS）诱导的 RAW264.7 巨噬细胞炎症模型和 CLP 诱导的小鼠感染性休克模型中，发现氢提高了细胞和小鼠肺组织中 PINK1 和 Parkin 的表达。通过 shRNA 敲除 PINK1 消除了氢对自噬的有益影响。此外，在体外和体内试验中，*PINK1* 敲除抑制了氢对细胞损伤、炎症和线粒体功能障碍的保护作用。这些结果表明，在脓毒症中，氢的保护作用与 PINK1/Parkin 介导的线粒体自噬激活有关。该实验过程中，细胞培养液中氢气浓度不低于 0.6mmol/L，动物给氢方式为术后 1h 和 6h 腹腔注射富氢盐水（5ml/kg）。

三、氢与慢性阻塞性肺疾病

慢性阻塞性肺疾病（chronic obstructive pulmonary disease，COPD）包括慢性支气管炎、肺气肿 2 种疾病，以支气管狭窄、气流阻塞为主要特征。COPD 为临床常见的呼吸系统慢性疾病，全球 40 岁以上发病率已高达 9% ～ 10%，严重时会出现呼吸衰竭、肺源性心脏病、肺性脑病等并发症。COPD 发生机制复杂，与有害气体或有害颗粒引发的终末端细支气管及肺泡氧化应激、炎症反应、蛋白酶 / 抗蛋白酶失衡、细胞凋亡、细胞衰老加剧与修复缺陷等多种因素密切相关。已有研究证实，氢分子作为一种安全有效的抗氧化、抗炎、抗损伤气体，对于防治 COPD 具有一定疗效。

（一）氢分子改善烟雾诱导的肺气肿

Yohei Suzuki 等的研究已确定在 SMP30 基因敲除小鼠模型中富氢水可改善香烟烟雾（cigarette smoke，CS）诱导的肺气肿。SMP30 为衰老标记蛋白 30（senescence marker protein 30），是一种参与维生素 C（Vc）生物合成的葡萄糖醇内酯酶，其表达随着机体年龄增长而降低，可抵抗衰老和吸烟诱导的肺损伤。SMP30-KO 小鼠寿命较短，CS 暴露 8 周内便可诱导肺气肿模型。该实验中给氢途径为自由饮用富氢水，小鼠水瓶每天更换 2 次，密封的水瓶中 [H_2] ≈ 7ppm。该研究结果显示，饮用富含 H_2 的纯净水减轻了 SMP30-KO 小鼠 CS 诱导的肺损伤，使肺大疱内径明显缩小，肺泡壁的破坏指数（destructive index，DI）降低。通过 FlexiVent 系统进行肺功能测试发现，富氢水还改善了小鼠的肺顺应性和呼吸功能。现已确认，CS 可直接或通过产生 ROS 导致 DNA 氧化损伤，严重时可导致 DNA 双链断裂（DNA double-strand break，DSB），进而引起细胞凋亡、细胞衰老、促炎反应，甚至癌变。其中，8-羟基脱氧鸟苷（8-hydroxydeoxyguanosine，8-OHdG）是细胞中 DNA 氧化损伤的标志物，而组蛋白 H2A.X 在丝氨酸 139 处磷酸化形成 γH2A.X 是 DSB 的标志。COPD 患者肺泡 Ⅱ 型上皮细胞及尿液中 8-OHdG 水平明显增高，并与 COPD 严重程度呈强相关性。该研究发现，富氢水可明显降低肺组织中 8-OHdG 和 γH2A.X 表达水平。因此，抑制 DNA 损伤和肺细胞早衰可能是氢分子防治 COPD 的机制之一。

（二）氢分子改善烟雾诱导的慢性阻塞性肺气肿

司艳红等将 SD 大鼠暴露于吸烟环境中 12 周（每天 2 次，每次 30min）制造 COPD 模型，并在最后 4 周腹腔注射富氢盐水 10ml/kg 进行干预，从而评价氢气对 COPD 的治疗作用及机制。结果观察到持续烟熏使大鼠气道阻力明显增加，肺顺应性和第 0.1 秒用力呼气量占用力肺活量比值（FEV0.1/FVC%）明显降低，而富氢盐水治疗 4 周后，大鼠肺功能明显改善。同时，氢分子明显减轻了吸烟诱导的大鼠肺形态学损伤，对烟熏引起的血清及肺组织内 MDA、IL-8 和 IL-6 水平升高亦具有抑制作用。另外，在 COPD 中，黏液分泌过多可阻碍支气管内表面的纤毛摆动，抑制细菌及颗粒的清除。同时，黏液分泌过多还可导致气道阻塞，加重肺泡通气不足。在病理状态下，气道炎症可激活表皮生长因子受体，诱导 Clara 细胞和纤毛细胞转化为杯状细胞，导致黏蛋白 5AC（mucin 5AC，MUC5AC）及黏液分泌上调。该研究发现，富氢盐水可以通过下调 COPD 大鼠 BALF 及肺组织中 MUC5AC 的表达，从而减弱黏液过度分泌。此外，气道内黏液黏度受水、碳酸氢盐和谷胱甘肽等多种因素调节，任一因素减少都会增加黏液黏度，不利于黏液的排出。水通道蛋白是一种位于质膜上的水通道，介导水在膜两侧渗透压或静水压梯度作用下快速流动。AQP5 是水通道蛋白家族一员，参与气道黏膜下腺体的液体分泌和黏液黏度的调节。COPD 患者支气管组织中检测到 AQP5 表达较健康人减弱。该研究结果发现，富氢盐水逆转了 COPD 大鼠 AQP5 水平的下降。总之，腹腔注射富氢盐水可通过减轻炎症、氧化应激和调节黏液分泌从而对 COPD 发挥显著的保护作用。

四、氢与支气管哮喘

支气管哮喘是一种异质性疾病，以多种细胞和细胞组分参与的慢性气道炎症为特征。据世界卫生组织（WHO）估计，目前全世界约有 3 亿人罹患哮喘，在儿童和青少年群体中的发病率有逐年增加的趋势。根据免疫反应差异，哮喘可以分为 2 型辅助 T 细胞（Th2）相关性哮喘和非 Th2 相关性哮喘。Th2 相关性哮喘发生机制如下：环境诱因、遗传因素和屏障破坏持续激活适应性免疫细胞（如 Th2）产生 IL-4、IL-5、IL-13 和 IL-31。这些细胞因子能够激活上皮细胞产生 IL-33、IL-25 和胸腺基质淋巴细胞生成素（thymic stromal lymphopoietin，TSLP）等上皮源性预警素，预警素进一步刺激包括 Th2 细胞在内的适应性免疫系统和包括 ILC2 细胞在内的固有免疫系统，分泌大量的 IL-4、IL-5、IL-9、IL-13 和 IL-31。它们驱动 B 细胞的类别转换与 IgE 产生，驱动嗜酸性粒细胞的分化和迁移，导致嗜碱性粒细胞和肥大细胞脱颗粒，引起一系列炎症反应。其中，ILC2 的激活主要由 IL-33 介导，IL-33 是一种损伤诱导的细胞因子，由暴露于过敏原后的 2 型肺泡上皮细胞坏死后释放。目前有研究显示，氢气在预防和缓解支气管哮喘方面具有一定潜力。

（一）高浓度氢分子吸入改善卵清蛋白诱导的支气管哮喘

Zhang Jingxi 等采用皮下注射卵清蛋白（ovalbumin，OVA）诱导雌性 ICR 小鼠支气管哮喘模型，同时通过室内尘螨提取物（house dust mite extract，HDM）诱导人支气管上皮样细胞（16HBE 细胞）哮喘模型。该实验证实，60% H_2 吸入 2 周（每天 2h）可抑制 IL-33/ILC2 免疫反应轴，治疗哮喘。相关支持证据包括以下几个方面。

1. 氢气可保护气道上皮屏障免受哮喘损害。哮喘小鼠气道上皮完整性受损，紧密连接蛋白 E-cadherin 和 ZO-1 表达降低，细胞凋亡加速。然而，氢气干预显著恢复了哮喘小鼠气道组织中 E-cadherin 和 ZO-1 的表达，抑制了凋亡相关酶 caspase-3、caspase-9 的激活。

2. 氢气显著降低了哮喘小鼠血清和 BALF 中 IL-4、IL-25、IL-33、TSLP 和 MCP-1 水平。此外，OVA 诱导的哮喘小鼠气道组织中 NF-κB 和 IL-33 受体 ST2 的表达水平显著高于对照小鼠，而氢气抑制了 NF-κB 和 ST2 的上调。

3. ILC2 细胞在哮喘中发挥着关键作用，该实验流式细胞术结果显示，吸入氢气可减少哮喘小鼠 BALF 中 ICOS+ST2+ILC2 细胞数。

4. 在细胞实验中发现氢气对支气管上皮细胞具有保护作用。HDM 显著提高了 16HBE 细胞 IL-33 和 ST2 的表达水平，诱导了细胞大量凋亡，氢气显著抑制了细胞的上述变化和损伤。

5. 细胞实验中，HDM 可诱导 16HBE 细胞内发生多种哮喘相关 miRNA 表达变化，如 miR-1246 上调了 3.2 倍，miR-21-3p 上调了 1.4 倍，而氢气可以完全消除这些变化。以上数据表明氢气有效抑制了过敏原诱导的哮喘，可作为 II 型哮喘的备选治疗药物。

（二）低浓度氢分子吸入改善卵清蛋白诱导的支气管哮喘

Zhao Yue 等在 OVA 诱导的 BALB/c 小鼠哮喘模型中评价了低浓度氢气（2.5% H_2）吸入对小鼠哮喘的影响。实验结果发现，氢处理减轻了哮喘小鼠肺组织的病理学变化。同时，氢气治疗显著降低了 BALF 中 IL-4 和 IL-13 的水平，并增加了 γ 干扰素（interferon-γ，IFN-γ）的含量。此外，与模型组相比，尽管氢气没有改变肺组织 MDA 的浓度，但显著提高了抗氧化酶谷胱甘肽（glutathione，GSH）水平和 SOD 活性（$P < 0.05$）。以上数据提示，吸入低浓度氢气可以缓解 OVA 诱导的小鼠哮喘，其机制可能与氢气的抗氧化与抗炎作用有关。

五、氢与肺动脉高压

肺动脉高压（pulmonary arterial hypertension，PAH）是一种少见的心脑血管疾病，普通人群患病率约为 1%，但是在超过 65 岁的人群中发病率会升高至 10%，其中约 80% 的患者来自发展中国家。PAH 病因广泛，包括特发性肺纤维化、慢性阻塞性肺疾病、结缔组织病、左心衰竭、肺动脉栓塞等，PAH 晚期可并发右心肥大和右心衰竭，导致肺源性心脏病。PAH 以可逆性血管收缩、血管中膜平滑肌增生肥大、慢性炎症，最终导致血管壁重塑为特征，其发病机制与氧化应激及炎症反应密切相关。目前 PAH 的治疗尚无特效药物。氢气作为一种天然有效的抗氧化、抗炎气体，给这一疾病的治疗提供了一个新的选择，尤其适用于特发性肺纤维化、慢性阻塞性肺疾病、结缔组织病、心肺转流术患者。

富氢水改善野百合碱诱导的肺动脉高压

Yasuaki Kishimoto 等的研究证实，富氢水可改善野百合碱（monocrotaline，MCT）诱导

的大鼠 PAH。野百合碱是从豆科植物野百合中提取的生物碱，具有细胞毒性，可通过损伤肺血管内皮，诱导肺动脉壁重建，从而引起肺动脉压力升高。该研究通过给 SD 大鼠一次性腹腔注射 60mg/kg MCT 进行造模，16 天后形成 PAH。在 MCT 注射之前 7 天至 MCT 注射之后 16 天大鼠自由饮用富氢水（$[H_2]$= 1.6ppm 或 0.8mmol/L）干预。研究结果如下。

1. 富氢水抑制平滑肌细胞增殖和肺血管重塑，逆转了 MCT 诱导的肺动脉肌层增厚，降低了增殖细胞核抗原（proliferating cell nuclear antigen， PCNA）阳性平滑肌细胞百分率。我们知道，平滑肌细胞增殖和血管重塑可增加肺动脉阻力，并导致右心室收缩压升高。血流动力学评价发现，富氢水干预降低了右心室收缩压和减轻了右心室肥厚（右心室游离壁 / 左心室游离壁 + 室间隔）。

2. 炎症在 PAH 发展中起着关键作用。在 PAH 患者中，血浆 C 反应蛋白（CRP）水平与 PAH 的严重性呈正相关。据报道，在 PAH 血管损伤中，血管周围存在炎症细胞浸润，巨噬细胞募集增加。此外，应用抗炎药地塞米松可明显改善 MCT 诱导的 PAH。该研究发现，在 MCT 诱导的 PAH 损伤中，富氢水减少了肺血管外膜巨噬细胞聚集，同时抑制了肺组织中巨噬细胞趋化因子单核细胞趋化蛋白 –1（monocyte chemoattractant protein–1， MCP–1）和基质细胞衍生因子 –1（stromal cell–derived factor–1， SDF–1）的上调。MCP–1 和 SDF–1 为重要的巨噬细胞趋化因子。

3. 肺动脉高压与氧化应激密切有关。ROS 不仅可引起肺动脉收缩，还可诱导肺血管肥厚和机化，促进 PAH 进展。在该研究中，富氢水降低了脱氧核糖核酸氧化标志物 8–OHdG 阳性（CD68$^+$8–OHdG$^+$）的巨噬细胞数量。

4. 富氢水通过调节 STAT3/NFAT 轴抑制 MCT 诱导的大鼠 PAH。STAT3 是调节细胞增殖的重要转录因子。NFAT 磷酸化可激活 T 细胞，启动炎症介质的转录和肺血管壁炎性增厚。据报道，STAT3/NFAT 轴在人类 PAH 和大鼠 MCT 诱导的 PAH 中均上调。该实验中，PAH 模型组平滑肌细胞 NFAT 及磷酸化 STAT3 表达均上调，富氢水可显著降低这两种蛋白的表达。基于以上数据，可以得出结论：氢分子可通过抑制巨噬细胞聚集、减少氧化应激和调节 STAT3/NFAT 轴，减轻 MCT 诱导的 PAH。

六、氢与睡眠呼吸暂停综合征

睡眠呼吸暂停综合征（sleep apnea syndrome， SAS）是一种常见的呼吸紊乱，其特点是在睡眠期间反复发作的上呼吸道阻塞。中年以上肥胖者多见。主要表现为日间嗜睡或有嗜睡感，睡眠时鼾声响亮，可因憋气而觉醒，可伴有疲乏、头痛、智力减退、心血管疾病等。

SAS 时，慢性间歇性缺氧（chronic intermittent hypoxia， CIH）及其复氧损伤是最重要的病理生理特征。缺氧期间，ATP 减少，线粒体的氧化磷酸化也减弱。当复氧发生时，大量氧分子进入线粒体，产生 ROS，包括羟自由基、氧自由基和过氧化氢等，从而引发氧化应激损伤。其中，内质网应激（endoplasmic reticulum stress， ERS）是 CIH 引起心肌细胞凋亡及心脏损伤的重要途径。

内质网是细胞内参与蛋白质合成、折叠和分泌的重要细胞器。在缺氧、ROS 或其他有害因素作用下，内质网可出现功能紊乱，使未折叠 / 错误折叠蛋白在内质网中积聚，触发未折叠蛋白反应（unfolded protein response，UPR，又称为 ERS），该反应主要通过分子伴侣 Bip/GRP 78 的调节完成。ERS 时 Bip 与 GRP 78 分离，继而激活 3 种内质网跨膜蛋白，即双链 RNA 依赖的蛋白激酶样内质网激酶（PKR–like ER kinase，PERK）、肌醇需求激酶 1（inositol–requiring enzyme 1，IRE1）及转录激活因子 6（activating transcription factor 6，ATF6），从而通过抑制蛋白合成、激活内质网相关蛋白降解等途径调控内质网功能，维持细胞生存。然而，长时间或严重的内质网应激则可诱导细胞凋亡，其主要途径有 3 条：① CHOP 途径：是 ERS 特异性凋亡通路，可被上述 3 个因子 PERK、IRE1 及 ATF6 诱导转录，其中 PERK–eIF2α–ATF4 是其表达的主要信号通路。过量表达的 CHOP 由胞质转位至细胞核，进而通过下调 Bcl–2 促进细胞凋亡。② JNK 途径：可被 IRE1 激活，进而磷酸化 c–Jun、c–Fos、Bcl–2 等转录因子，启动细胞凋亡。③ caspase–12 途径：caspase–12 正常以酶原形式存在于内质网膜胞质侧，ERS 时被特异激活，进而激活 caspase–9、caspase–3 而诱导细胞凋亡（图 3–1）。

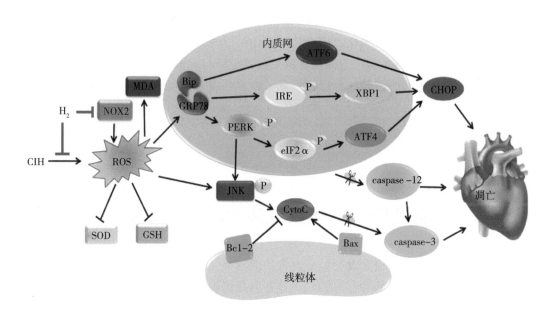

图 3–1　氢分子对慢性间歇性缺氧诱发心肌细胞凋亡的保护作用及其机制

（引自：吉恩生 . Oxid Med Cell Longev，2019）

（一）氢分子缓解 CIH 诱导的心肌损伤

Zhao Yashuo 等研究发现，H_2–O_2 混合气体对 CIH 诱导的心脏损伤具有保护作用，其机制与抑制 ERS 途径凋亡相关。CIH 模型制作：SD 大鼠饲养实验室存在气体输送控制系统，实验期间，大鼠吸入氧分数（FiO_2）在 90s 内从 21% 下降至 9%，随后 90s 内通过复氧逐渐增加到 21%，每 3 分钟循环一次，每天 8：00 至 16：00 间歇性缺氧 8h。H_2–O_2 混合干预组另外在每天 17：00 至 19：00 连续给予 H_2–O_2 混合气体，H_2–O_2 混合气体通过氢氧雾化器电解水获得，含有 67% H_2 和 33% O_2。整个实验持续 35 天。该实验结果表明，H_2–O_2 混合气体显著改善了大鼠心脏收缩和舒张功能障碍，减轻了心肌纤维化。其机制与以下几个方面有关：

① H_2-O_2 混合气体抑制了大鼠心脏组织氧化应激反应。在本实验中，67% 的 H_2 和 33% 的 O_2 增加了心脏中 T-SOD 和 GSH 活性，并降低了 MDA 含量。此外，H_2-O_2 混合气体抑制了心内 NOX2（NADPH 氧化酶的一种亚型）的表达。②蛋白质印迹法结果显示，在 CIH 模型组，心脏组织中 GRP 78、CHOP 均增加，在相关的信号通路中，磷酸化 PERK（p-PERK）、磷酸化 eIF2α（p-eIF2α）和 ATF 4 蛋白表达水平显著增加，磷酸化 IRE1（p-IRE 1）、XBP 1 和 ATF 6 表达水平也升高。与 CIH 组相比，H_2-O_2 混合气体组，GRP 78、CHOP 蛋白水平明显回落，p-PERK、p-eIF2α 和 p-IRE 1 的活性受到抑制，ATF 4、ATF 6 和 XBP 1 蛋白表达降低。这些结果表明，H_2-O_2 混合物可以通过 PERK-eIF2α-ATF4、IRE1-XBP1 和 ATF6 途径减少 ERS 诱导的细胞凋亡。③当用 H_2-O_2 混合物干预 CIH 大鼠时，JNK-c-Jun 通路及 caspase-12 通路也被显著抑制，同时 Bcl-2/Bax 值增加，以保护 CIH 诱导的心肌细胞凋亡。

（二）展望

综上所述，氢气可以缓解肺缺血 / 再灌注损伤、失血性休克、感染性休克诱导的急性肺损伤、慢性阻塞性肺疾病、支气管哮喘、肺动脉高压、睡眠呼吸暂停综合征等多种疾病或病理过程，在呼吸系统疾病防治方面可发挥积极效果。随着研究的深入，人们逐渐认识到氢气作用机制广泛，其不仅具有抗氧化、抗炎功效，还可以改善线粒体功能与内质网应激，调节细胞自噬与早衰、抑制 DNA 损伤与凋亡、调节自体免疫与 miRNA 分泌等。随着越来越多的学者对氢医学的关注和临床试验的开展，氢分子在对呼吸系统疾病的应用中将发挥不可估量的价值。

（司艳红　秦树存）

第二节　循环系统氢医学基础研究

机体循环系统由心脏、血管及调节心血管功能的神经、体液因素组成，该系统通过血液循环为全身各组织器官输送氧和营养物质，并在内分泌腺和靶器官之间传递激素，同时将组织产生的代谢产物运出，以维持细胞新陈代谢的正常运行和内环境的相对稳定。心脏是血流的动力器官，通过有节律地收缩与舒张发挥"心泵"功能，推动血流周期性循环。冠状动脉分布在心脏表面，起源于主动脉根部，其终末分支穿透到心肌内，负责心肌的营养供应。冠状动脉有左、右两束支。左冠状动脉又分成前降支和回旋支，主要供应左心室前壁、侧壁及室间隔前 2/3 部位心肌；右冠状动脉主要供应右心房、右心室、左心室后壁、室间隔后 1/3 部位的心肌和窦房结、房室交界区等。血管分为动脉、毛细血管、静脉。动脉将心脏泵出的血液输送至组织器官，并且能在血管活性物质作用下收缩与舒张，调节外周血管的阻力，又称为"阻力血管"。毛细血管网位于小动脉与小静脉之间，其管壁极薄，由单层内皮细胞和基膜构成，是血液与组织进行物质交换的场所，又称为"营养血管"。静脉汇集毛细血管的血液并送回心脏，静脉管道相较于动脉粗大得多，容纳了总血容量的 60% ～ 70%，又称为"容量血管"。根据循环途径和功能不同，血液循环分为体循环与肺循环两部分。体循环血流由左心室射出，经主动脉及其分支到达全身毛细血管网，而后经小静脉、大静脉回流至右心。

通过体循环，氧和营养物质运送至身体各部位，同时动脉血变为静脉血。肺循环血流由右心室射出，经肺动脉及其分支到达肺泡壁毛细血管网，在此部位，肺泡中 O_2 弥散至血液中，血液中 CO_2 弥散至肺泡呼出，这样静脉血变为动脉血经肺静脉回流至左心。

一、H_2 与循环系统相关疾病

近年来，循环系统疾病患病率、死亡率持续升高。在发达国家，心血管疾病的死亡人数自 20 世纪 50 年代起已经超过了肿瘤及其他疾病，成为人类"第一杀手"。我国心血管疾病也已成为城乡居民的首位死亡原因，2021 年统计结果显示，农村心血管疾病病死率为 46.74%，城市为 44.26%。心血管疾病种类繁多，目前，慢性非感染性疾病如冠心病、高血压和心肌病等发病率逐年增多，而与感染有关的风湿性心脏病、肺源性心脏病和梅毒性心脏病则逐渐减少。近年来研究表明，H_2 在调节心血管系统稳态方面发挥了明显作用（表 3-1），包括动脉粥样硬化、血管损伤、心室重构、间歇性缺氧或心脏移植引起的心脏损伤等。

表 3-1 H_2 在循环系统疾病模型中的作用

动物模型	作用机制
$ApoE^{-/-}$ 小鼠	斑块内巨噬细胞聚集↓
	NF-κB p65、ICAM-1、VCAM-1、TNF-α、SAA↓
	iNOS、MDA、4-HNE↓，PON1↑
	Non-HDL-C、ApoB↓
	HDL 功能↑
	胆固醇逆转运↑
$LDLR^{-/-}$ 小鼠	斑块中胶原↑，巨噬细胞聚集↓，脂质↓
	Treg 细胞↑，DC↓，IL-35、IL-10↑，IL-12、IL-17α↓
	内质网应激↓
	Nrf-2 抗氧化通路↑
高脂饮食仓鼠	LDL-C、ApoB↓
	HDL 功能↑
自发性高血压大鼠（SHR）	压力反射敏感性↑
	MDA、ROS、O_2^-、OONO⁻↓
	NADPH 氧化酶↓
	线粒体功能障碍↓
	SOD、GPx、CAT↑
	NF-κB p65、IL-6、IL-1β↓

续表

动物模型	作用机制
腹主动脉缩窄（AAC）	平滑肌细胞增殖与迁移↓
	ROS、MDA、3-NT↓
	ERK1/2、p38 MAPK、c-JNK、ERM↓
心肌缺血再灌注损伤（I/R）	8-OHdG、RNS↓
	抗氧化↑
	抗炎↑
	抗凋亡↑

二、H₂ 与动脉粥样硬化

动脉粥样硬化（atherosclerosis，AS）是累及大中肌性动脉的一类常见临床血管疾病，其所致的冠心病、脑梗死、外周血管病等严重危害人类健康。脂质代谢紊乱为 AS 的病变基础，其病理特点为受累动脉内膜首先出现脂质和复合糖类沉积、出血及血栓形成，随之纤维组织增生及钙质积聚，导致动脉壁增厚变硬、管腔狭窄。由于动脉内膜沉积的脂质外观呈黄色粥样，因此称为粥样硬化。其临床症状主要取决于血管狭窄程度及受累器官的缺血情况。冠状动脉粥样硬化者，若管径狭窄达 75% 以上，则可引起心绞痛、心肌梗死、心律失常，甚至猝死；脑动脉粥样硬化可导致脑缺血、脑萎缩、脑出血等；肾动脉粥样硬化常表现为夜尿、高血压、氮质血症、代谢性酸中毒等；肠系膜动脉粥样硬化可出现饱餐后腹痛、消化不良、便秘等，严重时可出现绞窄性肠梗阻等症状；下肢动脉粥样硬化严重者可出现间歇性跛行，甚至坏疽。动脉粥样硬化是多种因素共同作用形成的，发病机制复杂。各种血管应激事件，如高脂饮食、振荡血流剪切力、机械损伤和高血压等，均可通过炎症反应、内皮细胞中 eNOS 解偶联、血管平滑肌细胞（VSMC）增殖和迁移以及成纤维细胞活化等途径诱导动脉壁结构重建和 AS 形成。近年来，以秦树存为主的多个科研团队经研究证实，氢气依靠其抗炎、抗氧化、改善脂代谢、调节细胞增殖与凋亡等生物活性拮抗 AS 的发生、发展。载脂蛋白 E（ApoE）是极低密度脂蛋白（VLDL）的重要蛋白部分，其作为配体与特定的肝脏和外周细胞上受体结合，对富含三酰甘油和胆固醇的 VLDL 正常分解代谢至关重要。*ApoE*⁻/⁻ 小鼠缺乏 ApoE 蛋白，小鼠发育正常，但血浆总胆固醇（TC）和 VLDL 水平显著增加，可自发形成高胆固醇血症，并在正常饮食条件下发生明显的 AS 病变。

（一）富氢水腹腔注射降低动脉粥样硬化易感性的研究

2012 年秦树存团队研究发现，氢分子可减弱 *ApoE*⁻/⁻ 小鼠 AS 易感性。该实验采用氢饱和生理盐水（[H₂] > 0.6mmol/L）腹腔注射 8 周进行干预，油红 O 染色结果显示，无论普通饮食还是高脂饮食条件下，H₂ 均可使 *ApoE*⁻/⁻ 小鼠主动脉根部和整个主动脉表面的粥样斑块面积明显缩小。发现氢分子的作用机制主要涉及两个方面，即脂蛋白机制（图 3-2）和细胞学机制（图 3-3）。

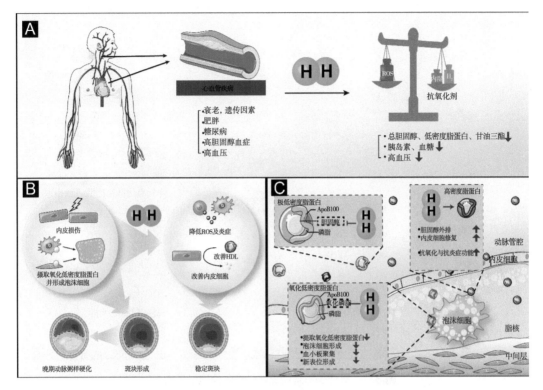

图 3-2 氢分子抑制动脉粥样硬化的脂蛋白机制

A. 氢分子可以通过其抗氧化作用改善血脂、血糖和血压；B. 氢分子可以通过抗氧化和抗炎作用改善高密度脂蛋白对血管内皮的保护作用；C. 氢分子可以抑制高密度、极低密度和低密度脂蛋白的脂质成分氧化，从而改善这些脂蛋白的功能，减少内皮下层中泡沫细胞和动脉斑块的形成。（引自：秦树存 . Current Pharmaceutical Design，2020）

该团队进一步探究发现，其作用机制涉及 5 个方面。

1. H_2 可抑制动脉壁氧化应激和炎症反应　AS 是由脂质浸润引起的动脉壁炎症反应，炎症过程在各个阶段均可促进 AS 进展。氧化脂质、糖基化产物、自由基等损伤血管内皮，使内皮细胞表达黏附因子 VCAM、ICAM，介导单核细胞黏附与贴壁，募集到内皮下，单核细胞迅速分化为巨噬细胞，吞噬脂质后转化为泡沫细胞，这是 AS 形成的基础。与此同时，激活的巨噬细胞会分泌更多的炎症介质与氧自由基，导致炎症级联反应。该研究显示，无论普通饮食还是高脂饮食 $ApoE^{-/-}$ 小鼠，氢干预均可使 AS 斑块内巨噬细胞数量明显减少，同时黏附分子 ICAM-1、VCAM-1 及炎症介质 TNF-α 表达也降低。此外，氢也抑制了 AS 斑块内炎症相关的核转录调节因子 NF-κB 的激活。NF-κB 是细胞内重要的核转录因子。静息状态下，NF-κB 在细胞质中与 IκB 结合，IκB 通过其锚蛋白与 NF-κB 的 RHD 区域末端的核定位信号（NLS）结合，并遮蔽 NLS 使 NF-κB 处于非活性状态。在细胞受刺激时，IκB 发生磷酸化并降解，游离的 p50/p65 二聚体移位到细胞核，结合到靶基因启动子区域，诱导炎症介质、黏附分子等表达。研究结果也显示，在普通饮食及高脂饮食 $ApoE^{-/-}$ 小鼠中，氢干预下调了血浆中脂质过氧化产物 MDA 及全身炎症标志物 SAA 的水平，而血浆中 HDL 相关的抗氧化酶 PON-1 活性升高。

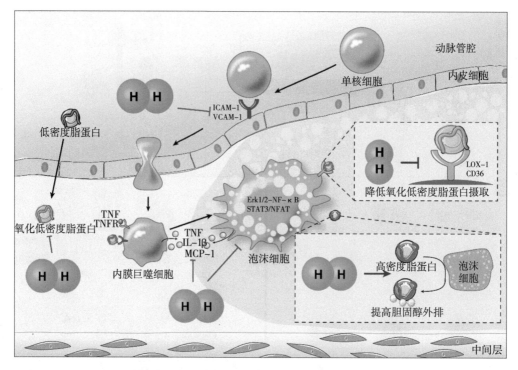

图 3-3　氢分子抑制动脉粥样硬化的细胞学机制

氢分子可以抑制内皮细胞活化，从而减少脂蛋白通过内皮进入内皮下层，并减少其趋化因子 ICAM-1 和 VCAM-1 的分泌；氢分子可以抑制巨噬细胞氧化应激，减少巨噬细胞对脂蛋白的摄入，促进胆固醇从泡沫细胞流出，从而减少内皮下脂质的积聚。（引自：秦树存. Current Pharmaceutical Design，2020）

2. H_2 可调节脂蛋白代谢　氢干预可显著降低 $ApoE^{-/-}$ 小鼠血浆 TC 和非高密度脂蛋白胆固醇（non-HDL-C）浓度，同时，氢处理可降低血浆及肝组织中载脂蛋白 B（ApoB）的含量。血浆中胆固醇主要包括 HDL-C、LDL-C 和 VLDL-C，non-HDL-C 主要是指 LDL-C 和 VLDL-C。non-HDL-C 一般认为是"坏胆固醇"，其浓度与冠心病的发病率呈明显正相关，是 AS 的主要致病因子，也是评价冠心病危险因素的重要指标。ApoB 则是 LDL 及 VLDL 的主要蛋白质成分。

3. H_2 可减轻 non-HDL 的氧化水平和促炎特性　研究者通过超速离心法获取 non-HDL，检测发现氢水组小鼠 non-HDL 中 MDA 含量减少，提示氢减轻了 non-HDL 的氧化程度。细胞实验显示，与模型组 non-HDL 相比，氢水组小鼠 50μg/ml non-HDL 刺激 RAW264.7 巨噬细胞 24h 后，培养液中 TNF-α 和 IL-6 的水平均明显降低。

4. H_2 可改善 HDL 功能　HDL 是一种多功能脂蛋白颗粒，血浆 HDL 水平与冠心病风险呈明显负相关，对心血管系统具有重要的保护作用。HDL 可通过介导胆固醇逆转运（cholesterol reverse transport，RCT）、抗炎、抗氧化、抗血栓等功能，抑制 AS 进展。然而，在慢性炎症、氧化应激、代谢紊乱等异常情况下，HDL 可发生氧化修饰和功能障碍。该研究发现，与模型组相比，氢水组小鼠 HDL 中 MDA 含量降低，提示氢干预可减轻 AS 小鼠 HDL 氧化修饰。在细胞实验中，用胆固醇负荷 RAW264.7 巨噬细胞制造泡沫细胞模型，而后分别给予不同组小鼠 HDL（200μg/ml）介导胆固醇外流，结果发现，与模型组相比，氢水组 HDL 具有更显著的外排能力，同时，介导胆固醇外流的清道夫受体 B1（scavenger receptor B1，SR-B1）表达上调。为了测试 HDL 的抗氧化能力，在 CuSO$_4$（10μmol/L）诱导的 LDL（100μg/ml）氧化过程中，加入不同组 HDL（200μg/ml）干预，结果显示氢水组小鼠 HDL 明显降低了溶液中氧化脂质硫代巴比妥酸反应物（TBARS）水平。

5. H$_2$ 可促进胆固醇逆转运（RCT） RCT 可将 AS 斑块细胞中过多的胆固醇转运至肝脏进行再循环或以胆汁酸的形式随粪便排出，是机体抗 AS 的重要途径。在 RCT 过程中，首先胆固醇从外周细胞经胞膜上的三磷酸腺苷结合盒转运子（ATP binding cassette transport，ABC）A1 流出至载脂蛋白（apolipoprotein， Apo）A1，或经 ABCG1/ SR-B1 流出至 HDL。HDL 随血液循环到达肝脏，并与肝细胞上的特异性受体 SR-B1 结合，HDL 携带的胆固醇转运至肝脏。肝脏中的胆固醇可经胆固醇 7α- 羟化酶（cholesterol 7-alpha hydroxylase，CYP7A1）催化转变成胆汁酸，胆汁酸经 ABCB4/B11 外排至胆管，经由胆汁进入肠道排出；肝脏中的胆固醇亦可直接经 ABCG5/G8 转运至胆汁中，进而经粪便排出体外。在该实验中发现，与相应的模型组相比，普通饮食和高脂饮食氢水组小鼠均增加了肝 SR-B1、ABCG8、ABCB4 和 ABCB11 的表达（图 3-4）。

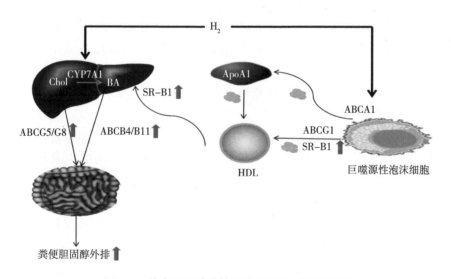

图 3-4 体内胆固醇逆转运过程及 H$_2$ 的干预作用

（二）饮用富氢水减少动脉壁脂质斑块的研究

Ikuroh Ohsawa 等报道，2 月龄 *ApoE$^{-/-}$* 小鼠自由饮用饱和氢水（[H$_2$] > 0.6mmol/L）6 个月可显著减少动脉壁 AS 斑块面积和巨噬细胞积聚。同时，该研究通过免疫组化染色显示，氢可使斑块中 iNOS 及 4- 羟基壬烯酸（4-HNE）表达下调。iNOS 往往在 AS 病变中高表达，在细胞因子的诱导下催化 NO 大量产生。NO 会进一步与超氧自由基反应形成过氧亚硝基，后者可以损伤细胞蛋白。4-HNE 和 MDA 是两个强毒力的脂质过氧化终产物，常作为脂质过氧化检测指标。4-HNE 可促进中性粒细胞的趋化和浸润，加重炎症反应。

三、H$_2$ 与急性冠状动脉综合征

急性冠状动脉综合征（ACS）是冠心病的一种严重类型，包括急性心肌梗死和不稳定型心绞痛。易损斑块的形成、破裂，继发完全或不完全闭塞性血栓形成是造成 ACS 的主要原因。易损斑块，又称为"不稳定斑块"，其病理特征为薄的偏心性纤维帽，大的脂质坏死中心，大量的炎症细胞（包括巨噬细胞、T 细胞、肥大细胞等）浸润，细胞及细胞外基质合成减少，平滑肌细胞数量减少。临床上 ACS 的治疗目标主要是稳定斑块。

（一）富氢水腹腔注射稳定动脉壁斑块的研究

2015 年秦树存教授科研团队对 *LDLR$^{-/-}$* 小鼠进行实验，证实氢分子可稳定 AS 斑块。*LDLR$^{-/-}$* 小鼠是另外一种常用的 AS 模型，其脂蛋白分布比 *ApoE$^{-/-}$* 小鼠更接近于人类。实验中 8～9 周龄小鼠分为 5 组，即模型组、氢水低剂量组［0.5ml/（kg·d）］、氢水高剂量组［5ml/（kg·d）］、辛伐他汀组［5mg/（kg·d）］、氢［0.5ml/（kg·d）］与辛伐他汀［2.5mg/（kg·d）］联合用药组，给氢途径为氢饱和盐水腹腔注射，持续 28 周。结果发现，与辛伐他汀一样，高剂量氢水可使小鼠斑块中胶原比重增加，而巨噬细胞数量和脂质面积减少。本实验还发现了联合应用低剂量氢水（0.5ml/kg）和半剂量辛伐他汀（2.5mg/kg）可发挥类似于辛伐他汀（5mg/kg）或高剂量氢水（5ml/kg）的疗效。此外，高剂量氢水组 AS 斑块中基质金属蛋白酶 -9（MMP-9）水平亦降低。MMP 是一类 Zn^{2+} 和 Ca^{2+} 依赖性酶家族，能特异性地与细胞外基质结合并降解。MMP-9 又称明胶酶 B，是 MMP 家族中的重要成员，能够降解粥样斑块基底膜和纤维帽中的 IV 型胶原，削弱纤维帽结构，促进斑块破裂和血栓形成。MMP-9 常作为反映斑块稳定性的血清学指标。该研究进一步证实，氢气可增强 AS 斑块的稳定性，其机制可能与以下三个方面有关系。

1. H$_2$ 可调节 AS 斑块免疫反应　在 AS 斑块肩部、脂质核心及外膜区域有大量免疫炎症细胞（包括 T 淋巴细胞、巨噬细胞、肥大细胞等）浸润，其产生的炎症因子、蛋白水解酶和具有细胞毒性的氧自由基及氮自由基，可导致细胞外基质合成减少及降解增强，促进斑块不稳定性。目前，已知斑块内浸润的 T 细胞亚型有树突状细胞（dendritic cell，DC）、调节性 T 细胞（regulatory T cell，Treg 细胞）、自然杀伤 T 细胞（NKT 细胞）等。Treg 细胞是一类抑制体内自身免疫反应的 T 细胞亚群，早期亦称为抑制性 T 细胞（suppressor T cell）。DC 是机体适应性 T 细胞免疫应答的始动者，可由单核细胞转化而来。据报道，AS 斑块易损性与 Treg 细胞的数量呈负相关，与浸润的成熟 DC 数量呈正相关。该实验中免疫组化及荧光定量 PCR 结果显示，氢水干预后斑块中 Treg 细胞相关的免疫抑制分子 CTLA-4 和 Foxp3 表达显著增加，而 DC 特异性成熟标志物 MHC- II、CD83、CD80 和 CD86 表达降低。这些结果支持氢气增加斑块中 Treg 细胞数量，抑制成熟 DC 数量的结论。此外，氢气还上调了 Treg 细胞分泌的抗炎因子 IL-35 和 IL-10 的 mRNA 水平，下调了 DC 分泌的 IL-12 和 IL-17α 的转录水平。以上数据表明，氢气可调节 AS 斑块中免疫细胞，拮抗炎症反应。

2. H$_2$ 可抑制 AS 斑块中内质网应激介导的细胞凋亡　内质网是细胞内调控蛋白质合成折叠和钙稳态的重要细胞器，氧化应激、胆固醇超负荷、钙稳态失衡等病理状态均可导致内质网功能紊乱，出现内质网应激（endoplasmic reticulum stress，ERS）反应。一定程度的 ERS

通过暂时性抑制蛋白质合成、上调分子伴侣修复变性蛋白等方式维持细胞生存。但是过强或长时间 ERS 则可激活 C/EBP 同源蛋白（C/EBP homologous protein，CHOP）、c-Jun 氨基末端激酶（c-Jun amino-terminal kinase，JNK）和 caspase-12 等信号途径触发细胞凋亡。既往研究已证实，易碎斑块中存在 GRP78 等 ERS 标志分子高表达，且细胞实验也已证实 ox-LDL 可诱导巨噬细胞发生 ERS 反应，并上调 CHOP 表达，增加细胞凋亡率。在该研究中，免疫荧光结果显示，氢水可使 *LDLR*$^{-/-}$ 小鼠斑块中 TUNEL 标记的凋亡细胞数明显减少，同时，蛋白质印迹法分析显示，H$_2$ 可上调斑块中抗凋亡蛋白 Bcl-2 的表达，而斑块中凋亡最终效应酶 caspase-3 的表达则下调，这进一步支持了 H$_2$ 具有抗凋亡作用的结论。更为重要的是，该实验还发现氢饱和盐水腹腔注射后斑块中分子伴侣 Bip 及 ERS 凋亡途径重要分子 CHOP 表达显著降低。为了进一步确证 H$_2$ 与 ERS 的关系，该研究建立了 ox-LDL 和衣霉素（TM，一种 ERS 诱导剂）诱导的巨噬细胞凋亡模型，结果证实，与 ERS 抑制剂 4-苯基丁酸（PBA）功效相似，氢饱和培养液可减弱 ox-LDL 或 TM 诱导的 RAW264.7 细胞损伤与凋亡，下调 Bip 和 CHOP 的表达，同时抑制 CHOP 上游分子 PERK 和 eIF2α 磷酸化。这些数据提示，H$_2$ 可能通过 PERK-eIF2α-CHOP 信号通路抑制 ox-LDL 诱导的 ERS 途径细胞凋亡。

3. H$_2$ 通过靶向激活 Nrf-2 信号抑制斑块中 ROS 积累及细胞凋亡　对于 *LDLR*$^{-/-}$ 小鼠，H$_2$ 降低了其血浆中 ox-LDL 水平以及主动脉弓、腹腔巨噬细胞中 ROS 含量。细胞实验通过基因沉默技术证实，H$_2$ 可以通过激活内源性抗氧化系统抑制 100μg/ml ox-LDL 诱导的细胞氧化和凋亡，而 Nrf-2 是氢作用的靶分子。

（二）腹腔注射富氢水改善金黄地鼠脂蛋白致粥样硬化易感性的研究

秦树存教授团队在金黄仓鼠高脂血症模型中也证实氢饱和生理盐水腹腔注射 4 周可降低血浆中 LDL-C 和 ApoB 水平，增强 HDL 介导的胆固醇外排功能及抗氧化作用。在 TNF-α 诱导的人脐静脉内皮细胞损伤模型中，H$_2$ 抑制了 NF-κB 的激活和凝集素样氧化低密度脂蛋白受体-1（lectin-like low density lipoprotein receptor-1，LOX1）的表达。

四、H$_2$ 与高血压

高血压是临床常见的慢性病，也是心脑血管病最主要的危险因素。高血压持续发展，可导致眼、脑、心、肾等重要器官功能障碍，甚至器质性损伤。内皮功能障碍和主动脉肥厚是高血压时血管功能障碍的基础特征。大量研究表明，氧化应激增强参与了以上两种病理过程。氢气具有治疗性抗氧化性能，能够靶向减少 OH$^-$、ONOO$^-$ 等有害 ROS，故而能够缓解高血压的进展。

（一）富氢盐水改善高血压大鼠血管功能障碍的研究

Zheng Hao 等研究显示，富氢盐水（hydrogen-rich saline，HRS）可改善自发性高血压大鼠（SHR）的血管功能障碍。实验选用 8 周龄 SHR，给予饱和氢生理盐水 ［6ml/（kg·d）］ 腹腔注射进行干预，持续 3 个月。SHR 模型组则每天注射同等量生理盐水。结果发现，尽管 HRS 治疗对高血压大鼠收缩压（SBP）、舒张压（DBP）、心率（HR）、舒张压波动性（DBPV）的影响无统计学意义，但它显著降低了大鼠收缩压变异性收缩压波动性（SBPV），增强了压力反射敏感性 BRS 和受损血管内皮对乙酰胆碱的舒张反应。这表明长期给予氢水可能改善高血压患者血管舒缩反应，避免在应激状态下收缩压的骤然升高。同时，研究发现 HRS 还降低了大鼠胸主动脉质量与长度之比，减轻了 SHR 主动脉壁肥厚。氢分子对 SHR 动脉的保护机制可能涉及以下方面。

1. 富氢盐水可有效缓解 SHR 动脉壁的氧化应激反应　氧化应激与血管功能障碍密切相关。氧化产物不仅会直接导致细胞损伤，还可引起压力反应中信号通路的变化。与普通大鼠相比，SHR 主动脉和血清中 MDA 含量升高，主动脉中总 ROS、O_2^- 和 OONO$^-$ 的产生明显增多。而应用 HRS 后，上述氧化产物均显著降低。主动脉中 ROS 的主要产生者包括 NADPH 氧化酶和线粒体。NADPH 氧化酶是体内组织和器官中广泛分布的一种膜蛋白，可通过 NADPH 依赖的单电子还原将体内氧分子还原成超氧阴离子。在这项研究中，HRS 治疗有效地抑制了 NADPH 氧化酶。线粒体是生物氧化的主要场所，但在有氧呼吸过程中，线粒体电子传递链会"漏出"少量的电子直接与氧结合形成超氧自由基。高血压时细胞线粒体很容易受到损伤，ATP 合成减少，而活性氧生成增加，然而，氢分子可改善线粒体功能障碍。由于氢分子是电中性的，比其他抗氧化剂小得多，所以它易于穿透质膜，进入细胞和细胞器，如细胞核和线粒体，而最常用的抗氧化剂却无法到达。氢的这些独特性质有助于其对线粒体功能的有益影响。将 SHR 胸主动脉匀浆后通过差速离心提取线粒体，监测发现，与模型组相比，HRS 治疗组线粒体肿胀明显改善，线粒体内 ATP 生成增加，线粒体源性 ROS 生成减少，电子传递链过程中复合物Ⅰ、复合物Ⅲ活性增强。此外，HRS 处理还增强了 SHR 主动脉中抗氧化酶 SOD、GPx 及过氧化氢酶的活性。

2. 富氢盐水可拮抗 SHR 动脉壁的炎症过程　除氧化应激之外，血管壁介质反应也可引起纤维组织增生和动脉硬化，促进高血压血管功能障碍进展。研究发现，HRS 治疗后，SHR 血清中促炎因子 IL-6 和 IL-1β 浓度及主动脉 IL-6 和 IL-1β mRNA 水平显著降低。此外，如前所述，NF-κB 是细胞炎症因子表达的关键性核转录调节因子，过量的 ROS 可激活 NF-κB，导致其表达上调和活性增强。实验中通过 qRT-PCR 和蛋白质印迹法分析发现，HRS 治疗后主动脉中 NF-κB 抑制蛋白 IκBα 的转录和表达上调，而 NF-κB 活化形式 NF-κB p65 的表达降低。这表明 HRS 可通过增加动脉壁 IκBα 的表达抑制 NF-κB 的激活。

（二）H$_2$ 改善腹主动脉缩窄诱导的血管肥大的研究

血管平滑肌细胞（vascular smooth muscle cell，VSMC）是构成血管壁组织结构及维持血管张力的主要细胞成分，VSMC 异常增殖和迁移引起的血管中膜变厚、收缩力增加和血管顺应性下降，可导致血压明显升高。Zhang YX 等评价了 H$_2$ 对 VSMC 增殖和迁移的影响。在体外试验中，细胞在给予 10^{-7} mol/L Ang Ⅱ 刺激前 30min 预先应用 H$_2$ 预处理（培养液中氢含量为 0.6～0.9ppm），24h 后测定增殖和迁移指数。在体内试验中，Wistar 大鼠腹主动脉缩窄（abdominal aorta coarctation，AAC）造模前 1 周开始腹腔注射氢饱和生理盐水（每天 1ml/100g），持续 6 周。结果显示，氢在体外抑制了 Ang Ⅱ 诱导的 VSMC 增殖和迁移，并在体内改善了 AAC 诱导的血管肥大。进一步分析发现：H$_2$ 降低了 Anz Ⅱ 或 AAC 引发的氧化应激，具体体现在 H$_2$ 抑制了 VSMC 中 ROS 的分泌，降低了大鼠血清中脂质过氧化产物 MDA 水平和血管壁中蛋白质氧化损伤标志物 3- 硝基酪氨酸（3-NT）的浓度。此外，细胞实验中，氢处理还阻断了 Ang Ⅱ 诱导的细胞信号转导因子 ERK1/2、p38 MAPK、c-JNK 和 ERM 的表达。

该研究提示，H_2 可能通过靶向 ROS 依赖性 ERK1/2、p38 MAPK、JNK 和 ERM 信号，抑制 VSMC 增殖和迁移，改善血管结构性肥厚。

五、H_2 与心肌缺血 / 再灌注损伤

急性心肌梗死是人类死亡的主要原因之一，减少梗死面积是临床治疗的核心目标。随着经皮冠状动脉介入术（percutaneous coronary intervention，PCI）的出现，急性心肌梗死的预后已显著改善。然而，在某些情况下，再灌注不仅没有预期疗效，反而会造成一些新的损伤，如再灌注性心律失常、心肌顿抑和急性心肌梗死等，我们称之为心肌缺血 / 再灌注损伤。动物模型研究表明，再灌注损伤可占心肌梗死最终面积的 50% 左右。缺血心肌再灌注后 ROS 在短时间内爆发性增多是再灌注损伤的主要机制。目前的实验研究提示，分子氢作为一种新型抗氧化剂，对心肌缺血 / 再灌注损伤具有明显的改善作用。

（一）H_2 改善心肌缺血 / 再灌注损伤的研究

Kentaro Hayashida 等观察了吸入 H_2 是否保护心脏免受缺血 / 再灌注损伤。该动物模型选用 8 周龄雄性 Wistar 大鼠，冠状动脉闭塞 30min，然后再灌注 24h。H_2 组在缺血和再灌注期间持续吸入 H_2。结果显示，吸入 H_2 对大鼠心率和动脉血氧饱和度没有不利影响。与空白对照组相比，2% H_2 组再灌注后左心室收缩末期压力（LVESP）、等容收缩期左心室内压力最大上升速率（$+\mathrm{d}P/\mathrm{d}t_{max}$）和等容舒张期左心室压力最大下降速率（$-\mathrm{d}P/\mathrm{d}t_{max}$）没有显著变化。但是，吸入 2% H_2 可使再灌注后左心室舒张末期压力（LVEDP）显著降低。更为重要的是，吸入 2% H_2 减少了心肌梗死面积，同时，在缺血区氧化应激标志物 8- 羟基乙醛氧鸟苷（8-OHdG）含量也显著降低。此外，在心肌缺血 / 再灌注损伤后 30 天检测左心室形态和功能发现，对照组大鼠出现左心室腔扩张、左心室收缩功能降低等改变，吸入 H_2 却明显减轻了这些心肌梗死后的病理重塑。

（二）H_2 改善离体心脏缺氧复氧后左心室功能的研究

离体实验发现，H_2 促进了 Langendorff 系统离体灌注心脏缺氧后复氧期间左心室功能的恢复。实验中，心脏用 100% N_2（对照组）或 100% H_2（H_2 组）平衡的缓冲液进行 40min 缺氧灌注，然后用 95% O_2 和 5% CO_2 平衡的缓冲溶液进行 40min 有氧再灌注。结果显示，H_2 显著改善了复氧 40min 后左心室变化压（left ventricle developed pressure，LVDP）、$+\mathrm{d}P/\mathrm{d}t_{max}$ 和 $-\mathrm{d}P/\mathrm{d}t_{max}$。其中，LVDP = LVESP-LVEDP，相当于临床中的射血分数。

（三）H_2 改善缺血 / 再灌注心肌顿抑和梗死面积的研究

Akai K 等建立了猪心肌 I/R 模型，通过阻断左前降支冠状动脉 12min，然后再灌注 90min，可产生心肌顿抑。在缺血和再灌注期间，与单纯吸入 100% O_2 干预相比，吸入 2% H_2+98% O_2 可明显改善心肌顿抑。另外，通过左前降支阻断 40min 后再灌注 120min 可引起心肌梗死。在缺血和再灌注期间，与单纯吸入 100% O_2 相比，吸入 4% H_2+96% O_2 而非 2% H_2+98% O_2 可减少心肌梗死面积。NO 也可减少心肌 I/R 损伤中的梗死面积，然而，NO 可转化为活性氮（reactive nitrogen species，RNS）而具有细胞毒性，如 $ONOO^-$。研究显示，这些不利影响可以通过吸入 H_2 逆转。吸入 NO+H_2 可通过消除 NO 副产物硝基酪氨酸，从而减少心脏损伤并促进左心室功能的恢复。除了吸入 H_2，孙学军课题组指出，腹腔注射氢

饱和生理盐水可以减轻心肌 I/R 损伤，并通过抗氧化、抗凋亡和抗炎作用改善心脏功能。

六、小结

H_2 在动脉粥样硬化、急性冠状动脉综合征、高血压、心肌缺血 / 再灌注损伤、急性心肌梗死等损伤模型中具有一定的保护作用，还可有效预防其他并发症的发生。然而，H_2 的有效靶点和精确的分子机制尚不清楚。线粒体可能是 H_2 保护效应的靶细胞器，H_2 对线粒体的作用机制值得深入探索。此外，NO、CO 和 H_2S 是心血管系统中的重要信号分子，然而，H_2 与这些气体的相互作用尚需进一步研究。

（司艳红　秦树存）

第三节　消化系统氢医学基础研究

人体的消化系统（digestive system）由消化道和与之相连的消化腺两大部分组成。消化道包括口腔、咽、食管、胃、小肠（十二指肠、空肠、回肠）和大肠（盲肠、阑尾、结肠、直肠、肛管）等。消化腺分为小消化腺和大消化腺两种，小消化腺主要分布于各部分消化道的管壁内，大消化腺包括唾液腺、肝和胰，其中肝脏是人体最大的消化腺，也是机体代谢的枢纽。消化腺每日分泌消化液总量可达 6 ～ 8L。消化系统的基本功能是摄取并消化食物，吸收营养物质，为细胞的物质代谢提供能量来源。胃是消化道的最膨大部分，可容纳、储存摄入的大量食物，并通过机械性研磨和化学性消化，形成食糜随着胃的蠕动而逐渐排入小肠。小肠是食物消化、吸收的主要场所，在胰液、胆汁和小肠液的协助下把食糜消化成小分子物质，后者经肠绒毛的柱状上皮细胞吸收进入血液和淋巴。胰液和肠液中含有多种消化酶，借以分解蛋白质、糖类和脂肪。胆汁有助于脂肪的消化和吸收。难于消化吸收的食物残渣将进入大肠形成粪便排泄。大肠也具有一定的吸收功能，主要是吸收水分和电解质。

由于消化道直接与外界相通并接纳体外的各种物质，其黏膜接触病原微生物、毒性物质、致癌物质的机会较多，在免疫及防御功能减弱的情况下，消化道容易发生感染、炎症、损伤。消化系统肿瘤发病率较高可能与此有关。消化系统疾病，如胃肠道炎症、消化性溃疡、肝胆疾病、胰腺炎、消化道肿瘤等是临床常见病、多发病，严重危害人类健康，胃肠病和肝病引起的疾病负担约占医疗负担的 1/10。研究发现，由于其独特的物理化学性质，H_2 对治疗某些消化系统疾病具有明显疗效。

一、H_2 与应激性溃疡

应激性溃疡（stress ulcer，SU）是机体在遭受各类重大应激事件（如大面积烧伤、休克、败血症、大手术、严重创伤等）时出现的胃、十二指肠黏膜急性病变，可表现为黏膜的糜烂、浅溃疡、渗血等，少数患者溃疡可较深或穿孔，当溃疡侵蚀大血管时，可引起大出血。据统计，重伤重病时 SU 的发病率为 75%～100%，大出血一般不超过 5%，但出血后死亡率可达 50% 以上。黏膜缺血是 SU 发生的基本机制，其缺血程度常与病变程度呈正相关。在缺血缺氧条件下，ROS 快速、持续产生，其引起的氧化应激是上皮坏死和黏膜溃疡的直接原因。现已证实，氧化应激是应激性胃溃疡的主要致病因素之一。

Liu Xinwei 等通过急性冷冻 – 束缚应激模型确证了 H_2 对大鼠 SU 的保护作用。研究者将 SD 大鼠束缚后再置于 4℃ 的环境中 3.5h 建立 SU 模型，在模型制作之前，大鼠静脉推注 10ml/kg 富氢盐水进行干预。该实验结果提示氢的保护机制主要涉及以下方面：①氢减少了胃黏膜中 MDA（脂质过氧化物）、蛋白质羰基（蛋白质氧化修饰标志物）、8-OHdG（DNA 氧化产物）及 MPO 水平，并增加了胃黏膜中 SOD 和 GSH 的抗氧化能力。这些数据提示，外源性 H_2 能够改善氧化 – 还原失衡，有助于减轻应激诱导的胃损伤。这种新的细胞保护方法称为"氢复苏"。②氢通过抑制 P-p38APK、P-JNK、NF-κB 的活性来减轻炎症反应和中性粒细胞浸润。中性粒细胞的募集和激活推动了应激后期胃黏膜的损伤性变化。MPO 存在于髓系细胞（主要是中性粒细胞和单核细胞）的嗜苯胺蓝颗粒中，一般认为是中性粒细胞浸润的特异性标志。实验发现，富氢盐水强烈抑制了应激后 6h 的 MPO 活性。同时，实验也发现，应激后 6h，SU 模型大鼠胃黏膜中促炎介质 TNF-α、IL-1β 和 CINC-1 的 mRNA 表达明显增加，而富氢盐水逆转了这些变化。p38 MAPK、JNK 和 NF-κB 是在介导应激、炎症反应和凋亡过程中的重要信号分子，先前的研究表明，用 p38 MAPK 和 JNK 激酶抑制剂治疗可以减轻 SU 损伤，该实验发现富氢盐水处理可抑制应激后 6h P-p38APK、P-JNK、NF-κB 的活性。③氢通过防止细胞凋亡来改善胃黏膜损伤。胃黏膜完整性的维持依赖于上皮细胞增殖和凋亡之间的相互作用。caspase-3 参与了 SU 中的细胞凋亡。该实验发现，氢可显著抑制 caspase-3 的活性。抗凋亡蛋白 Bcl-2 家族和促凋亡蛋白 Bax 之间的失衡促进了胃溃疡早期的细胞凋亡。该研究证明，氢可以上调抗凋亡基因 BCL-XL 的表达，并抑制促凋亡基因 BAX 表达。总之，氢治疗通过其抗氧化、抗炎和抗凋亡作用可有效地减轻应激相关的胃黏膜损伤。

二、H_2 与胰腺炎

胰腺炎（pancreatitis）是一种以腺泡细胞损伤为特征的胰腺炎症性疾病，与胰蛋白酶的异常释放有关，因为继发引起全身炎症反应综合征（SIRS）和多器官功能障碍综合征（MODS）而导致高死亡率。胰腺炎的发病机制复杂，尚未完全阐明。一般认为，多种信号通路和免疫细胞与胰腺的炎症反应有关，内质网应激（ERS）、自噬障碍及线粒体受损等是胰腺炎进展的重要机制。目前还没有特效药物治疗胰腺炎，液体复苏和支持性治疗是急性胰腺炎的主要治疗措施。最近研究发现，H_2 可用于治疗胰腺炎，其疗效与抗氧化、抗炎、抗凋亡、调节免疫和分子通路等功能有关。

慢性胰腺炎（chronic pancreatitis，CP）是一种以进行性组织破坏和纤维化为特征的胰腺炎症性疾病，其发生、发展与免疫细胞失调有关。Chen Luguang 等报道，2% H_2 吸入可以防治 L-精氨酸诱导的小鼠慢性胰腺炎。雄性 C57BL/6J 小鼠通过腹腔注射 10mg/（kg·d）L-精氨酸 28 天可诱导慢性胰腺炎。每天注射前 1h 通过雾化机吸入 2% H_2。结果发现：①H_2 吸入可显著改善慢性胰腺炎的多种损伤。该研究中，L- 精氨酸给药后，模型组出现了典型的慢性胰腺炎：胰腺体积增大、重量增加、明显纤维化、TUNEL+ 腺泡细胞增加、大量 MPO+ 中性粒细胞浸润、血清淀粉酶 / 脂肪酶水平升高。与模型组小鼠相比，每天吸入 2% H_2 显著降低了慢性胰腺炎的严重程度，以上指标均得以改善。此外，2% H_2 处理可恢复胰腺组织中 SOD 活性，降低 MDA 含量，抑制胰腺促炎细胞因子 TNF-α 的产生，增强抗炎因子 IL-10 的表达。这表明 H_2 可显著拮抗 L- 精氨酸诱导的氧化应激和炎症反应。② T 细胞在适应性免疫反应中起着核心作用。慢性胰腺炎患者胰腺中 CD4+ 和 CD8+ T 细胞浸润显著增加。与之相反，调节性 T 细胞（regulatory T cell，Treg 细胞）是维持免疫耐受和预防自身免疫疾病的重要免疫细胞。Treg 细胞主要通过分泌抗炎细胞因子 IL-10，抑制细胞毒性 T 细胞过度活化。已经证明，慢性胰腺炎患者外周血单核细胞和脾单核细胞中 CD25+Foxp3+Treg 细胞显著减少。该实验发现，2% H_2 可以使慢性胰腺炎模型小鼠 Treg 细胞数量回升。为了验证 Treg 细胞在慢性胰腺炎中的作用，将纯化的 Treg 细胞通过微静脉注射过继转移至慢性胰腺炎小鼠，出现了与 H_2 相似的效果，Treg 细胞转移降低了氧化应激和 TNF-α 水平，但增加了 IL-10 的产生。采用小鼠 CD25 中和抗体耗尽 Treg 细胞后，H_2 对慢性胰腺炎的保护作用几乎完全消除。③细胞实验数据显示：H_2 通过抑制 ROS 的产生，拮抗 H_2-O_2 诱导的 Treg 细胞凋亡，恢复了 Treg 细胞分泌抗炎因子 IL-10 和 TGF-β 的功能。以上数据支持 H_2 能够恢复 Treg 细胞水平与功能以调节免疫、炎症及凋亡可能是慢性胰腺炎治疗的关键机制之一（图 3-5）这一结论。

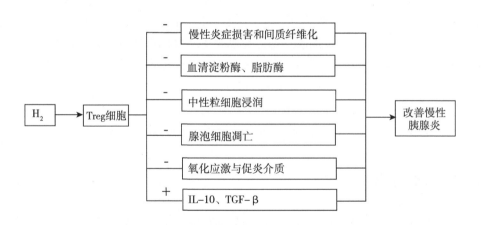

图 3-5　H_2 恢复 Treg 细胞功能，改善慢性胰腺炎

三、H_2 与肝损伤

肝损伤可由多种致病因素引起，包括肝炎病毒、乙醇、药物、肝毒物和脂多糖（LPS）等。Xu 等评估了富氢盐水对 LPS 诱导的急性肝功能障碍的影响。SD 大鼠给予 10mg/kg LPS 尾静脉注射建立急性肝损伤模型，氢水治疗组在 LPS 注射前 20min，通过尾静脉注射 8ml/kg 富氢盐水（[H_2] > 0.6mmol/L），在 LPS 给药后继续干预，每隔 1h 一次，持续 6h。结果表明，富氢盐水干预后，肝功能不全标志物［包括谷丙转氨酶（GPT）、谷草转氨酶（GOT）、总胆红素（TBIL）、直接胆红素（DBIL）和乳酸脱氢酶（LDH）］的血清水平显著降低。

组织学检查进一步证实富氢盐水可减轻 LPS 诱导的肝组织结构损伤和肝细胞变性。此外，富氢盐水可显著降低血清炎症因子 TNF-α 和 IL-6 水平以及肝组织中髓过氧化物酶（MPO）和丙二醛（MDA）水平，下调肝脏 NF-κB 的活性。其中，MPO 是中性粒细胞激活后释放的氧化酶，对肝组织有严重的破坏作用；NF-κB 是肝损伤期间的一种重要转录调节因子，可促进炎症介质和趋化因子表达。肝细胞的广泛凋亡在终末期肝病的发病机制中非常重要。该实验显示，富氢盐水可显著降低 LPS 触发的细胞凋亡，肝组织中 TUNEL 阳性细胞数量减少，caspase-3 活性降低。Smac 是存在于线粒体内并调节细胞凋亡的蛋白质，当细胞受到凋亡刺激时，线粒体将 Smac 释放到胞质中与凋亡抑制蛋白（IAPs）结合，使其丧失抑制 caspase 活性的作用，从而促进细胞凋亡。MAPK 信号可通过氧化应激和增加凋亡受体表达而导致肝细胞凋亡。MAPK 途径可由 ERK、JNK 和 p38 蛋白激酶介导，所有这些激酶都被促炎细胞因子（如 TNF-α 和 IL-6）激活。这三条通路涉及的生理效应主要与炎症和细胞凋亡等应激反应有关。在该研究中，免疫组化与蛋白质印迹法分析均发现，富氢盐水降低了 Smac 表达及 ERK、JNK、p38 的磷酸化水平。总之，富氢盐水可能通过抑制炎症和细胞凋亡来减轻 LPS 诱导的大鼠急性肝功能障碍。

此外，Tsai I Chia-Fang 等证实饮用电解水（67% H_2 和 33% O_2）对四氯化碳（CCl_4）诱导的肝损伤具有保护作用。ICR 小鼠每周 2 次口服 1ml/kg CCl_4，为期 8 周，同时自由饮用电解水进行干预。结果显示，CCl_4 诱导的肝组织出现明显的病理学改变，小叶中心区肝细胞明显变性和坏死，并伴有小静脉周围炎症细胞浸润。同时，肝功能明显降低，血清 GPT 和 GOT 活性升高，血清 TG 和 TC 水平亦升高。然而，补充电解水可显著改善 CCl_4 诱导的肝脏损伤，降低血清 GPT、GOT、TG、TC 水平，并增加肝脏中 SOD、CAT 和 GSH-Px 的活性。

四、H_2 与非酒精性脂肪肝

非酒精性脂肪肝（nonalcoholic fatty liver disease，NAFLD）是临床慢性肝病的重要原因之一，其发病率日益增加，病情严重后可进展为非酒精性脂肪性肝炎（NASH），甚至肝硬化和肝细胞癌（HCC）。目前认为，NAFLD 的发展是一个"两次打击"的过程。第一次打击是肝脏脂肪变性，胰岛素抵抗在此过程中发挥了关键作用。第二次打击主要归因于氧化应激引发的炎症反应、细胞凋亡和进行性肝纤维化，线粒体、过氧化物酶体和微粒体中游离脂肪酸代谢过程中产生的 ROS 被认为是氧化应激的来源。然而，H_2 是一种有效的抗氧化剂，可减少细胞毒性 ROS。

Daisuke Kawai 等通过蛋氨酸胆碱缺乏（methionine-choline-deficient，MCD）饮食诱导的小鼠 NASH 模型，证实饮用富氢水可通过减少肝脏氧化应激、细胞凋亡、炎症，抑制 NASH 发展和肝癌的发生。C57BL/6 小鼠喂饲 MCD 饮食 8 周复制 NASH 模型，同时自由饮用富氢水进行治疗，富氢水中 $[H_2]=0.35 \sim 0.45$ppm。该实验结果发现：①MCD 饮食 8 周可导致肝组织出现明显坏死、炎症、肝细胞肿胀和小叶周围纤维化，而饮用富氢水组肝脏上述病理改变明显减轻，但是肝脂肪变性没有消退，同时，富氢水使小鼠血浆 GPT 水平降低。②通过检测脂代谢相关基因，发现富氢水可显著下调过氧化物酶体增殖物激活受体 α（peroxisome proliferator-activated receptor α，PPAR α）、酰基辅酶 A 氧化酶（Acyl-CoA oxidase，AOX）和脂肪酸转位酶（fatty acid translocase，FAT）的表达。PPARα是机体甘油三酯的稳态调节器，主要在肝脏表达，可通过上调一系列基因的表达，从而激活线粒体和促使过氧化物酶体中脂肪酸氧化。在过氧化物酶体β氧化中，AOX负责脂肪酰基CoA的初始氧化，是此过程的限速酶。与健康肝脏相比，NAFLD中AOX的表达明显增加。FAT又称为CD36，是脂肪酸摄取的重要受体。PPARα、AOX、FAT可能通过加速脂肪酸摄取和氧化，使肝脏中ROS增多，在肝脏"第二次打击"中发挥关键作用。富氢水可能通过抑制脂肪酸氧化，减少肝脏自由基的生成。③肝脏8-OHdG检测及外周血中ROS、OXY吸附试验和氧合指数数据表明，氢分子可防护NASH小鼠肝细胞DNA免受氧化应激损伤。④在NASH进展中，TNF-α在肝细胞凋亡和炎症中起着关键作用。此外，细胞因子IL-6也参与NASH的炎症过程。该实验数据显示，氢分子降低了小鼠肝脏中TNF-α、IL-6水平及凋亡标志物TUNEL阳性细胞数，抑制了NASH模型中肝脏的炎症和细胞凋亡。⑤该研究还采用8周龄雄性STAM®小鼠模型观察富氢水对HCC的防护作用。STAM®小鼠给予高脂饮食后，8周表现出NASH的特征，12周出现肝纤维化，16周接近100%的雄鼠表现出HCC。在该实验中，富氢水饮用8周后，肝细胞肿胀减轻，NAFLD活动度评分（NAFLD activity score，NAS）降低，肝脏肿瘤体积明显缩小，非癌组织中PCNA阳性细胞核的数量显著减少。

五、H₂ 与急性腹膜炎

急性腹膜炎是一种常见的术后并发症，在诊断延迟或治疗不当的情况下可发展为脓毒症，从而导致高水平的发病率和死亡率。其基本病理过程为炎症反应。细菌引起的局部腹腔内炎症风暴可促进大量炎症因子的合成和分泌，这些因子使毛细血管壁通透性严重升高，破坏毛细血管内皮屏障功能，并为细菌进入血液循环提供条件，导致致命的脓毒血症。急性腹膜炎和脓毒症的研究一直是外科和危重症医学的热点。

急性腹膜炎与其他感染不同，原因多种多样。基础实验模型通常采用3种类型，即腹腔注射脂多糖（lipopolysaccharide，LPS）、腹腔注射粪便悬浮液、盲肠结扎和穿刺（cecal ligation and puncture，CLP）手术。LPS给药模型主要用于研究自发性腹膜炎或透析相关性腹膜炎，其致病细菌一般是大肠埃希菌；CLP手术模型最常用于模拟由手术引起的腹膜炎临床过程，是由肠穿孔和混合细菌感染所致；粪便给药模型是简化的CLP模型。Zhang Jingyao等采用上述3种大鼠模型研究了富氢水（hydrogen rich water，HRW）对急性腹膜炎的影响。HRW（每只大鼠6ml/kg）在建模前7天至建模后3天（每天上午10：00）通过管饲法口服给药。结果显示，3种模型出现了相同的结果，即HRW对急性腹膜炎具有有效的保护作用。HRW可提高急性腹膜炎小鼠存活率，降低死亡率。3种急性腹膜炎模型建模后3天的死亡率分别为33.33%（LPS模型）、25%（粪便模型）和64.7%（CLP模型），氢治疗可将其分别降低至25%、14.29%和45.45%。与模型组相比，HRW可显著降低白细胞计数（white blood cell count，WBC）、血浆LPS和炎症因子水平，降低腹膜组织中MPO活性和MDA含量，增强谷胱甘肽（glutathione，GSH）活性，同时，HRW还可以降低腹膜组织中NF-κB的表达。在该实验中，一个重要发现是H₂可以降低细菌壁释放的LPS水平（LPS是细菌数量的指标），因此，我们推测H₂除了具有抗炎和抗氧化作用外，还可能具有潜在的抗菌作用。一方面，由于其低分子量和高渗透能力，H_2 很容易进入细菌，并可能干扰细菌的增殖和代谢过程以抑制细菌。另一方面，H_2 也可能类似维生素，促进体内的天然抗菌反应。这是 H_2 可能具有抗菌作用的第一个证据，需要开展进一步的研究来验证其作用，探索其机制，并促进临床应用。

六、展望

综上所述，H_2 在消化性溃疡、胰腺炎、肝损伤、非酒精性脂肪肝、腹膜炎等疾病模型中显示了良好的疗效，其保护机制与抗炎、抗氧化、抗凋亡、抗菌、调节免疫功能及信号通路等作用有关。然而，H_2 在其他消化系统疾病及临床中的作用尚需进一步验证，其具体机制也需要更详细的阐述。在给氢途径方面，目前主要是通过口服富氢水、注射富氢盐水或吸入 H_2 的方式。其实，肠道菌群也可产生 H_2，通过大肠发酵产生 H_2 有可能是体内连续供应 H_2 更好的方法，需要进一步探索。

（司艳红　秦树存）

第四节　神经系统氢医学基础研究

神经系统包括中枢神经系统（central nervous system，CNS）和周围神经系统（peripheral nervous system，PNS）。中枢神经系统由大脑和脊髓组成；周围神经系统是指脑和脊髓以外的所有神经，包括神经节、神经干、神经丛及神经终末装置，分为躯体神经系统和自主神经系统。神经系统是一个复杂的神经和细胞网络，在机体神经 – 内分泌 – 免疫网络整合调控中起主导作用。它通过向身体的不同部位传递信号来调控身体各器官、系统的功能，使之相互联系、协调，成为统一的整体。同时，还能对体内外各种环境变化做出适应性调节，以维持机体的稳态。神经系统除了整合感觉、调节随意动作和内脏活动外，还整合脑的高级功能，以实现学习和记忆、语言和思维、情绪和心理、动机和行为、觉醒和睡眠等高级神经活动。诸多因素可以造成神经损伤，常见的致病因素包括疾病（如糖尿病、癌症等）、感染、缺血 /缺氧、意外伤害、压迫、有毒物质（药物）及衰老等。

一、氢在神经系统缺血 / 缺氧损伤中的作用

（一）氢缓解脑缺血 / 再灌注损伤的作用

缺血 / 再灌注损伤是缺血性脑血管疾病最重要的病理生理过程。氧化应激和炎症是产生缺血 / 再灌注损伤的重要因素。

1. 吸入低浓度 H_2 改善脑缺血 / 再灌注损伤的研究　2007 年 Shigeo Ohta 团队第一个发现 H_2 的选择性抗氧特性，并首先将吸入低浓度氢气用于脑缺血 / 再灌注损伤的治疗。在该研

究中，科研人员通过闭塞大鼠大脑中动脉 90min，再灌注 30min，诱导大脑局灶性缺血 / 再灌注损伤。在整个操作的 120min 内，大鼠持续吸入 1%、2% 和 4% 浓度的氢气。吸入 2% ~ 4% 浓度的 H_2 可显著降低大脑梗死区面积（脑缺血 / 再灌注后的第 1 天）。科研人员还注意到，H_2 仅在再灌注时吸入才能发挥作用；缺血时吸入 H_2 梗死面积没有明显减少。同时，科研人员还将 H_2 与另外两种药物依达拉奉（临床上治疗脑梗死的 ROS 清除剂）和 FK506（免疫抑制药物）进行了比较，发现在减轻氧化损伤方面 H_2 比依达拉奉更有效，与 FK506 的效果一样。这些结果表明，H_2 具有治疗脑缺血 / 再灌注损伤的潜力。H_2 不仅抑制了脑的初始损伤，而且抑制了脑的进行性损伤。与 1 天后相比，脑缺血再灌注后 1 周，H_2 吸入组大鼠脑梗死面积与对照组间的差异增大。H_2 吸入组大鼠的神经评分显著高于对照组，即在缺血和再灌注期间吸入 H_2 改善了大鼠运动功能。另外，H_2 吸入组大鼠脑部 8- 羟基脱氧鸟苷（DNA 氧化损伤产物）和 4- 羟基壬烯醛（脂质过氧化终产物）水平显著降低，小胶质细胞的积累减少。由此可见，H_2 可以降低脑缺血 / 再灌注后氧化应激，抑制炎症反应和脑损伤。

2. 不同给氢方式改善脑缺血 / 再灌注损伤的多项研究　大量的体内研究证实除了低浓度氢气吸入外，其他浓度的 H_2 吸入以及不同给氢方式都可对中枢神经系统缺血 / 再灌注损伤发挥相应的保护作用。

（1）在脑缺血 / 再灌注动物模型中，吸入高浓度（66.7%）H_2 可显著提高脑缺血 / 再灌注动物脑部 SOD 和 GSH-Px 活性，降低 MDA 水平，缩小梗死体积，缓解脑水肿和出血，提高动物生存率和改善神经功能预后。

（2）在实验性心搏骤停 / 复苏大鼠模型中，静脉注射氢生理盐水或吸入 H_2 也可改善脑损伤，表现为海马区存活神经元增加，脑水肿减少，保持了血脑屏障的完整性，以及血清 S100β 和神经元特异性烯醇化酶降低。此外，富氢盐水治疗也可有效控制大脑和血清中氧化产物（8- 异前列腺素 F2α 和丙二醛）和炎症细胞因子（TNF-α、IL-1β 和 HMGB 1）水平的升高。

（3）对心搏骤停后的昏迷患者进行低温治疗或有针对性的体温管理，已成为复苏后护理的主要手段。动物实验结果证实，单独的 H_2 吸入或 H_2 吸入联合低温治疗对心搏骤停 / 复苏大鼠的生存率和神经系统结局的改善作用优于单独的低温治疗。

（二）氢缓解新生儿缺血 / 缺氧损伤

缺氧 / 缺血导致的脑损伤是围产期死亡和残疾的主要原因，H_2 有可能成为临床新生儿窒息后脑损伤的一种辅助治疗方法。

1. H_2 干预新生动物缺血 / 缺氧脑损伤的研究　多项临床前研究表明，氢气的早期干预对于新生动物缺血 / 缺氧脑损伤具有治疗作用。

（1）7 日龄大鼠经历了缺氧 / 缺血暴露后，大脑半球在 24h 内出现明显的白色梗死，神经元丢失，星形胶质细胞激活。这些损伤在吸入 3% H_2 治疗后得到明显缓解，缺氧 / 缺血后立即吸入 H_2 90min 的效果最明显。新生儿缺氧 / 缺血在整个大脑成熟和成年期可诱导显著的长期认知缺陷。而早期低浓度 H_2 吸入不仅能提高缺氧 / 缺血 24h 后幼鼠的早期行为反射，还能改善缺血 / 缺氧脑损伤幼鼠在成年期的学习能力和记忆力。进一步的机制研究发现，H_2 的这种神经保护作用与抑制 HMGB1、TLR-4、BAX 和 caspase-3 表达以及激活 MAPK/HO-1/PGC-1α 途径相关。

（2）在另一项 7 日龄小鼠缺氧 / 缺血脑损伤模型中，发现腹腔注射富氢生理盐水有相同的作用。缺氧/缺血后连续3天的氢生理盐水注射治疗可明显缩小梗死体积,缓解脑水肿,改善小鼠的行为缺陷。小胶质细胞可活化相关的神经炎症,参与缺氧/缺血性脑损伤。氢生理盐水治疗不仅能抑制小胶质细胞活化,还能通过活化AMPK促进小胶质细胞由M1型(促炎作用)向M2型(抗炎作用)转化。通过对突触超微结构观察和标志物分析发现,缺氧/缺血后的损伤核心和病变边界区突触裂隙被扩大,整个突触结构被破坏,突触蛋白表达下调;氢生理盐水治疗后突触的超微结构几乎恢复至正常状态,突触蛋白显著增加,这可能与H_2通过阻断补体沉积介导的突触缺失有关。

(3)在其他研究中也发现富氢生理盐水通过介导内质网应激和自噬机制,可对新生小鼠缺血/缺氧脑损伤发挥神经保护作用。富氢生理盐水治疗3天可显著减弱缺血/缺氧脑损伤诱导的内质网应激反应,包括葡萄糖调节蛋白78和C/EBP同源蛋白表达和基因转录水平降低。富氢生理盐水干预可诱导自噬,包括增加LC3B和Beclin-1表达,降低mToR、STAT3和ERK的磷酸化。

2. H_2联合其他治疗干预新生动物缺血/再灌注脑损伤的研究 在新生仔猪缺氧/缺血实验中,与低温治疗组和对照组相比,持续24h的低浓度H_2(2.1%~2.7%)吸入联合低温治疗组的仔猪在5天内的神经系统评分始终最高,行走时间也早于其他两组。组织病理学结果显示,联合治疗组倾向于改善大脑皮质灰质和白质的状态,显著减少锥体神经元死亡。在这项研究中,科研人员还对仔猪的多项生理参数、血气参数和低振幅整合脑电图总持续时间进行了检测,发现H_2吸入不影响这些生理参数,与低温治疗组相比,联合治疗组仔猪的生命体征无显著变化,提示H_2吸入是安全的。

二、氢在创伤性脑/脊髓损伤中的作用

随着工业化和现代化的发展,创伤性脑损伤和脊髓损伤发病率有增加的趋势。由于受到外界各种不利因素(如车祸、高处坠落和暴力攻击),对脑或脊髓造成暂时性或永久性的损伤,给家庭和社会带来了严重的精神和经济负担。创伤性脑/脊髓损伤可分为原发性损伤和继发性损伤。原发性损伤多为不能挽救的脑/脊髓的初始机械损伤。继发性损伤是由原发性损伤触发的一系列生物化学变化引起的组织损伤,其损伤机制非常复杂,包括钙超负荷、炎症反应、神经元凋亡、谷氨酸介导的兴奋性毒性和氧化应激等。原发性损伤是不可逆的;继发性损伤是可以挽救的,若未能及时采取干预措施也会进展为不可逆的损伤。因此,在脑/脊髓创伤后及时应用神经保护剂对改善患者预后具有重要临床价值。

(一)H_2干预改善创伤性脑损伤的多项研究

机械性创伤可导致大脑和脊髓的出血、水肿、细胞死亡、炎症细胞浸润、血脑屏障通透性增加和神经功能缺损。然而,H_2治疗可显著改善中枢神经系统的损伤,促进神经功能的恢复。

1. 在创伤性脑损伤大鼠模型中,腹腔注射富氢生理盐水可将大鼠的7天存活率由30%提高至65%,包括偏瘫、感觉障碍、共济失调和肌阵挛在内的神经功能缺陷症状的发生率也明显降低。创伤性脑损伤发生后的前24h是吸入4% H_2改善大鼠神经功能最关键的程序。病理学检查显示,H_2可减弱创伤性脑损伤诱导的反应性星形细胞增多和小胶质细胞激活;Nissl染色显示,H_2吸入可显著减少创伤发生2h后的暗染神经元数量和3天后的神经元丢失;多

重细胞因子实验显示，H_2 吸入对创伤发生 24h 后的 IL-12、IFN-γ 和 GM-CSF 水平有最为显著的调控作用。

2. 在一项糖尿病大鼠创伤性脑损伤模型中，研究人员比较了吸入高浓度（42%）和低浓度（3%）H_2 对神经功能的影响。结果显示，每天吸入 1h 高浓度 H_2，持续 48h，可显著减少脑水肿，减少荧光素钠外渗和降低氧化应激标志物水平。此外，吸入 42% H_2（每天 1h，持续 7 天）可改善神经功能障碍，并降低凋亡相关蛋白标志物的表达。然而，吸入 3% H_2 没有产生显著效果。

（二）H_2 干预改善创伤性脊髓损伤的研究

脊髓损伤 7 天后的小鼠身体蜷曲，身体僵硬，脊髓肿胀；脊髓损伤后立即吸入 75% H_2，每天吸 1h，可以缓解上述症状。模型组和 H_2 治疗组小鼠的神经功能评分和足迹分析结果明显低于假手术组。虽然这些指标随着时间的推移而改善，但 H_2 治疗组的神经功能评分、后肢间距和步长明显高于模型组，氢治疗可加速恢复。创伤性脊髓损伤可诱导神经元的结构破坏，尼氏小体数量减少，神经元特异性烯醇化酶、8-OHdG 和 MPO 活性增强。高浓度氢气吸入抑制了这些变化，保护神经元免受这些影响。氢生理盐水连续注入蛛网膜下腔 2 周也可以显著减少脊髓组织中的细胞死亡和炎症细胞浸润，降低血清中 MDA 含量和 caspase-3 的免疫活性，提高血清超氧化物歧化酶活性和降钙素基因相关肽的免疫活性，改善大鼠的后肢运动功能。

（三）H_2 干预改善创伤性脑/脊髓损伤的分子机制研究

创伤性脑/脊髓损伤可诱导一系列继发生化和细胞代谢变化，最终导致活性氧（ROS）产生显著增加，从而加速细胞损伤和神经元功能障碍。氢气通过减少氧化产物的生成和增加内源性抗氧化酶，可缓解细胞的这种氧化损伤。氢气干预可促进 Nrf-2 进入细胞核，导致 Nrf-2 系统下游因子 HO-1 和 NAD（P）H 醌氧化还原酶 1（NQO1）等的表达。Nrf-2 途径是一种重要的内源性抗氧化系统，参与氢气在创伤性脑/脊髓损伤中的抗氧化应激作用。免疫组织化学染色显示，与创伤性脑损伤组相比，H_2 干预组 CD16（M1 型小胶质细胞标志物）阳性细胞减少，CD206（M1 型小胶质细胞标志物）阳性细胞进一步增加，提示氢气可能通过促进小胶质细胞由 M1 向 M2 表型的转变来发挥对创伤性脑/脊髓损伤的保护作用。

（四）H_2 干预改善创伤性脑损伤认知能力的研究

创伤性脑损伤的幸存者通常会出现认知障碍，包括学习和记忆障碍。轻度创伤性脑损伤大鼠在 Morris 水迷宫实验中需要用更长的时间定位平台，提示大鼠的空间学习能力受损。富氢水治疗后，大鼠寻找平台的时间明显缩短，提示认知能力得到改善。脑源性神经营养因子（brain derived neurotrophic factor，BDNF）作为一种重要的神经营养因子，能够影响突触可塑性及神经发生。在创伤性脑损伤大鼠中，富氢生理盐水治疗显著提高了海马中脑源性嗜神经因子及其下游分子（突触素 I、腺苷反应元件结合蛋白和钙/钙调蛋白依赖性蛋白激酶 I）水平，提示氢气可能通过维持突触可塑性来改善创伤后学习记忆的缺陷。

在实验研究中发现许多神经保护剂对神经组织具有保护作用，但临床研究结果却令人失望：多数神经保护剂仅对某一组织具有保护作用或仅能阻断某一损伤机制；仅具有短期疗效，缺乏长期疗效和治疗时间窗的研究；或者毒副作用大。H_2 治疗没有毒副作用。H_2 不仅通过其常见的抗氧化、抗炎症和抗凋亡作用减轻创伤性脑损伤，还通过改善神经元突触可塑性来减轻创伤性脑损伤诱导的认知障碍。H_2 既有短期疗效，还有一定的长期疗效，但是关于 H_2 治疗时间窗的研究相对缺乏，是未来研究的重点方向之一。

三、氢在蛛网膜下腔出血中的作用

蛛网膜下腔出血（subarachnoid hemorrhage，SAH）指脑底部或脑表面的病变血管破裂，血液直接流入蛛网膜下腔引起的一种临床综合征，又称为原发性蛛网膜下腔出血。虽然蛛网膜下腔出血仅占脑卒中的 5%，不如缺血性脑卒中和脑出血常见，但其死亡率高达 44%。20%～30% 的幸存者存在明显的神经功能缺陷。蛛网膜下腔出血引起的脑损伤包括两个阶段，即早期脑损伤和迟发性脑损伤阶段。早期脑损伤发生在蛛网膜下腔出血后 72h 内，是蛛网膜下腔出血相关颅内压突然升高的急性后果，可引起脑灌注减少和短暂的全脑缺血。早期脑损伤的发病机制可能与异常炎症反应、细胞凋亡、氧化应激、血脑屏障破坏、内质网应激、脑水肿和脑血管痉挛有关。迟发性脑损伤由多种机制引起，包括血管痉挛、皮质扩张性缺血、微血栓形成和微循环血管收缩等。氧化应激是蛛网膜下腔出血后早期脑损伤发病的关键因素。因此，清除自由基的抗氧化疗法对蛛网膜下腔出血的治疗是有效的。氢气治疗是一种很有潜力的治疗早期蛛网膜下腔出血的方法。

（一）腹腔给氢干预改善蛛网膜下腔出血的研究

动物研究表明，氢气治疗可显著减轻蛛网膜下腔出血后的早期脑损伤。在兔的蛛网膜下腔出血模型中，枕大池注血诱导脑水量显著增加，皮质神经元受损，表现出广泛的退行性变化；富氢生理盐水腹腔注射可以减轻脑水肿和神经元变性。通过血管内穿孔构建的蛛网膜下腔出血模型表现为诱导显著的神经元凋亡，术后 24h 内 2 次腹腔注射氢生理盐水可显著降低神经元凋亡的百分比，改善大鼠的神经功能。在多种神经系统疾病中，Akt/GSK3β 通路的激活通过抑制细胞凋亡介导神经元存活。氢生理盐水腹腔注射可促进大脑皮质中 Akt 和 GSK3β 的磷酸化，显著增加 Bcl-2 的表达，降低 BAX 和 caspase-3 的水平。氢生理盐水的这种有利作用可以被 PI3K 抑制剂 Ly294002 显著抑制。由此可见，氢气可以通过调控 Akt / GSK3β 信号通路缓解蛛网膜下腔出血后的神经元凋亡。另外，有研究显示，氢生理盐水注射治疗也可以通过 NF-κB 途径和 NLRP3 炎症小体途径抑制蛛网膜下腔出血后的早期炎症反应。大鼠蛛网膜下腔出血后 24h 脑部严重的细胞损伤，pIκBα、NLRP3、ASC、caspase-1 和 IL-1β 的蛋白表达量升高，IL-1β、IL-6 和 TNF-α 的 mRNA 水平升高。氢气治疗可明显逆转上述变化。

（二）给氢干预改善蛛网膜下腔出血的研究

蛛网膜下腔出血 30min 后，立即给大鼠吸入 3.3% H_2，结果发现，H_2 吸入治疗不会降低大鼠的死亡率，但是可以显著改善出血 72h 后的神经学评分，降低脑含水量，缓解 NLRP3、ASC、4-HNE 和 HO-1 的过表达，降低 MDA 浓度和 8-OHdG 阳性细胞数。此外，在出血后的 1 周、2 周和 3 周进行多项神经行为评估，发现每天吸入 H_2 120min，持续 7 天可以显著提高大鼠感觉运动的协调性和平衡性，增强大鼠的空间学习能力和记忆力。H_2 吸入治疗不仅能改善蛛网膜下腔出血导致的早期脑损伤，还能改善长期神经系统结局。在另一项吸入低浓度 H_2（2.9%）2h 治疗大鼠蛛网膜下腔出血的实验中，研究人员也发现，H_2 吸入治疗没有显著降低大鼠的死亡率。但是 H_2 治疗同样可以显著减轻脑水肿，改善神经功能，减少 ROS 产生和神经元焦亡，抑制 IL-1β 和 IL-18 的表达，促进 ERK1/2 磷酸化，抑制 p38 MAPK 激活。

线粒体 ATP 敏感 K^+（mitochondrial ATP-sensitive K^+，mitoK$_{ATP}$）通道可能参与 H_2 抑制蛛网膜下腔出血诱导的神经元焦亡。先前的研究报道，在受伤后 1h 吸入 2.9% H_2 2h 可改善氧化应激，并在蛛网膜下腔出血后 24h 表现出神经保护作用，但在 72h 未能显示出有益效果。在蛛网膜下腔出血后 0.5h、8h 和 18h 施用高剂量 H_2（66%，3L/min）2h 可显著提高大鼠 72h 存活率。这表明治疗窗口和治疗持续时间对氢气治疗很重要。

（三）氢干预改善蛛网膜下腔出血并发症的研究

脑血管痉挛和微血栓形成是蛛网膜下腔出血患者的常见并发症。蛛网膜下腔出血 72h 后，皮质和海马区的微血栓数明显增加，大脑前动脉、大脑中动脉和基底动脉出现显著的血管收缩；每天吸入 120min 3.3% H_2，连续吸入 3 天可以显著减少微血栓形成和缓解血管痉挛。通过光学显微镜和透射电子显微镜观察发现，腹腔注射富氢盐水治疗也可显著改善蛛网膜下腔出血后基底动脉的神经系统结局，减轻形态性血管痉挛。进一步分析发现，H_2 可能通过抑制血管内皮细胞的氧化应激、炎症和损伤来减少蛛网膜下腔出血诱导的微血栓形成和血管痉挛。

四、氢的镇痛效应

神经性疼痛（neuralgia）是神经科常见症状之一，是周围或中枢神经系统创伤或疾病后产生的异常慢性疼痛之一。神经性疼痛的特征是异常性疼痛、痛觉过敏和自发性疼痛。目前神经性疼痛的治疗方法和治疗效果有限；包括非甾体抗炎药和一些麻醉性镇痛药在内的抗炎药对控制神经性疼痛无效，并且高剂量的药物往往会导致令人讨厌的副作用，因此，迫切需要开发新的治疗策略。氢气治疗可能是一种缓解各种病理条件下神经性疼痛的新治疗方法。

（一）氢缓解坐骨神经痛（压迫神经痛）的多项研究

坐骨神经痛是以坐骨神经径路及分布区域疼痛为主的综合征。坐骨神经痛一般是继发于坐骨神经局部及其周围结构的病变对坐骨神经的刺激压迫与损害。在部分坐骨神经结扎诱导疼痛的模型中，研究人员发现，小鼠在结扎后随意饮用饱和氢水时，机械性异常性疼痛和痛觉过敏均得到缓解。当仅在疼痛诱导阶段（结扎后第 0 ～ 4 天）饮用氢水，这些症状也会得到缓解；当仅在疼痛维持阶段（结扎后第 4 ～ 21 天）饮用氢水时，热痛觉过敏得到缓解，但对机械性异常性疼痛无效。氧化应激标志物 4- 羟基壬烯醛和 8- 羟基脱氧鸟苷的免疫组织化学染色显示，饮用氢水可抑制脊髓和背根神经节结扎诱导的氧化应激。在其他动物实验中，也观察到腹腔注射或鞘内注射富氢生理盐水可以缓解慢性压迫性损伤或慢性炎症诱导的机械异常性疼痛、热痛觉过敏和冷异常性疼痛。炎症小体作为免疫调控的重要参与者，参与了多种炎症级联反应。炎症小体在多种神经痛的发生和发展中具有重要作用。自噬通过控制促炎症细胞因子分泌调控炎症反应，从而缓解神经痛病程进展。脊神经结扎诱导的神经痛激活了自噬信号和炎症小体通路，导致脊髓背角 NLRP3 和 ASC 的表达增加，以及 pro-caspase-1、pro-IL-1β 和 IL-18 的成熟。氢气干预可以促进自噬，抑制炎症小体 NLRP3 通路激活，从而抑制胶质细胞活化和缓解痛觉过敏效应。

（二）氢缓解术后痛觉过敏的多项研究

阿片类药物引起的痛觉过敏（opioid-induced hyperalgesia，OIH）是指使用阿片类药物后痛觉阈值降低，对正常的疼痛刺激更加敏感。瑞芬太尼作为超短效阿片类镇痛药，由于它具有起效快、清除快、无蓄积、代谢不受肝和肾功能影响等优点，在临床工作中广泛应用于急性、慢性疼痛的治疗及作为全身麻醉的辅助剂。相比于其他阿片类镇痛药物，瑞芬太尼更容易发生阿片类药物耐受及痛觉过敏，痛觉过敏的发生率高达 16.1%。因此，预防瑞芬太尼诱发的痛觉过敏对于患者术后早期恢复具有重要意义。氢疗可能是临床治疗疼痛（包括阿片类药物引起的痛觉过敏）的有益方法。

1. 在瑞芬太尼诱发的高痛觉动物模型中，腹腔注射氢生理盐水（5ml/kg 和 10ml/kg，而不是 2.5ml/kg）可以减轻机械性和热性痛觉过敏且不影响基线痛觉阈值，同时可降低炎症介质（TNF-α、IL-1β 和 IL-6）的表达。谷氨酸在突触空间的过度积累和兴奋性谷氨酸离子通道型受体 N- 甲基 -D- 天冬氨酸（N-methyl-D-aspartic acid, NMDA）激活是导致中枢敏化的主要原因。在炎症过程中，初级感觉神经元中 NMDA 受体，尤其是 NR1 亚基水平升高可促进外周炎性疼痛敏化。氢气的剂量依赖性镇痛作用可能与通过介导背根神经节中糖原合成酶激酶 -3β（glycogen synthase kinase-3，GSK-3β）的磷酸化，从而抑制 NR1 亚基的表达和膜运输有关。

2. 在另一项阿片类药物吗啡鞘内注射动物模型中，提前腹腔注射富氢生理盐水同样可以剂量依赖性方式改善吗啡诱导的中枢敏化，降低脊髓中促炎细胞因子表达，抑制星形胶质细胞活化及脊髓谷氨酸转运体 -1 和谷氨酰胺合成酶的硝化作用，降低突触间隙谷氨酸浓度，抑制 NMDA 受体的膜运输。

3. 过氧亚硝酸盐（peroxynitrite，ONOO⁻）超氧化物和一氧化氮之间相互作用形成的有高活性的活性氮物种产物，在疼痛期间的外周和中枢致敏中充当重要的信号分子。大鼠输注瑞芬太尼后脊髓中的 3- 硝基酪氨酸（过氧亚硝酸盐产生的生物标志物）的水平升高，给予富氢盐水可减少过氧亚硝酸盐的产生，并防止瑞芬太尼诱导的术后痛觉过敏。

显然，氢分子可以通过抑制胶质细胞活化诱导的炎症因子的释放和抑制 NMDA-MnSOD 信号轴介导的氧化应激来缓解神经痛（图 3-6）。

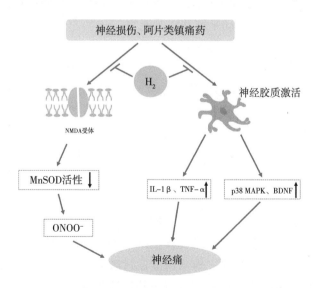

图 3-6 氢气通过抑制胶质细胞活化诱导的炎症因子释放和抑制 NMDA-MnSOD 信号轴介导的氧化应激缓解神经痛

（引自：陈微，张汉霆，秦树存.Neurosci. Bull, 2020）

五、氢对帕金森病的缓解作用

帕金森病（Parkinson's disease，PD）是第二大神经退行性疾病，主要影响运动系统。其特征是黑质纹状体通路中多巴胺能神经元的丧失，并导致临床症状，如静止性震颤、运动迟缓、肌强直和平衡受损。虽然帕金森病的确切病理生理学尚未完全阐明，但氧化应激在多巴胺能神经元的退行性病变过程中起关键作用。ROS 主要来源于多巴胺能神经元的多巴胺代谢、线粒体功能障碍和神经炎症反应。氢气作为一种选择性抗氧化剂，据报道，富氢水可以减轻动物模型中的多巴胺能神经元损伤，对帕金森病有缓解作用。

（一）氢对多个帕金森病模型的作用观察

在多种帕金森病啮齿动物模型中观察到氢气能有效抑制和缓解帕金森病的发生和发展。

1. 富氢水对神经毒素 6- 羟基多巴胺诱导模型的作用　在神经毒素 6- 羟基多巴胺颅内注射诱导的大鼠帕金森病模型中，研究人员通过给大鼠术前或术后饮用富氢水观察氢气对帕金森病的影响。在甲基苯丙胺诱导的旋转试验中，模型组大鼠在 4 周内逐渐出现偏侧帕金森病（旋转次数增加），饮用氢水治疗组大鼠的旋转次数呈逐渐而显著的下降走势，表明氢气可以防止黑质变性的发生和进展。脑黑质中酪氨酸羟化酶（儿茶酚胺合成中的速率限制酶，是多巴胺能神经元的标志物）阳性细胞数量也在饮用氢水后显著增加。

2. 富氢水对 MPTP 诱导模型的作用　在 1- 甲基 -4- 苯基 -1，2，3，6- 四氢吡啶（MPTP）急性和慢性给药诱导的帕金森病小鼠中，饮用氢水也可以明显减少黑质中多巴胺能神经元的丢失，提高小鼠的行走评分。氢水的这种作用不依赖于氢浓度，因为低至 0.08ppm 的氢水依然具有与饱和氢水（1.5ppm）相同的效果。MPTP 诱导的细胞 8- 羟基脱氧鸟苷和 4- 羟基壬烯醛的积累在饮用氢水后显著降低，而对超氧化物（$O_2^{-\cdot}$）没有明显影响。

3. 硅基肠溶剂给氢的作用　氢水中的氢气含量有限，为此科研人员开发了一种高效产氢的硅基肠溶剂。给帕金森病大鼠饲喂 8 周，这种产氢硅基肠溶剂同样可以预防黑质纹状体多巴胺能神经变性，并维持大鼠的运动平衡和协调能力。

（二）氢对帕金森病作用机制分析

H_2 是肠道的主要气体之一，由肠道微生物产生和利用。越来越多的证据表明，肠道菌群与帕金森病密切相关，肠道微生物和微生物代谢物可以通过肠 - 脑轴影响中枢神经系统。因此，氢治疗过程中的脑与肠道的关系一直是人们关注的话题。乳果糖不能从人体肠道吸收，但这种糖可以被一些肠道细菌用来产生氢气。帕金森病大鼠摄入乳果糖可以增加呼吸中的 H_2 浓度，并略微改善大鼠的运动缺陷。肠道菌群可能通过微生物代谢物（如 H_2）介导肠 - 脑交流，或者 H_2 可能调节帕金森病的肠道菌群失调，这有待更多的实验加以验证。日本学者发现饮用富氢水可显著提高正常小鼠胃中脑肠肽（ghrelin）基因的表达和血浆中脑肠肽的水平；β_1 肾上腺素能受体激活是氢水诱导脑肠肽分泌所必需的。进一步研究发现，氢气在帕金森病模型小鼠的神经保护作用可以被生长激素促分泌受体拮抗剂 D-Lys3 GHRP-6 和 β_1 肾上腺素能受体拮抗剂废除。基于以上研究成果推测，氢水可能通过激活脑肠肽系统来改善帕金森病的病理过程。随后，脑肠肽基因敲除小鼠被用来进一步验证脑肠肽在氢治疗帕金森病中的作用。饮用氢水仍然可以在脑肠肽基因敲除的帕金森病小鼠中起作用；但是与野生型帕金森病小鼠中不同，H_2 诱导的神经保护作用没有被 D-Lys3GHRP-6 抑制。以上结果表明，在氢气对帕金森病的神经保护作用中，脑肠肽不是唯一的相关因素；氢气在脑－肠轴中具有复杂的作用途径（图3-7）。

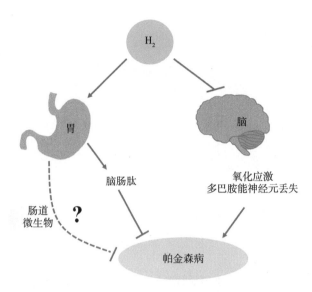

图 3-7　氢气通过抑制氧化应激、抑制多巴胺能神经元丢失、促进脑肠肽分泌或调控肠道菌群改善帕金森病的病理过程

（引自：陈微，张汉霆，秦树存．Neurosci. Bull，2020）

六、氢在认知障碍中的作用

认知功能障碍表现为智力、记忆、语言、定向和注意力的下降，它多见于老年人、阿尔茨海默病患者、手术后或使用异氟醚麻醉者。阿尔茨海默病（Alzheimer's disease，AD）也称老年性痴呆症，是指在老年以后出现的慢性退行性神经系统疾病。女性发病率高于男性。该病临床表现为记忆能力、判断能力、运动功能、感觉功能、视觉空间能力、情感反应能力、言语表达能力、生活活动能力及人际交流能力等普遍减退或丧失。阿尔茨海默病的病因复杂，其相关致病机制包括遗传（特别是淀粉样前体蛋白和早衰蛋白基因突变）、胆碱能假说、淀粉样蛋白积累、氧化应激、炎症和雌激素缺乏等。

（一）氢缓解阿尔茨海默病的多个实验观察

氢被证明可以改善阿尔茨海默病模型动物的认知障碍，氢疗法或许可作为阿尔茨海默病患者的可行性治疗手段。神经细胞中β淀粉样蛋白（amyloid-β，Aβ）的沉积被广泛认为是阿尔茨海默病的根本原因。富氢水的摄入可显著降低APP/PS1小鼠体内的MDA水平，提高T-SOD和GSH活性。向3×Tg阿尔茨海默病的小鼠脑内注射氢载体氢化物钯纳米颗粒可以有效清除大脑中的·OH，减少Aβ的生成和聚集，改善线粒体功能障碍，逆转突触缺陷和抑制神经元死亡。氢气不仅可以通过减少氧化应激，还可以通过抑制大脑炎症反应改善患有阿尔茨海默病的啮齿动物的认知障碍。在多种阿尔茨海默病小鼠模型中，氢气干预抑制了脑内星形胶质细胞活化和促炎因子（L-1β、IL-6和TNF-α）的释放（图3-8）。

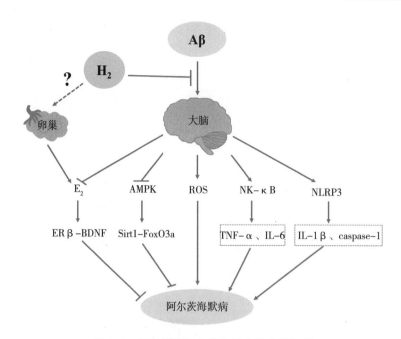

图 3-8　氢气缓解阿尔茨海默病的分子机制

氢气通过抑制 ROS 产生和抑制促炎因子释放、激活 Sirt1-FoxO3a 信号轴和 ERβ-BDNF 信号轴缓解阿尔茨海默病。

（引自：陈微，张汉霆，秦树存 . Neurosci. Bull， 2020）

（二）氢对认知功能障碍性别特异性的实验观察

在另一项动物实验中，研究人员发现了一个有趣的现象，即对 APP/PS1 小鼠认知功能的改善具有性别特异性。口服富氢水可有效改善 APP/PS1 雌性小鼠的空间学习能力缺陷、记忆障碍及大脑和血清中的雌激素（E_2），并提高雌鼠大脑中 ERβ、BDNF 和 TrkB 的表达，但对雄性无效。有研究结果表明，雌性 $3 \times$ Tg-AD 小鼠比雄性 $3 \times$ Tg-AD 小鼠表现出更明显的淀粉样斑块、神经纤维缠结、神经炎症和空间认知障碍。在卵巢早衰小鼠模型中，富氢水治疗可显著提高血清抗米勒管激素水平，减少卵巢颗粒细胞凋亡，发挥对卵巢的保护作用。此外，卵巢主要产生雌激素。因此，我们推测 H_2 可能通过改善卵巢功能和调控 E_2-ERβ-BDNF 信号通路发挥有益作用。

（三）氢对术后认知功能障碍的多个实验观察

术后认知功能障碍是 60 岁以上老年患者麻醉和手术后突出的神经系统并发症，以认知和记忆障碍为特征。神经炎症与全身麻醉术后认知功能障碍相关。促炎细胞因子（如 TNF-α 和 IL-1β）水平的升高可引发脑内广泛的神经炎症。老年小鼠部分肝切除术后，在 Morris 水迷宫行为学实验中表现出明显的学习和记忆能力受损。注射富氢生理盐水显著缩短了术后小鼠的逃逸潜伏期，增加了在原始平台的时间和穿越频率，降低了炎症因子（TNF-α 和 IL-1β）水平和 NF-κB 活性，此外，还抑制了海马细胞坏死。最近的研究还发现，氢气对麻醉诱导的认知障碍也有一定的缓解作用。吸入 1.3% H_2 可显著减少新生小鼠因暴露于异氟醚而引起的神经元凋亡和 4- 羟基 -2- 壬烯醛产生（脂质过氧化和氧化应激的标志）。在 12 ～ 13 周龄时，接受 H_2 治疗的小鼠在长时记忆和异常社会行为方面的表现优于未接受 H_2 治疗的小鼠。注射富氢生理盐水也可明显缓解异氟醚诱导的 8 月龄小鼠认知能力下降。

除了上述认知功能障碍外，H_2 对缺氧、辐射、败血症、应激、癫痫状态和衰老引起的认知障碍和血管性痴呆也有一定的改善作用，这里不再讨论。

七、氢在精神障碍中的治疗作用

精神障碍包括抑郁症、躁郁症、焦虑症、精神分裂症、睡眠障碍和成瘾等，是全球致残的主要原因之一。据世界卫生组织统计，全世界有近 10 亿人患有精神障碍，而在一众精神障碍患者中约有 3.5 亿人罹患抑郁症。精神障碍通常发生于儿童、青少年、产妇、压力大的人、更年期妇女和患有严重疾病（如癌症、糖尿病和心血管疾病）的人群。虽然精神障碍的类型和严重程度各不相同，但如果不及时进行治疗，往往会严重影响个人的健康、生活、工作和社会交流。药物治疗是缓解精神障碍的主要手段之一，然而超过 50% 的患者在接受药物治疗后症状没有完全缓解。此外，这些药物往往存在明显的副作用。精神障碍一般被认为是由多种遗传和环境因素引起的。精神疾病的发生与神经、内分泌和免疫系统等多个系统的失调有关。此外，越来越多的证据表明，精神障碍与氧化应激和炎症应激密切相关。在这种情况下，H_2 被发现在治疗精神疾病中有很强的应用前景。

（一）氢对精神障碍治疗作用的多个实验研究

近年来，多个动物实验揭示了氢具有抗焦虑、抗抑郁和舒缓紧张情绪的作用。压力，尤其是慢性压力，是导致抑郁症的最重要因素之一。慢性应激小鼠吸入 67% H_2 或饮用富氢生理盐水后抑郁和焦虑样行为明显减少。有意思的是，早期的 H_2 干预还可以显著增强成年后小鼠的抗应激能力。流行病学研究显示，50% 以上慢性疼痛患者伴有抑郁情绪，60% 以上抑郁症患者伴有躯体疼痛。疼痛与抑郁高度纠缠错结，共同恶化躯体及心理症状。在慢性炎症性疼痛和神经性疼痛小鼠模型中，富氢水的全身性治疗在缓解疼痛的同时，也改善了疼痛相关的情感障碍。焦虑是阿片类药物戒断后常见的负面情绪，而腹腔注射氢生理盐水却能对抗吗啡戒断导致的小鼠体重减轻和焦虑样行为的出现。另外，有研究报道，注射富氢生理盐水在一定程度上能抑制甲基苯丙胺（俗称冰毒）诱导的小鼠行为敏化。这可能与富氢生理盐水的注射减少小鼠伏隔核中甲基苯丙胺诱导的活性氧和丙二醛的产生，削弱 ERK 的磷酸化和 ΔFosB 的过表达有关。值得注意的是，氢气治疗对自闭症谱系障碍（autism spectrum disorder，ASD）也有显著的效果。在孕鼠腹腔注射丙戊酸（valproic acid，VPA）诱导子代小鼠自闭症的模型中，研究人员发现母鼠饮用氢水显著逆转了 VPA 诱导的子代青年雌性和雄性小鼠的焦虑样行为，同时也缓解了 VPA 诱导的子代小鼠痛觉过敏，修复了子代受损的社交行为。据悉，目前国内已有单位组织开展了氢气吸入干预儿童自闭症患者改善症状的多中心、非随机、开放式平行对照Ⅳ期临床试验（ChiCTR2100048006）。

（二）氢对精神障碍治疗作用的分子机制分析

氢气缓解精神障碍的作用与氢气抗氧化应激、抗炎症反应、抗细胞凋亡和调控下丘脑 - 垂体 - 肾上腺轴有关。母体 VPA 暴露的子代鼠血清中 IL-6 和 TNF-α 水平显著升高，母鼠饮用氢水可以阻断子代鼠的这种全身炎症反应。在应激诱导的抑郁小鼠模型中，H_2 干预不仅抑制了应激诱导的抑郁小鼠海马和前额皮质中 IL-1β、caspase-1 和 ROS 的增加，同时还降低了血清皮质酮、促肾上腺皮质激素、IL-6 和 TNF-α 的水平。腹腔注射氢生理盐水还能逆转吗啡戒断引起的下丘脑 – 垂体 – 肾上腺轴的过度活跃，抑制血浆中皮质酮和皮质醇水平的升高。在疼痛相关抑郁 / 焦虑小鼠中，研究人员发现，富氢水治疗抑制了杏仁核中氧化应激蛋白 4–HNE、炎症相关蛋白 p–IKBα 和凋亡蛋白 BAX 的表达。

（陈　微　秦树存）

第五节　运动系统氢效应基础研究

机体运动系统由骨、骨连结和骨骼肌组成。该系统通过全身各骨与骨连结构成骨骼产生运动，同时骨骼和肌肉构成体腔的壁从而保护内脏。机体通过整个运动系统的互相配合与协调，完成各种精细而复杂的运动。骨为体内最坚硬的结缔组织，体内 99% 的钙储存于骨内，因而骨为体内最大的钙库，与钙、磷代谢密切相关。骨是以骨组织为主体构成的器官，骨膜内含丰富的血管、淋巴管和神经，能不断进行新陈代谢和生长发育，并有修复、再生和改建的能力。骨骼肌是人体能够行走、奔跑的坚强马达。骨骼肌又称为随意肌，包括肌腹和肌腱两部分。肌腹为肌性部分，有收缩能力。肌腱主要由平行致密的胶原纤维束组成，具有较强的抗张力强度。骨骼肌为机体运动系统提供动力。在神经系统的支配下，骨骼肌收缩，牵引骨产生运动。每块骨骼肌都具有一定的形态、结构、位置和辅助装置，并有丰富的血管和淋巴管分布，受一定的神经支配。

一、运动与疾病风险

运动具有多种生物学效应，能减少多种疾病发生的风险。然而，运动和许多健身方法和药物类似，也会对人体产生不利影响。例如，竞技运动员长期进行高强度锻炼，未经训练个体偶尔进行的高强度运动，就会导致机体的运动损伤。运动损伤的病理生理基础包括组织炎症、氧化应激，可导致细胞损伤和疾病发生。为了提高运动成绩，运动系统损伤的情况常难以避免。目前，对于运动损伤的恢复策略包括营养支持、物理疗法、各种免疫和内分泌信号分子靶点干预。但是，运动性肌肉损伤和随后的炎症反应是肌肉修复过程中不可或缺的一部分，这也是部分单纯以抗氧化剂和抗炎症药物为主的运动补剂会损害训练后运动适应性的原因。相比之下，氢分子由于其独特的物理和化学性质，在很多病理生理状态下表现出强大的抗炎、抗氧化和抗凋亡分子效应。氢气对运动系统损伤性疾病的治疗作用或者康复作用更值得期待。

二、氢对骨骼肌损伤的干预作用

运动引起骨骼肌损伤的特征是氧化应激、炎症和细胞凋亡的增加。机体在遭受外界刺激时产生过量自由基和（或）抗氧化能力下降从而引起氧化还原系统的失衡，可导致中性粒细胞炎性浸润，蛋白酶分泌增加，产生大量氧化中间产物，为多种代谢性疾病、癌症的发病基础。

作为氧化应激的重要应激源,长时间、高强度运动使体内需氧量急剧增加,常因供氧量不能满足其需求而导致生成的活性氧类超过机体的清除能力,发生氧化应激及炎症反应,从而影响运动表现甚至危害健康。已有大量研究证明氢气对氧化应激为基础的疾病有明显改善作用和治疗效果,因此有理由相信运动损伤的氧化应激病理状态可以在氢分子干预下得到改善。

(一)氢对高强度运动骨骼肌损伤的干预作用

2012年,谷红绸等研究了氢分子对运动大鼠氧化应激的影响,该实验采用4ml富氢水灌胃,干预4周。结果显示,富氢水可显著降低高强度和力竭运动对骨骼肌造成的超微结构损伤和线粒体空泡样变,保护细胞膜、线粒体和肌丝的结构完整。同时,富氢水能显著降低血清肌酸激酶活性和骨骼肌的丙二醛含量,显著提高骨骼肌超氧化物歧化酶、血清琥珀酸脱氢酶活性及总抗氧化能力。富氢水还能显著提高哺乳动物雷帕霉素靶蛋白(mTOR)及磷酸化雷帕霉素靶蛋白(PmTOR)的表达,降低自噬蛋白LC3B的表达,抑制细胞的自噬现象从而有效降低氧化应激损伤,保护线粒体功能。

(二)氢对高强度运动大鼠骨骼肌的长期干预效果

耿雪等通过长期补充氢气观察其对高强度运动大鼠运动能力、氧化损伤和抗氧化的干预作用。结果发现,4周高强度运动会对机体骨骼肌造成氧化应激损伤,引起抗氧化酶水平显著升高,而长期补充氢气可有效清除自由基,改善大鼠的运动性骨骼肌氧化应激损伤。而且不同剂量相比,中剂量氢气(0.9%±0.1%)(氢气在空气中的体积浓度)在调节高强度运动所致氧化还原系统失衡,促进运动疲劳和肠屏障的恢复上效果最佳。此外,该研究结果还显示,氢气还具有增加肠上皮细胞通透性、清除过多自由基、促进肠道菌群微生态平衡的恢复和增强肠屏障功能的潜力。

(三)氢对急性运动和离心运动性损伤的干预作用

运动诱导的骨骼肌炎症和氧化标志物的产生受内源性和外源性调节剂的共同控制,而氢分子能够在许多条件下减少氧化应激。2018年Nogueira团队进行氢分子对急性运动性损伤的干预效果研究。结果发现,氢气可以降低血浆中的TNF-α、IL-6含量及骨骼肌中cAMP反应元件结合蛋白的磷酸化水平,进一步增加超氧化物歧化酶活性,从而减轻大鼠的急性运动性炎症,同时减轻机体脂质过氧化及全身氧化应激状态。此外,有学者研究富氢水对离心运动性损伤的作用。发现,富氢水可以上调SIRT3的表达,从而抑制离心运动诱导的线粒体氧化应激和继发的炎症反应。以上实验结果表明,吸入氢气可通过提高机体的抗氧化能力,增强自由基清除能力及促进组织细胞氧化还原平衡的恢复,从而减轻运动引发的氧化应激和炎症损伤。

(四)氢对肌营养不良的干预作用

进行性假肥大性肌营养不良(迪谢内肌营养不良,Duchenne muscular dystrophy,DMD)是一种严重的遗传性肌肉变性疾病,没有特效治疗办法。氧化应激是DMD肌肉病变的病理机制之一,受损的肌肉细胞引发炎症,炎症产生更多的活性氧,形成恶性循环。2016年Hasegawa等提出氢气可改善DMD患者的肌营养不良,该实验使用DMD小鼠模型,自由饮用富氢水进行干预,每隔2周用转轮活动试验和转杆试验评定小鼠的运动耐力。结果显示,氢气可改善DMD小鼠体重和运动功能,显著降低小鼠血肌酐水平,减少肌肉纤维的退化和再生。同时,氢气可上调10周龄DMD小鼠抗氧化蛋白(Hmox1和GPX1)和抗凋亡基因*Bcl-2*的表达。

（五）氢对骨骼肌缺血 / 再灌注损伤的保护作用

骨骼肌具有很高的代谢活性，因此对缺血后的再灌注损伤非常敏感。活性氧和激活的中性粒细胞是导致缺血 / 再灌注局部和全身损害的最重要因素。2015 年，孙学军教授团队发现，富氢生理盐水通过其抗氧化、抗细胞凋亡和抗自噬作用可有效地减轻骨骼肌缺血 / 再灌注损伤。该实验使用大鼠骨骼肌缺血 / 再灌注损伤模型，在解除止血带阻断前 10min 腹腔注射富氢生理盐水（1.0ml/100g），评估氢气对骨骼肌缺血 / 再灌注损伤的保护作用。结果显示，氢气能够明显升高组织及血清中超氧化物歧化酶含量，显著降低丙二醛、羟自由基及髓过氧化物酶的活性，减轻组织损伤。

三、氢对骨骼和关节疾病的干预作用

（一）氢对骨关节炎的干预作用

骨关节炎（osteoarthritis，OA）是一种常见疾病，在世界各地都可见到，会导致关节疼痛甚至残疾。骨关节炎的病理生理因素非常多，其中活性氧在该疾病的启动和发展中占有重要地位，特别是在软骨细胞坏死和骨质破坏中发挥着重要的调节作用。骨关节炎的特征是细胞外基质分子降解、关节软骨丢失和骨赘形成，其发生和加重与 Wnt/β-catenin 信号的异常激活有关。2016 年，Ohno 团队通过多种细胞株证实，氢气能够减少 β-catenin 的积累并加速其降解，该过程是通过 β-catenin 的 CK1/GSK3- 磷酸化位点和 CK1/GSK3 的双重活性实现的，以此来抑制 WNT/β-catenin 信号的激活，保护骨关节炎的软骨退化及减缓其进展，从而减轻骨关节炎。

（二）氢对软骨细胞的保护作用

2021 年张敬东等使用人软骨组织细胞及内侧半月板失稳的小鼠模型探究氢分子对软骨细胞的干预作用，该实验采用每天吸氢（75% H_2）1h 进行干预，采用 X 线影像分析、藏红素 O 染色、TUNEL 染色和免疫组织化学方法评价体内治疗效果。结果发现，氢可抑制过氧叔丁醇诱导的软骨细胞中的炎症因子（ADAMTS5 和 MMP13）和凋亡因子（裂解的 caspase-3、细胞色素 c 和 Bax）。此外，氢分子还可以抑制 JNK 信号通路的激活，而氢的这种作用可以被 JNK 激活剂山奈霉素所消除。体内试验结果显示，氢气可下调 p-JNK 及 caspase-3 的表达，说明氢气可以抑制软骨细胞凋亡和炎症，减轻骨关节炎。

四、氢对骨质疏松的干预作用

微重力（MG）是宇航员或患者在长期卧床期间所经历的失重状态，会导致人体发生严重的病理变化，其中最突出的是骨丢失，即骨质疏松。骨丢失会增加骨折的风险，氧化应激是其重要原因之一。2012 年有研究发现氢分子可以治疗模拟微重力大鼠的氧化应激和骨丢失。该实验使用长期模拟微重力后肢悬吊（HLS）的大鼠模型及体外培养的成骨细胞和破骨细胞，探讨长期饮用氢水对 HLS 大鼠是否具有抗骨质疏松作用，以及富氢培养液体外培养对成骨细胞和破骨细胞功能的影响。动物实验结果显示，氢气可以有效逆转 HLS 诱导的大鼠骨丢失，改善骨形成并抑制骨吸收，同时降低血浆中丙二醛的含量，提高血清总抗氧化能力，抑制大鼠骨质疏松。细胞实验显示，氢气可抑制 ROS 的形成并恢复成骨细胞分化，降低细胞内 NO 的含量和 iNOS 的表达，同时可降低破骨细胞分化及生成，说明微重力条件下氢气对骨形成和骨吸收均有促进作用。

五、氢对运动功能的影响

许多学者指出，氢气除了具有缓解骨骼肌及骨关节氧化应激和炎症作用外，还具有改善运动疲劳、提高运动功能等作用。

（一）氢对小鼠的运动耐力及抗疲劳能力的干预作用

2018 年 Ara 等发现，富氢水提高了小鼠的运动耐力和抗疲劳能力。该实验采用游泳疲劳小鼠（每天游泳 10min，连续 4 周）饮用富氢水 4 周（每天换水 3 次），通过运动耐力／游泳耐力、代谢活动和免疫氧化还原活性来检测饮用富氢水对慢性强迫游泳小鼠的抗疲劳作用。结果显示，富氢水组小鼠运动后体重和运动耐力明显增加，血糖降低，血乳酸及血尿素氮水平显著下降。同时，血清和肝组织裂解液中的谷胱甘肽过氧化氢酶活性显著升高；而活性氧、一氧化氮及细胞因子（IL-1、IL-6、TNF-α）等显著降低。这些研究成果说明，氢气具有抗疲劳活性，其作用的标志就是能明显延长小鼠力竭游泳时间和抑制血乳酸的产生。2012 年李爱春等通过使用大鼠进行一次性大强度力竭运动，也证明了富氢水可以延长运动时间，增强抗疲劳能力，提高运动能力。

（二）富氢水与葡萄糖联合使用促进大鼠的疲劳恢复

邹仙等研究力竭运动即刻补充富氢水和（或）葡萄糖对 SD 大鼠疲劳恢复的影响。结果发现，力竭运动后单独给予葡萄糖仅能增加肌糖原，单独给予富氢水仅能降低血清丙二醛，而葡萄糖联合富氢水能有效降低血清丙二醛，增加腓肠肌肌糖原，提高运动耐力，提示富氢水与其他营养补剂共同使用可能更有利于机体恢复。

六、小结

作为一种新兴的治疗性医用气体，氢气因其独特的理化和生物学效应，在运动系统疾病应用中具有多重优势。大量研究证明，氢气具有缓解运动性氧化损伤、改善疲劳、提高运动成绩等作用，有望成为运动领域新一代抗氧化剂。此外，运动医学是比较容易开展人体试验的，而且检测内容相对比较容易和经济，因此，应开发更多实际可用的人群试验治疗方案以确认氢气的治疗潜力。

（王　浩　秦树存）

第六节　内分泌系统氢医学基础研究

人体内分泌系统是包括甲状腺、甲状旁腺、肾上腺、性腺、垂体及胰岛等多种内分泌腺体及内分泌组织或细胞团块等在内的一大功能体系。该系统能通过分泌一类被称作激素的特殊物质而对人体内的代谢过程、脏器功能、生长发育、生殖衰老等许多生理活动和生命现象起重要调节作用，同时与神经系统相辅相成，旨在调节机体的生长发育和各种生命活动。内分泌腺是没有分泌管的腺体，通过分泌激素调节机体的生长发育、功能活动、新陈代谢。人体最大的内分泌腺是甲状腺，甲状腺激素能够维持神经系统的兴奋性；垂体分泌的生长激素，可以促进蛋白质合成和骨骼生长，达到帮助身体发育的效果；肾上腺主要是维持水电解质的平衡，能够分泌醛固酮、皮质醇等激素，调节机体糖类和水盐代谢，在血压调节和应激中发挥重要作用。内分泌组织以细胞团分散于机体的器官和组织内，如胰腺内的胰岛、睾丸内的间质细胞、卵巢内的卵泡和黄体等。胰岛 A 细胞分泌胰高血糖素，胰岛 B 细胞分泌胰岛素，两者协同作用调节血糖浓度，维持血糖稳态。睾丸间质细胞产生雄激素，经毛细血管进入血液循环至全身靶器官，维持正常功能，同时促进人体合成代谢活动。黄体可合成和分泌孕酮，用于建立和维持妊娠。

一、流行病学

随着经济的发展、人类生活水平的提高和饮食习惯的改变，以及世界人口老龄化的日益严重，内分泌系统疾病的患病率、死亡率持续升高。内分泌系统疾病是指内分泌腺体或内分泌组织自身的分泌功能或结构异常而表现出的症状，包括糖代谢障碍、脂类代谢障碍、蛋白质代谢障碍、水和电解质代谢紊乱、无机元素代谢异常及嘌呤代谢异常等。其中，常见的内分泌系统疾病包括糖尿病、高脂血症、代谢综合征、肥胖症、甲状腺疾病等。内分泌系统疾病的救治手段和药物远远不能满足需要，近几年研究表明，H_2 在治疗内分泌系统疾病（包括糖尿病、代谢综合征、高脂血症、肥胖等），调节内分泌系统稳态方面发挥了明显作用。

二、氢与糖尿病

糖在人体中发挥着不可或缺的作用。它不仅是机体的主要能量来源，也是人体结构的重要组成部分。在调控系统的调节下，人体的血糖可以在一定的生理范围内（3.9 ～ 6.1mmol/L）处于动态平衡。强有力的人体调控系统是维持血糖稳定的保障，这其中离不开激素对血糖的调节。在机体调节糖代谢的内分泌激素中，胰岛 B 细胞分泌的胰岛素可以降低血糖，增强靶细胞对葡萄糖的摄取利用，同时还可以促进葡萄糖向糖原、脂肪、蛋白质的合成。可见，胰岛素就是通过增加葡萄糖的利用同时减少葡萄糖的来源途径来降低血糖的。而胰高血糖素、肾上腺素、糖皮质激素和生长激素等均能使血糖水平升高。虽然人体中有特定的调节糖代谢的机制，但是当机体发生糖代谢紊乱时，人体就会出现高血糖症或低血糖症。糖尿病是内分泌系统疾病中的常见病、多发病，已经成为"慢性病之王"。糖尿病是一种因胰岛素绝对或相对不足或靶细胞对胰岛素敏感性降低等而引起的糖、脂肪和蛋白质代谢紊乱的一种慢性疾病。其主要特点是高血糖、糖尿，表现为多饮、多食、多尿和体重减轻的"三多一少"症状，可使一些组织或器官发生形态结构改变，导致各种组织，特别是眼、肾、心脏、血管、神经的慢性损害和功能障碍。糖尿病分为 1 型糖尿病和 2 型糖尿病。1 型糖尿病约占 10%，系胰岛 B 细胞破坏, 胰岛素绝对缺乏, 发病年龄多小于 30 岁; 2 型糖尿病是一种和衰老相关的疾病, 以胰岛素抵抗为主伴胰岛素进行性分泌不足, 是糖尿病最多见的类型, 发病年龄多大于 40 岁。2021 年 12 月 6 日, 国际糖尿病联盟官方网站统计: 目前全球有 5.37 亿 20 ~ 79 岁的成人患有糖尿病。预计到 2030 年, 总人数将上升至 6.43 亿 (占 11.3%), 到 2045 年将上升至 7.83 亿 (占 12.2%)。其中, 20 ~ 24 岁成人的患病率最低, 75 ~ 79 岁成人糖尿病患病率估计为 24.0%, 城市的糖尿病患病率多于农村, 男性高于女性。中国是成人糖尿病患者最多的国家, 预测到 2045 年, 中国糖尿病患者数量将达到 1.744 亿例。

糖尿病病因及发病机制十分复杂, 目前尚未完全阐明, 遗传因素、精神紧张、年龄和肥胖、长期摄食过多或饮食不节制及多次妊娠等均可引起胰岛素活性相对或绝对不足以及胰高血糖素活性相对或绝对过多从而引起糖、脂肪、蛋白质的代谢紊乱, 导致糖尿病的产生。近年来, 多个科研团队证实氢气通过其抗炎、抗氧化、改善脂代谢、调节细胞增殖与凋亡等生物活性可拮抗糖尿病的发生发展。

（一）H_2 对糖尿病模型鼠的干预作用

db/db 小鼠缺乏功能性瘦素受体, 瘦素信号通路障碍, 从而导致小鼠出现肥胖、胰岛素抵抗、高血糖、脂肪肝等症状, 已被广泛用作 2 型糖尿病的动物模型。氧化应激是 2 型糖尿病的重要病理机制之一, 因此, 有效克服氧化应激是减缓 2 型糖尿病发生发展的重要方法。氢气在改善氧化应激相关疾病方面具有巨大的潜力, 那么氢气是否可以缓解 2 型糖尿病呢?

1. H_2 对 2 型糖尿病的干预作用　2011 年, 太田成男团队使用 db/db 小鼠验证氢气对 2 型糖尿病的作用。在这些小鼠中, 氧化应激产物在肝脏中积累, 并且小鼠还患有高血糖和高脂血症。该实验分别给予含 100% (0.8mmol/L) 与 10% (0.08mmol/L) 小鼠体重的氢水, 每 2 周检查一次体重与体脂含量。结果显示: 饮用氢水后, H_2 可以随着糖原在肝脏中积聚; 长期饮用氢水, 可通过降低 db/db 小鼠肝脏的氧化应激, 降低小鼠体重及血糖、胰岛素和甘油三酯水平, 从而改善脂肪肝、肥胖和糖尿病, 同时能促进能量代谢。实验证明 H_2 可以治疗 2 型糖尿病, 对正常高脂饮食引起的动物脂肪肝也具有显著治疗效果。他们继续探究 H_2 具有这些改善肥胖和代谢参数效果的分子机制, 结果发现, 长期摄入 H_2 会促进肝脏激素成纤维细胞生长因子 21 (FGF21) 的表达, 而 FGF21 是能量消耗的调节因子, 具有促进脂肪酸和葡萄糖利用的作用。以上研究结果提示, H_2 在改善 2 型糖尿病方面可能具有潜在益处。

2. H_2 对 1 型糖尿病的干预作用　在 1 型糖尿病中, 胰岛 B 细胞因凋亡而丧失, 导致胰岛素缺乏, 这往往会导致危及生命的并发症。H_2 对于 1 型糖尿病会产生怎样的效果呢? 四氧嘧啶可以对胰岛 B 细胞造成不可逆转的氧化损伤, 产生活性氧物种, 并导致 1 型糖尿病。2011 年 Li 等使用四氧嘧啶诱导的 1 型糖尿病小鼠模型进行 H_2 干预 1 型糖尿病的研究, 实验采用氢水饲喂小鼠 4 周, 结果发现, 氢水可阻止四氧嘧啶诱导的 DNA 断裂和 HIT-T15 胰腺 B 细胞亚 G_1 期细胞的产生, 同时可显著降低四氧嘧啶诱导的 1 型糖尿病模型小鼠的血糖水平。这些结果表明, 电解还原水可以通过减少四氧嘧啶产生的活性氧来阻止 1 型糖尿病模型小鼠胰腺 B 细胞的凋亡和症状的发展。

（二）氢与糖尿病并发症

糖尿病许多并发症是由晚期糖基化终末产物 (AGE) 及其受体 (RAGE) 相互作用水平

升高引起的。由于 AGE-RAGE 相互作用产生过多的自由基而进一步发展为进展性糖尿病并发症。H_2 具有抗炎、抗氧化作用，对机体健康有很大的益处。因此，推测 H_2 对糖尿病相关的 AGE 水平增加和病理过程也有一定作用。

1. 对 AGE 诱导的细胞凋亡干预作用 2013 年，有学者为了确定使用富氢培养基增加内皮细胞（EC）中的氢含量是否可以保护 EC 免受晚期糖基化终产物（AGE）诱导的细胞凋亡的作用，开展了一项体外试验。该试验分离了大鼠胸主动脉的内皮细胞，使用富氢培养基（H_2 浓度为 > 0.6mmol/L）培养 6h，通过检测活性氧自由基 ROS 的产生和抗氧化剂相关基因的表达评估细胞凋亡情况。结果显示，H_2 干预组细胞凋亡率下降，AGE 诱导的 ROS 生成减少，超氧化物歧化酶及谷胱甘肽含量增加，同时，细胞中抗凋亡蛋白 Bcl-2 增加，而促凋亡蛋白 Bax 减少，Bcl-2/Bax 的比例下降约 50%。以上结果说明，H_2 对 AGE 诱导的 EC 损伤具有显著的保护作用，可能是通过减少 ROS 的产生及增强细胞内抗氧化酶系统的保护实现的。

2. H_2 对糖尿病大鼠 AGE-RAGE 表达的干预作用 2021 年，Retnaningtyas 团队通过饮用氢水，探究氢水对链脲佐菌素诱导的糖尿病大鼠 AGE-RAGE 表达的影响。研究结果发现，与糖尿病大鼠比较，氢水或氢水联合二甲双胍均可显著降低 AGE-RAGE 的表达，说明氢水有望通过调节链脲佐菌素诱导的糖尿病大鼠 AGE-RAGE 的表达来延缓器官损伤，提示氢水对糖尿病并发症有潜在治疗作用。

三、氢与代谢综合征

代谢综合征是由代谢功能障碍引起的一组病症，是以肥胖、高血糖、血脂异常、高胰岛素血症以及高血压等聚集发病的临床症候群，各组分相互关联，促进疾病的发生。非酒精性脂肪性肝病（NAFLD）被认为是代谢综合征的肝脏表达，在大多数情况下，它与肥胖、血脂异常、糖尿病和胰岛素抵抗有关。目前，NAFLD 被认为是最常见的肝脏疾病，NAFLD 的范围从简单的、看似良性的肝脂质积累（简单脂肪变性）到非酒精性脂肪性肝炎（NASH），它的特征是炎症和胶原沉积（纤维化），并可能进展为肝组织损伤（肝硬化）。该疾病的发病机制是复杂和多因素的，涉及遗传和环境因素。胰岛素抵抗是导致肝脏新生脂肪生成、脂肪组织脂肪分解和游离脂肪酸 β 氧化抑制的关键因素。肝脏对细胞内脂质积聚的反应导致一系列事件，包括氧化应激、线粒体和内质网功能障碍以及炎症。

（一）氢对非酒精性脂肪肝的干预作用

2020 年，山东第一医科大学秦树存团队研究了氢气对高脂果糖饮食（HFFd）诱导的大鼠非酒精性脂肪性肝病（NAFLD）的干预作用。该实验利用自制装置提供低浓度（4%）和高浓度（67%）H_2，每天 1 次，持续 2h，共干预 10 周。结果发现，低浓度和高浓度的氢气吸入可以剂量依赖的方式降低体重指数、腹脂指数和肝脏指数，H_2 吸入可使口服葡萄糖耐量试验（OGTT）的曲线下面积（AUC）分别降低 9.0% 和 14.8%，表明氢气吸入可改善糖耐量的受损情况。同时，H_2 还能显著降低血浆总甘油三酯水平、谷丙转氨酶、谷草转氨酶和乳酸脱氢酶活性，低浓度的 H_2 可似乎比高浓度的 H_2 可产生更好的效果。此外，吸入低浓度 H_2 后，肝脏总胆固醇和甘油三酯水平分别降低 11.1% 和 26.2%，吸入高浓度 H_2 后，肝脏总胆固醇和甘油三酯水平分别显著下降 32.2% 和 40.5%，说明吸入氢气可以剂量依赖的方式调节肝脏脂肪堆积（图 3-9）。此外，Jackson 等采用高脂饮食诱导的非酒精性脂肪肝小鼠模型，饮用富氢水 12 周进行干预，通过组织学结果评估氢气对非酒精性脂肪肝的干预作用。结果显示，饮用富氢水组脂肪重量可显著减轻，肝脏脂质积累明显减少。同时，氢水组肝脏组织结构的形态和肝功能都有所改善，肝组织氧化和炎症损伤程度有所减轻，说明 H_2 在一定程度上对非酒精性脂肪肝有治疗作用。

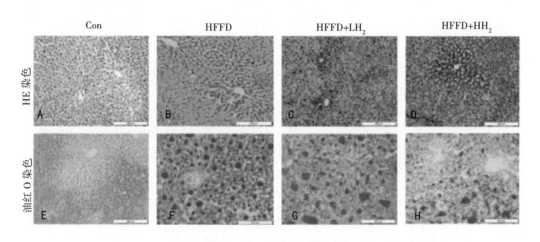

图 3-9 不同组的 HE 染色病变分析和油红 O 染色肝脂质积聚分析

A、E. Con（对照组）；B、F. HFFD（高脂组）；C、G. HFFD+4%H_2组；D、H. HFFD+67%H_2组（每组 n=10；比例尺 =200μm）。（引自：刘伯言 . Molecular Medicine Reports，2020）

（二）H_2 对代谢综合征大鼠的肾脏具有保护作用

有文献报道，代谢综合征增加了慢性肾脏疾病的易感性，那么，H_2 在这个过程中会产生怎样的作用呢？ SHR-cp 大鼠是常用的代谢综合征大鼠模型，广泛用于评估代谢异常引起的肾脏变化以及肾小球损伤的发展。2011 年，Hashimoto 等使用 SHR-cp 大鼠模型饮用富氢水16 周进行干预，以评估 H_2 对代谢综合征大鼠肾损伤的保护作用。结果发现，富氢水可以预防和改善肾小球硬化和肌酐清除，降低尿白蛋白 / 肌酐值，增加水摄入量和尿流率，从而提高大鼠的生存质量，具有显著益处。此外，秦树存团队的 Xue 等指出：吸入 H_2 可以改善甘油诱导的急性肾损伤大鼠的氧化应激、炎症、细胞凋亡和程序性坏死。他们的实验使用 SD 大鼠急性肾损伤模型，利用自制装置提供低浓度（4%）和高浓度（67%）H_2，探究 H_2 对该模型剂量依赖性的影响。结果发现，吸入 H_2 可改善 SD 大鼠的精神状态，并逐渐恢复活动和饮水量。吸入 H_2 后，大鼠肾脏形态损伤明显减轻，肾小管管型和脱落肾小管上皮细胞明显减少，乳酸脱氢酶、尿酸、肌酐水平显著降低。同时，吸入 H_2 可减轻由于抗氧化剂水平和自由基产生之间的失衡而导致的氧化应激。与急性肾损伤组相比，丙二醛水平显著降低，超氧化物歧化酶活性和谷胱甘肽含量显著增加，过氧化氢酶活性也略有改善，但没有统计学意义。以上结果说明，吸入 H_2 可显著减轻代谢综合征诱导的急性肾损伤，可以作为一种潜在的替代疗法（图 3-10）。

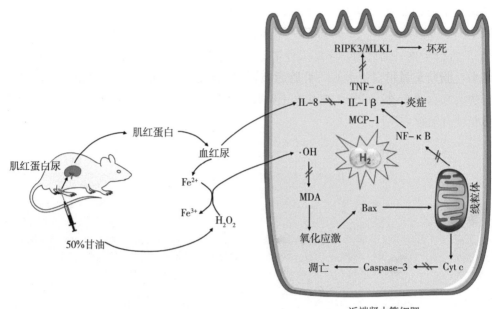

图 3-10　氢分子可通过抗氧化、抗炎及抗凋亡作用缓解甘油诱导的大鼠急性肾损伤

通过给急性肾损伤大鼠吸入氢气，可降低炎症因子（白细胞介素 -1β、TNF-α、单核细胞趋化蛋白 1）和脂质过氧化物（MDA）的含量，也可抑制凋亡相关因子 caspase-3 的表达，发挥保护作用。

（引自：薛俊莉，等 . Medical Gas Research，2023）

四、H_2 与神经内分泌系统

神经内分泌系统最重要的作用是它对身体各系统的自我调节。这个过程是通过下丘脑 -垂体 - 肾上腺（HPA）、下丘脑 - 垂体 - 甲状腺（HPT）和下丘脑 - 垂体 - 性腺（HPG）轴实现的。HPA 轴与压力弹性和脆弱性密切相关。

（一）H_2 对下丘脑相关激素的干预作用

2016 年，Gao 等研究发现，H_2 可抑制 HPA 轴及其对压力的炎症反应。该实验采用重复吸入氢氧混合气（67% ： 33%，v/v），每天 1～3 次，连续 14 天。结果显示，连续吸入 H_2 可显著缩短小鼠强迫游泳试验的漂浮时间、尾部悬吊试验的不动时间及小鼠的进食潜伏期，说明反复吸入 H_2 可以增强小鼠对急性应激的恢复能力。同时，反复吸入 H_2 可显著提高慢性轻度应激小鼠的蔗糖偏好，抑制慢性轻度应激诱导的小鼠行为改变，如缩短进食潜伏期，延长在旷场试验中心区停留的时间，说明反复吸入 H_2 可以防止慢性轻度应激诱导的抑郁和焦虑样行为。酶联免疫吸附试验（ELISA）分析显示，吸入氢氧混合气体可阻断慢性轻度应激小鼠血清皮质酮、促肾上腺皮质激素、白细胞介素 -6 和肿瘤坏死因子 -α 水平的升高。此外，青春期反复吸入 H_2 会增加成年后的压力恢复能力，说明 H_2 对小鼠应激韧性有长期影响。这可能是通过抑制下丘脑 - 垂体 - 肾上腺轴和对应激的炎症反应来调节的。

（二）H_2 对阿尔茨海默病小鼠认知障碍的干预作用

2018 年，Hou 等研究发现，富氢水可减轻雌性阿尔茨海默病小鼠的认知障碍，可能与炎症反应和氧化应激改善有关。该实验使用 APP/PS1 阿尔茨海默病小鼠模型，富氢水（$H_2 >$ 0.6mmol/L）灌胃，每天 2 次（0.1ml/10g），干预 13 周。结果显示，H_2 可以有效地改善雌性阿尔茨海默病小鼠特有的空间学习能力缺陷和记忆障碍，这种影响可能归因于雌激素 –Erb 信号。已知 NLRP3 炎症小体是人体自身免疫系统的重要组成部分，在家族性周期性自身炎症反应、2 型糖尿病、阿尔茨海默病和动脉粥样硬化症等疾病发生的过程中具有重要作用。Hou 等还观察了 NLRP3 炎症小体，富氢水减轻了阿尔茨海默病大鼠脑内 NLRP3 炎症小体的激活。

（三）H_2 对生长素释放肽的干预作用

除上述激素外，饮用饱和氢水还能显著增加血浆中生长素释放肽的浓度。生长素释放肽是一种具有代谢和内分泌功能的肽激素，由胃肠道细胞合成，能够刺激食欲，促进生长，还能参与奖励、学习和记忆过程、睡眠和觉醒周期、味觉和葡萄糖代谢的调节等。2013 年，Nakaya 等给予小鼠 0.8ml 氢水灌胃，连续干预 4 天。结果发现，氢水处理组胃内生长素释放肽基因表达水平比对照组增加了 1.9 倍，小鼠血浆胃促生长素水平显著升高，当给予 β_1 肾上腺素受体特异性阻断剂阿替洛尔（10mg/kg，腹腔注射）时，血浆胃促生长素水平恢复，说明 β_1 肾上腺素能受体的激活是氢水诱导的循环生长素释放肽增加所必需的。

（四）H_2 对睾酮激素的干预作用

有研究团队提出 H_2 还可以影响睾酮的产生。睾酮是由睾丸生精小管中的间质细胞产生的，男性的生育能力取决于睾丸内的睾酮浓度，过高的活性氧会减少睾酮的产生，导致生育能力下降。韩国延世大学的 Kyu–Jae Lee 团队使用氢气处理男性不育患者的精子悬液，通过细胞抗氧化水平来评价其对间质细胞增殖和睾酮产生的影响。结果显示，氢气可以显著清除睾丸线粒体中的活性氧，从而提高精子线粒体中的 ATP 产量以及精子线粒体的运动性和效率，同时氢气抑制细胞内活性氧诱导的 MAPK 信号转导通路和钙依赖通路，抑制促凋亡途径及线粒体氧化磷酸化以恢复睾酮激素水平和氧化还原平衡，提高氧化还原失衡导致的男性生育能力的下降。

五、小结

H_2 作为一种生物安全性高、分子尺寸小、在细胞和组织中极易扩散的小分子，可能通过激活多种信号转导途径来调节和改善内分泌系统疾病。已经有越来越多的基础实验证实了其在氧化应激、抗炎方面的作用，这对任何与活性氧相关的疾病或症状都是有益的。总之，氢分子愈益显示出在糖尿病、代谢综合征、肥胖及其并发症等神经内分泌系统疾病中的潜在防控作用。

（王　浩　秦树存）

第七节　泌尿系统氢效应基础实验研究

机体泌尿系统由肾、输尿管、膀胱和尿道组成，该系统通过产生尿液并将尿液排出体外，从而清除机体新陈代谢过程中产生的废物和多余的水，调节水盐代谢和酸碱平衡，并合成和分泌多种生物活性物质，旨在维持机体内环境的平衡和相对稳定。此外，肾脏具有重要的内分泌功能，能产生和释放肾素、前列腺素等。同时，肾脏还能调节体内液体的总量、血浆离子成分、渗透压和酸碱度等，对保持内环境的相对稳定和电解质平衡起着重要作用。输尿管是一对细长的管道，全长 20 ～ 30cm，上连肾盂，下入膀胱。输尿管主要由平滑肌组成，能通过蠕动运动将尿液喷入膀胱。输尿管有三个狭窄部：一个在肾盂与输尿管移行处（输尿管起始处）；一个在越过小骨盆入口处；最后一个在进入膀胱壁的内部。这些狭窄是结石、血块及坏死组织容易停留的部位。

一、流行病学和治疗现状

随着经济的发展、人类平均寿命的延长以及饮食习惯的改变，泌尿系统疾病的患病率、死亡率持续升高。泌尿系统疾病及病变种类众多，泌尿系统感染的发病率仅次于呼吸道感染，尤多见于女性，据报道，10% ～ 20% 的成年妇女患过泌尿系统感染。俗话说，肾好身体就好！肾脏掌管人体一身水运，每天我们的肾脏都要清理 150L 左右的体液，堪称"劳苦功高"。因此，保护肾脏变得尤为重要。由于药物的不断发展、更新以及滥用，药物引起的肾损害已成为重要问题，种种副作用的存在提示我们，泌尿系统疾病的药物和救治手段已远远不能满足需要。近几年的基础研究数据表明，H_2 在预防及治疗泌尿系统疾病，包括急性肾损伤、糖尿病肾病、肥胖相关性肾病、缺血性肾损伤、肾性高血压、肾性贫血、肾性骨病、慢性肾脏病纤维化、尿毒症微炎症状态、肾脏肿瘤等病变以及保护肾脏方面发挥了明显作用。另外，氢分子对血液透析的炎症反应、血压的控制或包裹性腹膜硬化症的研究成果也值得重视。

二、氢与肾损伤疾病

肾损伤(kidney injury, KI)是指由多种病因引起的双肾泌尿功能障碍，导致代谢产物积聚、内环境严重紊乱的临床综合征。肾小球滤过率降低为急性肾损伤的中心环节。目前认为其发病机制主要涉及 3 个方面。①肾小管因素：缺血／再灌注、肾毒性物质均可引起近端肾小管损伤，并导致小管对钠重吸收减少，管–球反馈增强，小管管型形成导致肾小管梗阻，管内压增加，GFR 下降。②血管因素：肾缺血可通过血管作用使入球小动脉细胞内钙离子增加，从而对血管收缩刺激和肾自主神经刺激敏感性增加，导致血管舒缩功能紊乱和内皮损伤。③炎症因子的参与：肾缺血可通过炎症反应直接使血管内皮细胞受损，也可通过小管细胞产生炎症介质使内皮细胞受损，受损的内皮细胞使白细胞黏附及移行增加，从而导致肾组织进一步损伤，GFR 下降。最近 10 年的大量研究表明：氢气可通过抗氧化、抗炎症、抗凋亡等途径或影响基因表达，对各类氧化损伤和炎症性疾病具有比较理想的治疗效果。同时，氢气可预防和治疗药物诱导的肾毒性、肾缺血／再灌注损伤、肾结石等多种肾脏疾病。

（一）氢对药物诱导的肾毒性有保护作用

肾脏是人体重要的排泄器官，很多药物需经肾脏排出，药物在肾脏蓄积会导致肾损伤，又称为肾毒性。①顺铂是一种应用广泛的抗癌药物，其主要不良反应为急性肾损伤，且这一不良反应限制了 25%～30% 的患者应用其治疗。顺铂还能降低还原型谷胱甘肽，抑制抗氧化活性，造成 ROS 积累，使肾脏脂质过氧化。②环孢素（CsA）和庆大霉素是常用的抗生素。长期给予 CsA 诱导的氧化应激是慢性肾毒性的主要原因。庆大霉素为临床上广泛应用的抗细菌性感染的氨基糖苷类抗生素，庆大霉素治疗后，10%～25% 的患者出现肾功能异常，甚至急性肾损伤症状，其作用机制主要是引起肾小管上皮细胞发生氧化应激、炎症浸润、细胞凋亡信号通路激活及激发自噬信号引起非正常自噬现象导致细胞损伤。大量的资料和数据显示，氢分子在药物引起的肾损伤性疾病中具有一定潜在治疗价值。

1. 氢对顺铂诱导肾损伤的干预作用　顺铂是目前治疗多种肿瘤的最有效的化疗药物之一。顺铂可引起严重的肾小管损伤，表现为肾小管上皮细胞空泡化、脱落，肾小管内有大量透明管型和蛋白管型。2009 年，Nakashima-Kamimura 等使用癌症细胞系及患有癌症的小鼠进行氢分子干预顺铂诱导肾损伤的研究，通过检测肾组织形态变化、血肌酐和尿素氮（BUN）水平等评价肾毒性。结果发现，吸入 1% 的氢气或饮用富氢水可降低顺铂引起的死亡率，减轻体重，显著降低血肌酐和尿素氮水平（2～4 倍），明显减少尿液中透明管型及蛋白管型，同时可使羟自由基和肾脏脂质过氧化物丙二醛明显降低。而 CT 结果显示肿瘤形态及质量未发生明显变化，说明氢气可明显改善顺铂引起的肾毒性，而不损害其抗肿瘤活性。此外，有学者分别运用动态对比增强 CT 方法及血氧水平相关的磁共振方法证实，富氢液对顺铂介导的肾毒性具有保护作用。

2. 氢对环孢素诱导肾损伤的干预作用　环孢素多用于减少移植排斥反应和治疗自身免疫性疾病，长期使用可使小鼠血中活性氧、丙二醛水平及尿蛋白、血肌酐和血尿素氮水平升高，谷胱甘肽和超氧化物歧化酶水平降低，这些改变可导致血管功能障碍、肾小管萎缩、间质纤维化和肾小管细胞凋亡，最终会导致肾功能障碍。2020 年，Liu 等采用皮下注射环孢素建立肾损伤大鼠模型，通过腹腔注射 12ml/kg 富氢生理盐水（≥0.6mmol/L，≥0.6ppm）连续 4 周进行干预。结果显示，富氢水组大鼠尿蛋白、肌酐及尿素氮显著降低，而内生肌酐清除率明显提高，同时富氢水治疗可显著减轻环孢素诱导的肠系膜动脉内皮功能障碍及肾小管萎缩、间质纤维化和肾小管细胞的凋亡，抑制氧化应激损伤，从而改善环孢素诱导的肾功能。

3. 氢对庆大霉素诱导肾损伤的干预作用　庆大霉素是一种重要的氨基糖苷类抗生素，其特点是引起直接的肾小管坏死。Kenya Murase 团队研究了氢分子对庆大霉素肾毒性的作用效果。该实验采用皮下注射庆大霉素及饮用富氢水进行干预，实验周期为 7 天，分别在第 0、2、4 和 7 天进行磁共振成像研究，第 7 天结束时，心脏穿刺法采集血样，测定血清肌酐和尿素氮水平。磁共振及病理组织学结果显示，氢气可明显减轻动物肾皮质内的氧化损伤，而对髓质无明显影响，氢气还可缓解部分肾小管上皮细胞扩张和脱落。同时，氢气干预组血尿素氮和肌酐有下降趋势但不明显。这些结果说明氢气可能通过减轻动物肾皮质内氧化损伤来降低庆大霉素诱导的肾毒性。

4. 氢对对比剂诱导肾损伤的干预作用　对比剂肾病指由对比剂引起的肾功能急骤下降。常用的对比剂一般均为高渗性，含碘量高达 37%，在体内由肾小球滤过而不被肾小管吸收，脱水时该药在肾内浓度增高，可导致肾损害而发生急性肾衰竭。氢气又会对对比剂肾病产生怎样的作用呢？2015 年，Shingo Hori 团队发现，吸入氢气可减轻大鼠对比剂肾病的严重程度。该实验采用静脉注射对比剂建立对比剂诱导的肾损伤模型，通过吸入 1.29% 的 H_2

评估氢气对对比剂肾病的干预作用。结果显示，吸入氢气后，血尿素氮及肌酐水平显著降低，蛋白管型和肾小管坏死的形成增加，而髓质充血的水平没有显著差异。同时，肾脏中TUNEL 阳性细胞数量及 8-OHdG 含量明显减少，其机制可能与氢气减少肾细胞凋亡和氧化应激有关。

（二）氢对肾结石具有一定保护性作用

草酸钙（CaOx）是肾结石最常见的成分，它与肾小管上皮细胞相互作用，诱发氧化应激、炎症和纤维化，进一步促进肾小管细胞损伤。氧化应激与活性氧（ROS）过量产生有关，ROS 能够激活炎症小体和各种转录因子，导致炎症细胞因子的产生。过度的氧化应激和炎症不仅会增强 CaOx 晶体在肾小管细胞中的沉积和保留，还会导致纤维化的发展。郭志勇团队观察了氢分子对两种条件诱导的肾结石的干预作用。

2015 年，该团队 Peng 等采用乙醛酸盐连续 5 天腹腔注射建立大鼠肾 CaOx 结晶沉积模型，每日吸入 67% H_2 和 33% O_2 混合气体 30min，连续 7 天，进行氢气对肾结石作用的研究。通过对尿液、血清和肾组织标本进行生化和病理检查，结果发现吸入氢气可显著降低肾脏丙二醛和 8- 羟基脱氧鸟苷水平，增加超氧化物歧化酶、谷胱甘肽和过氧化氢酶活性，同时肾脏骨桥蛋白、单核细胞趋化蛋白 -1 和白细胞介素 -10 等显著降低。该研究成果表明，吸入氢气可成功减轻草酸盐诱导的肾损伤，氢气具有抗氧化、抗炎和抗纤维化作用，可以保护肾组织细胞，阻断成石过程。2018 年，该团队 Lu 等又开展了氢气吸入对草酸钙致小鼠肾损伤保护作用的代谢组学研究，结果发现吸氢组有 25 种血清代谢物和 14 种尿代谢物存在差异，19种血清代谢物和 7 种尿代谢物在氢气治疗后明显恢复正常，这些代谢物主要与氨基酸代谢、脂肪酸代谢和磷脂代谢有关。结果提示，氢气对草酸钙结晶引起的肾损伤具有保护作用，这可能与脂肪酸代谢、磷脂代谢和氨基酸代谢的变化有关。此外，还发现氢气可以显著改善小鼠的代谢紊乱。

（三）氢气保护缺血 / 再灌注引起的肾损伤

肾缺血 / 再灌注损伤（ischemia reperfusion injury，IRI）是指肾脏缺血组织恢复血供，组织损伤加重的一种病理生理现象。肾脏血流量丰富，对缺血 / 再灌注非常敏感。缺血 / 再灌注引起的肾损伤主要原因之一是产生细胞毒性氧自由基，细胞毒性氧自由基的增加可导致细胞损伤（包括 DNA 损伤、蛋白质氧化和亚硝化、脂质过氧化和细胞凋亡）增加。

1. 氢分子对阻断左肾动脉和切除右肾诱导大鼠肾缺血 / 再灌注模型的干预作用　2010 年，Chihiro 团队研究发现，氢分子可以减轻肾缺血 / 再灌注引起的损伤。该团队通过阻断左肾动脉和切除右肾，建立大鼠肾缺血 / 再灌注模型，连续静脉注射富氢生理盐水 24h 后，进行肾功能及组织学检测。结果显示，富氢生理盐水组肾脏组织学损伤评分降低，透射电镜结果显示肾组织间质充血、水肿、炎症、出血及线粒体形态改变明显减轻，同时，氢水组血肌酐及尿素氮水平显著降低，血清中 8- 羟基脱氧鸟苷（8-OHdG）水平降低。以上结果说明氢对缺血 / 再灌注诱导的器官功能障碍具有保护作用，可能是通过抗氧化作用实现的。

2. 氢对夹闭双侧肾蒂诱导缺血 / 再灌注大鼠的干预作用　2010 年，Wang 等研究发现，富氢盐水可能通过抑制氧化应激和减轻炎症反应对肾缺血 / 再灌注损伤起作用。该实验采用夹闭双侧肾蒂建立缺血 / 再灌注大鼠模型，于再灌注前 5min 腹腔注射富氢生理盐水（8ml/kg）进行干预。结果表明，富氢盐水使肌酐及尿素氮水平显著降低，肾损伤及细胞凋亡明显减轻，同时肾组织中炎症因子 IL-1β、TNF-α、 IL-6、8-OHdG 及脂质过氧化指标 MDA 水平显著降低，而超氧化物歧化酶及过氧化氢酶表达水平增加，提示富氢盐水对肾缺血 / 再灌注损伤的保护作用可能是通过抑制氧化应激和减轻炎症反应来实现的。

（四）氢气减轻肾间质纤维化

肾间质纤维化是梗阻性肾病的常见形态特征，也是终末期肾衰竭的重要原因之一。单侧输尿管梗阻（unilateral ureteral obstruction，UUO）是肾小管间质纤维化的典型模型，纤维化的发生会导致肾功能丧失和组织学改变。其发病机制以细胞外基质（ECM）蛋白的持续产生和沉积为特征，如纤维连接蛋白和胶原蛋白。其发生、发展是一个复杂的病理过程，主要与氧化应激、炎症反应和细胞凋亡有关。炎症反应会导致胶原过度产生和沉积，从而导致组织纤维化。2013 年，Xu 等发现，富氢水可显著改善肾间质纤维化。该实验采用单侧输尿管梗阻（UUO）大鼠肾间质纤维化模型，通过腹腔注射富氢生理盐水（5ml/kg），连续 10 天进行干预，大鼠安乐死后切取左肾进行组织学检查和生化检测。结果发现，富氢生理盐水可显著减少肾小管上皮细胞脱落及扩张或萎缩肾小管数量，减少巨噬细胞渗出、胆管周围和间质胶原蛋白含量及纤维面积，同时可降低肾损伤指数、细胞凋亡指数和肾组织丙二醛（MDA）水平，提高肾组织超氧化物歧化酶（SOD）活性，从而预防和改善单侧输尿管梗阻大鼠的炎症和氧化应激水平。

三、氢对泌尿系统其他疾病的干预效果

（一）氢对膀胱出口梗阻疾病的干预作用

膀胱出口梗阻引起的膀胱功能障碍的发病机制是缺血和氧化应激。2015 年，Kimura 团队采用手术方法建立雄性大鼠膀胱出口梗阻模型。梗阻大鼠给予氢水干预 4 周，随后行膀胱测压，测定氧化应激标志物和膀胱神经生长因子水平及对膀胱组织进行药理学研究和组织学分析。结果显示，给予普通饮用水的梗阻大鼠排尿间期和尿量明显减少，这些下降可以被饮用的氢水显著抑制。氢水可显著减少梗阻大鼠膀胱排空后残存容量的增加。同时，氢水减少了梗阻导致的膀胱重量、氧化应激标志物和神经生长因子的表达。饮用氢水后，膀胱逼尿肌对氯化钾、氨基甲胆碱和电场刺激的反应显著增强。这说明氢水可能通过减轻氧化应激而改善膀胱出口梗阻所致的膀胱功能障碍。

（二）氢对多囊肾病大鼠模型的干预作用

多囊肾病（PKD）可导致双侧肾脏多囊变，使正常肾组织增多和受损。多囊肾病患者囊腔增大是多种因素作用的结果，其中氧化应激占据主要地位。众所周知，富氢水可以降低氧化应激，对肾损伤有良好的效果。2019 年，Ikeda 团队研究了饮用大量富氢水是否会影响多囊肾病大鼠囊泡大小的增加。该团队使用 PKD 大鼠模型，饮用富氢水 15 周进行干预。结果发现，富氢水组肾重量明显增加，饮水量、尿量及内生肌酐清除率明显增加，但囊壁截面积与总面积的比值没有显著差异，说明在防止多囊肾病大鼠囊泡增大方面，大剂量饮用富氢水的效果与正常水无明显差异。

（三）氢对肾移植大鼠模型的干预作用

活性氧（ROS）参与肾间质纤维化（CAN）和肾小管萎缩的发生。氧化应激导致的肾

移植患者免疫和非免疫性应激并最终导致慢性移植性肾病是肾移植患者死亡的常见原因。Cardinal 等在大鼠同种异体肾移植模型上证明,饮用富氢生理盐水在预防慢性移植性肾病方面具有潜在的治疗价值。该实验选取肾移植大鼠,饮用富氢水 60 天进行干预,结果显示,富氢水可改善同种异体肾移植后的肾功能,延缓移植性肾病的进展,同时,富氢水可显著增加肾移植大鼠的体重,抑制细胞内的信号通路,减少氧化应激诱导的组织损伤和局部炎症标志物的产生,延缓了慢性移植物肾病的进展,最终提高了大鼠的存活率。

四、小结

氢在治疗疾病中的作用是基于选择性的抗炎和抗氧化,而炎症和氧化是许多疾病发生和发展的共同基础。大量研究证实,氢气对药物所致肾毒性、肾缺血/再灌注、肾结石、肾纤维化、糖尿病肾病等肾脏疾病有一定的治疗作用。这些研究表明,氢可以作为治疗肾脏疾病的新方法,并在控制肾脏疾病的发生发展中发挥重要作用。然而,氢作用于细胞的靶点和具体机制还有待进一步研究。迄今,对氢气治疗作用的研究多局限于动物模型,临床研究较少。因此,需要更多的临床试验来探索合适的给氢时机、给氢方式、给氢剂量和给氢效果。大规模的使用氢气治疗肾脏疾病的随机对照临床研究是必不可少的。

（王　浩　秦树存）

第八节　口腔系统氢效应基础实验研究

口腔系统包括牙、舌、唾液腺等器官。口腔为消化系统起始部,通过咀嚼食物并分泌唾液初步消化食物。其中,舌参与语言、咀嚼、吞咽及味觉等功能活动,具有重要的生理功能。牙的主要构成物质为牙质(牙本质),外面包有牙釉质(在牙冠部分)和牙骨质(在牙根部分)。牙骨质外还有由纤维组成的牙周膜,把牙固定在牙槽中。牙的中央有牙髓腔,内充满牙髓,并有丰富的血管和神经。牙是人体最硬的器官,除担负切咬、咀嚼等功能外,还具有保持面部外形和辅助发音等功能。

一、流行病学

世界卫生组织指出,口腔疾病是最常见的非传染性疾病,影响全球 35 亿人口,约占全球人口总数的 45%。这一数量比 5 种最主要非传染性疾病病例总数还要多约 10 亿。最常见的口腔疾病是蛀牙、严重牙龈疾病、牙脱落和口腔癌。其中,未经治疗的龋齿最为常见,据估计影响 25 亿人。严重的牙龈疾病是导致牙全部脱落的主要原因,影响约 10 亿人。每年有约 38 万个新增口腔癌确诊病例。另外,口腔疾病发病率在全球范围内呈上升趋势,从 1992 年至 2022 年,全球患口腔疾病的人数增长了 10 亿。

二、防治现状

长期以来，口腔卫生在全球卫生工作中一直被忽视，但许多口腔疾病可通过简单有效的措施得到预防和治疗，使用抗氧化剂去除过量产生的 ROS 似乎是慢性炎症性疾病伤口愈合和组织修复的最佳策略。然而，一项随机临床试验表明，服用大剂量抗氧化剂（维生素 E、维生素 C 和辅酶 Q）对阿尔茨海默病患者有害。荟萃分析显示，长期使用合成抗氧化剂（包括 β 胡萝卜素、维生素 A、维生素 E 和维生素 C）可能会增加死亡率。因此，寻求有效和无毒的抗氧化剂是非常必要的，这些抗氧化剂在与自由基反应后不会转化为潜在有害的代谢物（如维生素 C 可被氧化成抗坏血酸自由基和 2, 3- 二酮古龙酸）。氢气不会产生急性或慢性毒性、致癌作用、致突变作用或生殖毒性，是很好的抗氧化剂。近几年的研究表明，氢分子在口腔系统稳态方面发挥了明显作用，包括牙周炎和牙龈炎等疾病。

三、氢与牙周炎

牙周炎是一种临床疾病，其中牙周存在慢性炎症，导致牙周韧带丢失和周围牙槽骨受损。起初牙松动，晚期可能会出现牙脱落。牙周炎的发生是由于口腔微生物群的自然平衡和宿主抵抗力（生态失调）的不平衡，并且与各种全身性疾病有关。在成人中，生态失调可能是牙周炎的原因，牙周炎可导致影响骨骼和结缔组织的炎症改变。近年来，多个科研团队证实氢气依靠其抗炎、抗氧化等生物活性能够拮抗牙周炎的发生、发展。

（一）氢分子治疗大鼠牙周炎

Takaaki Tomofuji 团队研究发现，饮用富氢水（HW）可以通过减少牙龈氧化应激来抑制牙周炎的进展。该实验采用 HW（$[H_2] > 800 \sim 1000\mu g/L$），每天自由饮用，连续 4 周，通过苏木精 – 伊红染色（HE 染色）或抗酒石酸酸性磷酸酶染色大鼠牙周组织。结果显示，牙周炎 +HW 组的牙本质 – 牙釉质连接处和牙槽骨嵴之间的距离变窄，TRAP 阳性破骨细胞的数量变少，表明氢分子可减少牙周炎损伤的面积。

（二）氢分子抑制牙周炎的作用机制

有两个研究团队对氢分子改善牙周炎的分子机制进行了深入探究。他们发现，可能涉及 3 个方面的机制：① HW 能减少牙周病变中的多形核白细胞浸润。Yasukazu Saitoh 等发现，氢分子抑制牙龈卟啉单胞菌脂多糖诱导的人牙龈细胞中 IL–1α 和 IL–6 分泌的增加。② HW 能降低 8–OHdG 和硝基酪氨酸的表达和 GSH/GSSG 比率。8–OHdG、硝基酪氨酸和 GSH / GSSG 比率分别被认为是氧化 DNA 损伤、氧化蛋白损伤和细胞抗氧化状态的参数。这说明 HW 可能会减少牙周炎诱导的氧化应激以抑制牙周炎症。③ HW 能减少细胞毒性 ROS，从而有助于减少牙龈氧化应激；富氢水可保护人牙龈成纤维细胞免受氧化应激损伤，促进伤口愈合，同时清除 ROS 和缓解谷胱甘肽减少。

（三）氢分子对高脂饮食小鼠的牙周炎干预效果

Toshiki Yoneda 等报道，将雄性 Fischer 344 只大鼠（$n = 18$）分为 3 组，每组 6 只大鼠。对照组（喂食常规饮食并饮用蒸馏水）和两组实验组（喂食高脂饮食并饮用蒸馏水或 HW），测定 8– 羟基脱氧鸟苷的水平以评估氧化应激。采用计算机断层扫描法分析牙槽骨的骨密度。与对照组相比，由高脂饮食诱导的肥胖大鼠表现出更高牙龈水平的 8- 羟基脱氧鸟苷和较低的肺泡骨密度水平。饮用 HW 可抑制高脂饮食大鼠的体重增加，降低 8- 羟基脱氧鸟苷的牙龈水平，并减少肺泡骨吸收。结果表明，HW 可能通过限制肥胖来抑制牙龈氧化应激和牙槽骨吸收。

四、氢与牙龈炎

围绕并覆盖在牙周围的软组织称为牙龈。牙龈炎症指发生于牙龈组织的急慢性炎症。表现为牙龈出血、红肿、胀痛，继续发展侵犯硬组织，产生牙周炎，包括牙龈组织的炎症及全身疾病在牙龈的表现。

（一）氢气减轻大鼠的妊娠牙龈炎

妊娠期牙龈炎是最常见的妊娠期口腔疾病，在妊娠期妇女中的发生率为 36% ～ 100%，目前尚缺乏有效治疗手段。氧化应激在妊娠期牙龈炎的发展和转归过程中发挥着重要作用。氢气作为一种新型抗氧化物质，具有无毒副作用、获取简便和使用方便、安全等优点。鉴于氢分子的以上优点，氢可能对妊娠期的牙龈炎有防治作用。Shi 等探讨氢气对牙龈炎孕鼠牙龈局部损伤的保护作用及其可能的机制。他们采用结扎法诱导 SD 雌鼠牙龈炎后，与雄鼠合笼交配，将孕鼠随机分为对照组、造模组和氢水组。对照组和造模组孕鼠饮用纯水，氢水组给予饱和氢水，每天 2 次。于妊娠第 16 天处死孕鼠，ELISA 法检测各实验组孕鼠牙龈中孕激素、SOD、TNF-α 的水平，免疫组织化学和蛋白质印迹法检测牙龈中孕激素受体（PR）、NF-κB 和 TNF-α 的表达。HE 染色显示，造模组牙龈乳头上皮角化消失，部分区域出现糜烂，上皮基底细胞向深部结缔组织内增生、延伸，呈"钉突样"或交织成网状。固有层结缔组织内有大量的新生毛细血管，血管扩张、充血，周围纤维间质水肿，有大量密集炎症细胞浸润，而氢水组牙龈上皮变异较轻微，仅有轻微糜烂，增生不明显。

（二）氢气通过抑制氧化应激相关炎症反应减轻大鼠的妊娠期牙龈炎

妊娠期牙龈炎是发生在妊娠期妇女牙龈组织的炎症性疾病，与妊娠期妇女体内雌孕激素水平的变化有关。研究观察到，丝线结扎诱导的 SD 大鼠妊娠期牙龈炎中，孕激素（Prog）及其受体（PR）的水平在正常妊娠对照组、造模组和氢水组的孕鼠牙龈局部无显著差异（$P > 0.05$），提示孕激素及其受体可能在 SD 大鼠妊娠期牙龈炎的发生与发展过程中发挥间接作用。实验结果还显示，模型组大鼠的牙龈内 SOD 含量显著降低，核转录因子 NF-κB 和促炎细胞因子 TNF-α 的表达显著升高，提示氧化应激在妊娠期牙龈炎的发展和转归过程中可能发挥重要作用。总之，饮用富氢水可以明显减轻妊娠期牙龈炎大鼠牙龈的炎症反应，降低牙龈组织中 NF-κB 和 TNF-α 的表达，提高 SOD 含量，提示氢气可能在抑制氧化应激相关炎症反应、减轻大鼠妊娠期牙龈炎过程中发挥重要作用。

五、小结

富氢水的使用改善了牙周炎和牙龈炎的炎症损伤以及对牙周炎相关的微生物具有抗炎作用，且作为一种生物安全性高的小分子化合物，富氢水在预防和保护口腔健康方面拥有巨大潜力。然而，对于口腔系统其他组织的基础研究我们还知之甚少，需要大规模的基础研究来进一步发掘氢分子在口腔系统疾病防治方面的潜力。

（陈　远　秦树存）

第九节　眼耳鼻喉系统氢医学基础研究

一、解剖和生理

（一）眼
眼是视觉的感觉器官，包括眼球及其附属器。眼球壁包括外层、中层、内层。眼球内容物包括晶状体、房水和玻璃体。眼的附属器包括眼眶、眼睑、结膜、泪器和眼外肌。眼是人类感官中最重要的器官，大脑中约有 80% 的知识都是通过眼获取的。

（二）耳
耳包括外耳、中耳和内耳三部分。听觉感受器和位觉感受器位于内耳。外耳包括耳郭和外耳道两部分。

（三）鼻
鼻是呼吸通道的起始部分，也是嗅觉器官。由外鼻、鼻腔及鼻旁窦三部分组成，由鼻骨、鼻软骨、鼻肌被覆皮肤而成。

（四）喉
喉由软骨、韧带、肌肉及黏膜构成。喉为气管前端的膨大部分，既是呼吸的通道，也是发音器官。

二、氢与眼科疾病

据统计，2019 年，中国人群眼病患病总人数近 2.1 亿，患病率约为 13 365/10 万，年龄标化患病率约为 9511/10 万。其中，患病人数最多的为近视力丧失，其次为屈光性眼病和白内障。近视力丧失的年龄标化患病率最高（7393/10 万），其次为屈光性眼病（1552/10 万）、白内障（992/10 万），其他视力丧失、老年性黄斑变性和青光眼的年龄标化患病率相对较低。眼病不仅会给患者带来不同程度的视觉损伤或丧失，导致其生活和工作不便，还会加重家庭和社会的负担，是重大的公共卫生问题。近年来氢分子的医疗效应得到眼科医务工作者的重视，已经发表的研究成果主要集中在氢分子干预视网膜疾病的研究。

视网膜新血管生成或视网膜病变是一种视网膜毛细血管增生性疾病，是导致失明的主要原因。一些研究表明，氧化应激在高氧诱发的视网膜新血管生成中起着重要作用。然而，临床的大多数抗氧化剂有明显的副作用，寻求有效和无毒的抗氧化剂成为医务工作者的重要任务。氢气不会产生急性或慢性毒性、致癌作用、致突变作用或生殖毒性，是理想的抗氧化剂。

Lina Huang 等探索了饱和氢盐水对视网膜的相关氢效应。

（一）饱和氢盐水保护蓝光诱导视网膜损伤的研究

大量的基础研究、临床试验和流行病学研究表明，长期暴露于光照可诱导自由基和脂质过氧化物的形成和积累，从而引起视网膜细胞的氧化损伤。蓝光诱导的视网膜细胞损伤已被广泛用作视网膜变性的体内和体外研究模型，其病理机制与视网膜变性疾病［如老年黄斑变性（又称年龄相关性黄斑变性，ARMD）和视网膜色素变性（RP）］非常相似，该模型鼠的基础研究对临床治疗该疾病十分重要。2012 年，姜发纲团队研究在已建立的高氧诱导的大鼠视网膜病变模型中检测了饱和氢盐水对视网膜病变的治疗效果。用蓝光照射 6h 诱导大鼠视网膜损伤，并在照射后 8h、16h 和 24h 检查。将 100 只雌性 Sprague–Dawley 大鼠随机分为 4 组。第 1 组包括 30 只接受光照而不接受任何其他治疗的大鼠。第 2 组包括 30 只接受光照并腹腔注射生理盐水的大鼠。第 3 组包括 30 只接受光暴露并腹腔注射饱和氢盐水的大鼠。第 4 组包括未接受任何治疗的 10 只大鼠。以 1ml/100g 大鼠体重的比例计算腹腔注射饱和氢盐水和生理盐水的量。HE 染色和透射电镜的结果显示，光照组和光照生理盐水组线粒体膨胀，嵴断裂，外节呈囊状，破裂。而氢气组线粒体轻度肿胀，说明氢气保护了视网膜免受蓝光损伤。蓝光诱导的损伤通常局限于视杆细胞光感受器，视网膜细胞损失局限于外核层（ONL）。因此，测量 ONL 的厚度可以用来量化光诱导的损伤。经透射电镜检查，撤离蓝光后 16h 视网膜的变化有显著性差异。濒死细胞的细胞核通常皱缩，呈圆形。ONL 中出现了退化细胞。染病细胞可见细胞质和染色质浓缩，核碎裂。在光照组和光照加生理盐水组中，线粒体膨胀，嵴断裂，外节呈囊状，破裂。光照组和光照加生理盐水组的膜盘破裂严重，偶尔可见凋亡小体。此外，在光照加饱和氢盐水组的电镜中可以看到只有线粒体轻度肿胀。氧化应激是许多退行性疾病的共同因素，包括视网膜疾病，如年龄相关性黄斑变性（ARMD）。因此，在这项研究中，他们测量了脂质膜氧化的产物——丙二醛（MDA）的水平，它可以代表活性氧的产生。研究中，在撤离蓝光后 8h、16h 和 24h 测量 MDA 浓度。结果显示，光照加饱和氢盐水组 16h 时视网膜 MDA 浓度明显低于光照组。

（二）氢气盐水在视网膜病变中抗氧化抗血管增殖的研究

视网膜新生血管形成或视网膜病是视网膜毛细血管的增生性疾病，是失明的主要原因。有研究表明，氧化应激在高氧诱导的视网膜新生血管形成中起重要作用。2012 年，Huang 等在已建立的高氧诱导的小鼠视网膜病变模型中检测了饱和氢盐水对视网膜病变的治疗效果。小鼠幼仔在出生后第 7 天至第 12 天接触 75% 的氧气，同时每天接受 1 次富氢生理盐水（5ml/kg）腹腔注射。无论是免疫荧光还是组织切片，都显示饱和氢盐水可降低视网膜的新血管生成。氧化应激是高氧诱发的视网膜新血管生成的作用机制。VEGF 通过提高血浆酶原活化因子（PA）和血浆酶原活化因子抑制因子 –1（PAI–1）的 mRNA 表达，来提高血浆酶原活化因子的活性，促进细胞外蛋白水解，进而促进新生毛细血管的形成。在他们的研究中发现，饱和氢盐水可降低血管内皮生长因子的表达，进而抑制视网膜血管增生。血管增殖也与氧化应激有一定的相关性，丙二醛可以代表活性氧的产生，研究中测量了脂质膜氧化的产物——丙二醛（MDA）的水平，发现饱和氢盐水可降低丙二醛水平的氧化应激。

氢气在眼科的研究成果比较有限，更多给氢方法和更有效的治疗靶点需要更多科研工作者的研究。

三、氢与听力疾病

听力损失是全球公共卫生问题，工业噪声职业暴露是成人听力损失的主要原因之一。据调查，我国患中度以上听力障碍的人占总人口的 5.17%。一些研究报告表明，各种具有抗氧化作用的化合物可以治疗氧化应激引起的听力损失。然而，传统的全身给药对人类内耳是有问题的，并没有成功的临床例子。因此，急需对急性听力损伤患者进行有效的治疗。内耳疾病药物治疗的一个主要问题是，耳蜗的屏障系统阻止体循环药物进入更深的耳蜗隔室，特别是进入耳蜗膜蜗管基底膜上的螺旋器，即科蒂（Corti）器。耳蜗外侧壁的血管纹阻断了某些化合物和分子到达科蒂器；然而，一些呼吸气体能够扩散到耳蜗最深的隔室，因此可以作为治疗剂。最近在动物模型中的工作表明，氢分子（H_2）可以治疗氧化应激引起的听力损失，因为氢作为小分子可穿透耳蜗屏障，到达科蒂器。H_2 具有潜在的应用价值。

（一）吸入 2% 氢气救治噪声性听力损失的研究

噪声是导致人类后天性听力丧失的最重要外在因素，并与耳蜗产生活性氧（ROS）类密切相关。内耳疾病药物治疗中的一个主要问题是耳蜗中的屏障系统阻止体循环中的药物进入更深的耳蜗室，特别是进入科蒂器。耳蜗侧壁中的血管纹可阻止某些化合物和分子到达科蒂器。然而，一些气体却能扩散到耳蜗的最深处，因此可以作为治疗剂，如氢气。Fransson 等研究了单剂量氢分子对耳蜗结构的保护效果。给予豚鼠吸入 2% 氢气或室内空气，每天 1h。利用频率特异性听觉脑干反应（ABR）测量噪声暴露前和牺牲前的电生理听阈。结果显示，2% 氢气处理的动物在暴露后 2 周的 ABR 阈值显著降低，整个耳蜗的外毛细胞显著保存，表明 2% 氢气能够保护豚鼠耳蜗，减轻噪声损伤。

（二）氢气救治噪声性听力损失的具体机制

氢分子能够进入血纹管上调 Iba1。耳蜗侧壁中的血管纹可阻止某些化合物和分子到达科蒂器。早期的研究表明，在人的内耳中存在常驻的巨噬细胞。声创伤将巨噬细胞募集到损伤部位释放巨噬细胞特异性蛋白抗体（Iba1）。Fransson 等的研究在免疫组织化学检测中观察到，暴露在噪声的豚鼠里，H_2 组血管纹中的 Iba1 明显高于正常动物，H_2 组在噪声暴露后 2 周时的表达明显高于空气处理组。这些结果表明，氢分子到达血管纹激活巨噬细胞，导致 Iba1 上调，巨噬细胞发挥抗炎作用，调节因子维持体内平衡。

在噪声导致急性耳聋的治疗上，氢气可能穿透耳蜗屏障，到达科蒂器，这是其他药物无法比拟的优势，具有较大的研究和应用价值。

四、氢与鼻科疾病

过敏性鼻炎即变应性鼻炎（AR），是一种耳鼻喉科的常见慢性疾病，是指特应性个体接触变应原后，主要由 IgE 介导的介质（主要是组胺）释放，并有多种免疫活性细胞和细胞因子等参与的鼻黏膜非感染性炎症性疾病。其发生的必要条件有三个：特异性抗原，即引起机体免疫反应的物质；特应性个体，即所谓个体差异、过敏体质；特异性抗原与特应性个体二者相遇。变应性鼻炎是一个全球性健康问题，可导致许多疾病和劳动力丧失。全球共约有 6 亿人患有过敏性鼻炎，其中全球过敏性鼻炎发病率为 10% ～ 25%，欧美发达国家过敏性鼻炎发病率约为 22%。我国过敏性鼻炎患病率约为 11%。成人和儿童是过敏性鼻炎的主要患者，尤其从年龄看，儿童的发病率要明显高于成人。WHO 指出，世界范围内有 10% ～ 30% 的成人和 40% 的儿童受过敏性鼻炎的影响。我国公布的部分城市婴儿过敏原流行病学调查结果显示，约 20% 的儿童遭受过敏性鼻炎困扰，同时，过敏性鼻炎的儿童有 35% 左右伴有哮喘。近年来，Shengjian Fang 等证实高浓度吸入 H_2 可以改善鼻过敏症状。目前 AR 的治疗策略包括避免过敏原、症状性药物治疗和过敏原特异性免疫治疗。虽然这些策略是有效的，但其中大多数需要终身使用，并有一些副作用。许多药物，如鼻减充血剂、H_1 抗组胺药、鼻皮质类固醇，可以减轻鼻症状，但是不完全，然而越来越多的研究表明，氢分子在鼻炎相关疾病中的有益作用。

（一）吸入氢气对小鼠过敏性鼻炎模型的有益影响

AR 是一种与 T 辅助细胞 Th1/Th2 失衡相关的慢性炎症状态。在 Fang 等的研究中，雌性 BALB/c 小鼠用卵清蛋白（OVA）致敏，然后用鼻内卵清蛋白攻击建立 AR 动物模型。小鼠以不同的频率和持续时间暴露于 H_2 和惰性气体氦。通过组织学分析发现，吸入 H_2 可减少炎症细胞向黏膜的浸润，且吸入氢气会以剂量依赖的方式影响 AR 的治疗效果。

（二）吸入氢气对小鼠过敏性鼻炎的作用机制

1. 吸入 H_2 可减少炎症细胞向黏膜的浸润　炎症细胞包括嗜酸性粒细胞、嗜中性粒细胞和来自气道 / 血液的淋巴细胞，已被证明能够响应各种刺激而产生氧化剂。氧化应激和活性氧可破坏上皮纤毛的完整性和功能，并改变黏附分子的表达，导致黏膜和黏液产生的渗透性增加。嗜酸性粒细胞和肥大细胞是过敏性气道炎症的主要效应细胞群。抗原可激发哮喘患者气道和血液中嗜酸性粒细胞释放 ROS。吸入高浓度的 H_2（40%）减少了包括嗜酸性粒细胞和淋巴细胞在内的炎症细胞对黏膜和黏膜下层的浸润，并且 H_2 处理可有效地保护受损和不连续的纤毛上皮。

2. 氢分子可降低过敏性鼻炎患者血清中的炎症因子水平　氢分子降低血清中白细胞介素 –5（IL–5）、白细胞介素 –13（IL–13）和单核细胞趋化蛋白 –1（MCP–1）的水平。Th2 细胞因子包括 IL–5 和 IL–13，参与了嗜酸性粒细胞生命周期的多个阶段。IL–5 可促进嗜酸性粒细胞祖细胞的分化和成熟，刺激细胞迁移，诱导细胞因子合成和脱粒，增强氧自由基和白三烯的产生，并促进和延长嗜酸性粒细胞的存活。白细胞介素 –13 在气道过敏和黏液高分泌中起作用。它作用于 B 细胞，通过激活嗜酸性粒细胞和嗜碱性粒细胞产生 IgE。MCP–1 是一种主要由单核细胞、巨噬细胞和树突状细胞分泌的小型细胞因子。有研究显示，高浓度的吸入 H_2 可以显著降低 Th2 细胞因子的水平，并抑制 Th2 反应在过敏性疾病，从而抑制过敏性鼻炎。MCP–1 将单核细胞、T 细胞和树突状细胞募集到组织损伤、抗原或感染引起的炎症部位。H_2 吸入可显著逆转 AR 小鼠 MCP–1 表达水平的升高，减轻 AR 后期的炎症反应。

氢分子作为一种生物安全性高、分子尺寸小的新型抗氧化剂，在眼耳鼻喉科领域无疑具有广阔的研究价值和应用前景。氢分子在屏障较多的细胞和组织中也可以自由扩散，可能通过激活多种信号转导途径来调节和改善眼耳鼻喉疾病。已经有越来越多的基础实验证实了氢分子在氧化应激、抗炎方面的作用。在眼耳鼻喉疾病中，氢气对视网膜血管的形成有抑制作用，对于噪声诱导的急性耳聋有缓解作用，以剂量依赖的方式影响过敏性鼻炎的治疗效果。越来越多的证据表明，氢分子在眼耳鼻喉系统疾病中具有潜在的治疗作用。

（陈 远 秦树存）

第十节 皮肤系统疾病氢医学基础研究

皮肤系统由表皮层、真皮层和皮下组织构成，还有丰富的血管、淋巴管、神经、肌肉和皮肤附属器。表皮是皮肤的浅层，由角化的复层扁平上皮细胞构成，主要由角质形成细胞、黑素细胞、朗格汉斯细胞和梅克尔细胞等构成。从基底到表面可分为基底层、棘层、颗粒层、透明层和角质层五层。真皮由纤维、基质和细胞成分组成，其中以纤维成分为主，纤维之间有少量基质和细胞成分。胶原纤维、弹力纤维和基质都由成纤维细胞产生。皮下组织位于真皮下方，其下与肌膜等组织相连，由疏松结缔组织及脂肪小叶组成，又称皮下脂肪层，富含血管、淋巴管、神经、小汗腺和顶泌汗腺等。皮肤附属器包括毛发、皮脂腺、汗腺和甲。皮肤坚韧而柔软，覆蔽全身，使机体各组织、器官免受机械性、物理性、化学性和生物性因素的侵袭，具有屏障的功能，同时具有感觉功能、体温调节功能、分泌和排泄功能、代谢功能、吸收功能以及免疫功能。

一、氢分子与皮肤疾病防治

常见皮肤病（图 3-11）可分为感染性（病毒性、细菌性、真菌性等）及虫咬性皮肤病，物理性、神经功能障碍性、丘疹鳞屑及湿疹性、水疱及大疱性、附属器疾病，风湿性疾病，代谢性及系统性、遗传性、色素性、血管异常性皮肤病，皮下脂肪及真皮结缔组织病，性传播疾病以及皮肤肿瘤等。常见的病因包括理化因素、生物因素、食物、药物与其他疾病、遗传、神经精神因素、代谢与内分泌等因素。皮肤系统疾病的治疗主要有内用药物治疗、外用药物治疗、物理治疗、外科治疗。内外用药物主要有抗组胺类、糖皮质激素类、抗真菌药物、维 A 酸类、免疫抑制剂、生物制剂等。针对不同的病因、临床表现选择不同的治疗药物、剂型及给药方式。一般皮损较轻选择外用药物治疗，皮损严重累及全身、外用治疗不佳时可以选择外用联合口服药物治疗；有些皮肤病（比如病毒感染的疣以及一些皮肤血管、色素性疾病）需要使用物理治疗（主要有光疗法、光化学疗法、光动力疗法、药浴及放射治疗）；而皮肤肿物、肿瘤需要选择外科治疗。但是因为皮肤疾病初期常常不能够得到患者的重视，造成皮肤疾病正规治疗的依从性低，常自行选择药物治疗，造成病程慢性迁延以及耐药；皮肤疾病大多病因复杂，涉及多种影响因素，疾病往往不能根治，并且易复发，治疗周期较长。上述原因给皮肤疾病的治疗带来了挑战。氢分子的生物学作用和医疗效果研究成果为皮肤病的防治带来了新的方法。近年来氢分子也被广泛应用于多种皮肤病防治的研究中，一些发表的数据表明氢分子在皮肤疾病治疗领域有着良好的应用潜力（图 3-12）。

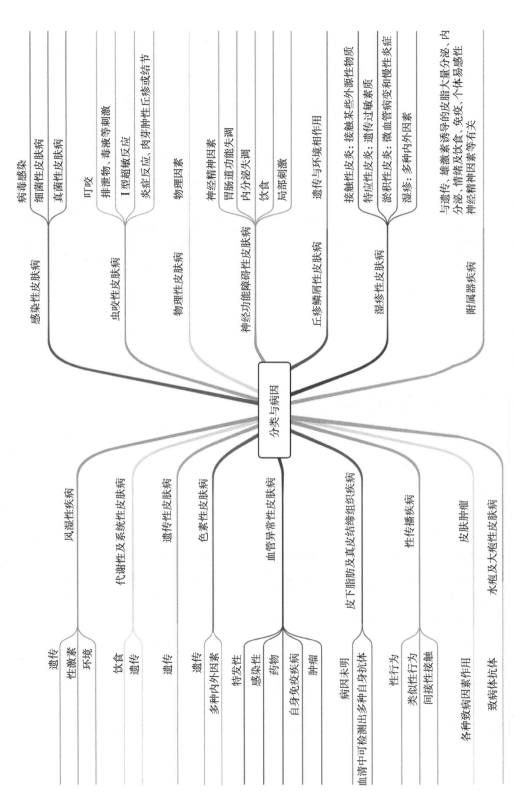

图 3-11 皮肤病分类和病因

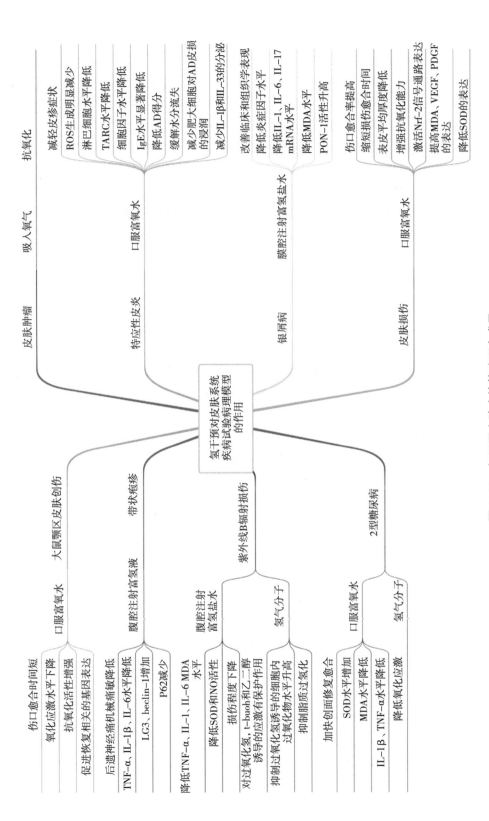

图 3-12 氢干预皮肤病的基础研究成果

二、氢气吸入对皮肤肿瘤动物模型的干预作用

皮肤鳞状细胞癌是皮肤肿瘤中常见的类型。早在 1975 年，美国学者 Dole 等报道，连续呼吸 8 个标准大气压 97.5% 氢气（2.5% 氧气）14 天，可有效治疗动物皮肤恶性黑色素瘤，并认为这是通过抗氧化作用来实现的，这也是迄今见到的披露最早的关于氢气抗氧化作用的文章。他们在研究中使用密闭间，将实验动物小鼠和食物水置于其中，温度保持在 32℃，内部压达到 8.3 个标准大气压。在此压力下，实验组用 97.5% 氢气和 2.5% 氧气的混合物冲入密闭间；对照组小鼠被允许在对应浓度氦和氧混合物的密闭间。经过第一次 10 天和第二次 6 天的治疗，在氢氧组观察到多发性鳞状细胞癌变性持续缓解，在氦氧组小鼠继续表现出明显的表皮增生和角化过度。这个实验证实了氢氧混合气体对多发性鳞状细胞癌的抑制作用。他们认为，氢可以通过放热反应清除羟自由基，从而达到缓解癌症的作用。

三、氢分子对特应性皮炎小鼠模型的干预作用

特应性皮炎（atopic dermatitis，AD）是一种慢性复发性炎症性皮肤病。富氢水对 2，4-二硝基氯苯（DNCB）诱导的 NC/Nga 小鼠特应性皮炎具有积极作用。研究结果表明，口服富氢水可减轻 DNCB 诱导的 NC/Nga 小鼠的瘙痒症状，从而减轻皮疹症状。富氢水组 ROS 生成明显减少，富氢水组 GPx 增强。富氢水组血淋巴细胞水平明显低于对照组。富氢水组活化调节趋化因子（TARC）水平降低，细胞因子 IL-5 和促炎细胞因子（如 TNF-α 和 IL-6）显著低于对照组。富氢水组的 IgE 水平显著降低。他们推测富氢水可能通过降低 TARC、炎症细胞因子和 IgE 水平来影响特应性皮炎小鼠的免疫平衡。另有研究验证了富氢水对特应性皮炎的改善作用，发现富氢水还可以降低特应性皮炎的临床评分，缓解皮肤表面水分流失，减少皮损处肥大细胞的浸润以及炎症因子 IL-1β 和 IL-33 的分泌。

四、氢分子对银屑病小鼠模型的干预作用

银屑病（psoriasis）俗称牛皮癣，是一种慢性炎症性皮肤病，病程迁延不愈，容易反复发作，有的病例几乎终身不愈。该病发病以青壮年为主，对患者的身体健康和精神状况影响较大。在咪喹莫特诱导的银屑病小鼠模型中，富氢盐水可以减轻小鼠银屑病的病理表现。咪喹莫特诱导的银屑病小鼠模型在临床评分和组织学改变上均符合银屑病的表现。与生理盐水组小鼠相比，给予富氢盐水组的小鼠模型在临床评分和组织病理上改变均明显减轻；富氢盐水组小鼠的组织中炎症因子白细胞介素（interleukin，IL）-1、IL-6、IL-17A 水平以及血浆中 IL-1、IL-6、IL-17A 和肿瘤坏死因子 -α（TNF-α）水平均明显降低；富氢盐水组小鼠的组织中 IL-1、IL-6、IL-17 mRNA 水平均低于生理盐水组；富氢盐水组 MDA 水平低于生理盐水组，而 PON-1 活性高于生理盐水组。因此他们推测，氢分子可通过抑制银屑病小鼠的炎症反应减轻皮肤病理改变。

五、氢分子对紫外线 B 辐射损伤大鼠模型的干预作用

过度受到紫外线时，会损伤皮肤细胞DNA，导致过敏、皮肤烧伤等异常；容易产生黑色素，增加黑痣、老年斑等色素疾病，严重的会变成色素性皮肤癌。通过紫外线照射雌性 C57BL/6 大鼠，诱导紫外线 B 辐射损伤动物模型。同时给予腹腔注射含有不同气体的生理盐水，实验组为富含氢的生理盐水，对照组为富含氮的生理盐水。结果表明，富氢生理盐水组大鼠的辐射损伤程度明显下降，同时血浆 TNF-α、IL-1、IL-6 水平及 MDA、SOD 和 NO 活性降低。这说明富氢生理盐水可以削弱紫外线对大鼠皮肤的损伤，同时可减少上皮组织炎症和氧化应激水平。有学者通过使用人皮肤角质形成细胞探讨氢分子对三种紫外线诱导的氧化应激的影响机制，包括过氧化氢（H_2O_2）诱导的氧化应激、叔丁基过氧化氢（t-BuOH）诱导的脂质过氧化应激和乙二醛诱导的羰基应激。他们的研究结果显示，氢分子对 H_2O_2、t-BuOH 和乙二醛诱导的应激具有细胞保护作用。氢分子可抑制 H_2O_2 诱导的细胞内过氧化物以及 H_2O_2 水平的升高，还可抑制脂质过氧化的进展。故而认为氢分子可在人角质形成细胞中对氧化应激、脂质过氧化和羰基应激诱导的细胞损伤发挥保护作用。

六、氢分子对 2 型糖尿病皮肤损伤动物模型的干预作用

糖尿病性皮肤病其实并不少见，可以出现皮肤大疱，水疱的位置一般是比较浅的，位于表皮内或者是表皮下，由于皮肤小血管和代谢异常引起表皮基层液化，表皮细胞坏死等病理改变。2 型糖尿病的皮肤损害以皮肤感染为主，1 型糖尿病以自身免疫性皮肤损害多见。建立 2 型糖尿病的大鼠模型的同时局部应用圆孔打孔器在大鼠背部两侧各做 2 个直径为 1cm 的圆形创面，创面深度达肌肉筋膜层制造 2 型糖尿病大鼠的皮肤损伤模型。然后给予饮用富氢水或纯净水，持续观察大鼠创面愈合情况变化，直至创面痊愈。结果显示，富氢水组，其皮肤创面上皮组织修复愈合的炎症期以及肉芽组织产成期明显缩短，创面愈合时间缩短。富氢水组大鼠血清中 SOD 的水平显著增加，MDA 的水平显著降低，炎症因子 IL-1β、TNF-α 的水平显著降低。同时，氢可以改善高糖处理的成纤维细胞的活性。研究认为，氢分子可通过减轻氧化应激来对成纤维细胞产生保护作用，从而促进糖尿病创面的愈合。这说明长时间摄入富氢水对 2 型糖尿病大鼠创面愈合具有一定的促进作用。

七、氢分子对犬皮肤损伤模型的干预作用

使用真皮活组织切片穿刺机在犬背部两侧各形成 4 个直径为 15mm 的圆形伤口，分别给予富氢水组和对照组每日 3 次富氢水及蒸馏水饮用。结果显示，富氢水组伤口愈合率提高，平均愈合时间缩短。组织病理学检查结果显示，富氢水组表皮平均厚度明显低于对照组。富氢水组血管分布量高于对照组。富氢水组可以增强犬的抗氧化能力，激活 Nrf-2 信号通路的表达，提高 MDA、VEGF、PDGF 的表达，降低 SOD 的表达。实验结果说明富氢水可以促进犬皮肤创面愈合，促进犬皮肤创面上皮组织增生，降低炎症反应的水平，刺激创面愈合相关细胞因子的表达，最终加快创面愈合速度。

八、氢分子对大鼠腭区皮肤创伤模型的干预作用

在大鼠口腔腭区形成圆形切口，观察伤口愈合过程。大鼠被分成两组，分别饮用富氢水或蒸馏水。与对照组相比，富氢水组腭部伤口愈合过程加快。随着分子氢上调 Nrf-2 通路，机体的氧化应激反应水平下降，同时机体抗氧化活性增强。摄入富氢水产生了降低促炎细胞因子的效用，同时促进了大鼠腭组织中与愈合修复相关的基因表达。富氢水通过激活 Nrf-2/抗氧化防御途径，可减少氧化应激和炎症反应，有利于伤口愈合过程。

九、氢分子对带状疱疹动物模型的干预作用

人在感染带状疱疹病毒后，水痘治愈，但病毒没有被完全杀灭，而是"沉睡"在人体神经根内，当机体抵抗力降低时再次被激活，进而引发带状疱疹。带状疱疹病毒沿神经向上感染至皮肤。中国 50 岁及以上人群每年新发带状疱疹约 156 万人，带状疱疹虽不致命，但引起的神经痛往往十分剧烈，甚至持续难愈，给患者带来了巨大的痛苦，严重影响生活质量。通过接种带状疱疹病毒建立带状疱疹后遗神经痛大鼠模型。给予大鼠腹腔注射 15mg/kg 3- 甲基嘌呤（3-mA）或 10mg/kg 雷帕霉素，隔日 1 次，连续 3 次。富氢水组每天 2 次，腹腔注射富氢液 10ml/kg，连续 7 天。结果显示，与对照组比较，富氢水组大鼠的带状疱疹后遗神经痛机械痛敏降低。与对照组比较，富氢水组大鼠脊髓组织 TNF-α、IL-1β 和 IL-6 的水平降低，而自噬蛋白 LC3、Beclin 1 水平升高，而 P62 水平降低。富氢水可以通过调节脊髓组织和背根神经节炎症因子的释放、激活星形胶质细胞以及通过调控氧化应激反应，从而减轻神经病理性疼痛大鼠的机械痛敏和热痛敏。带状疱疹后遗神经痛诱发大鼠脊髓组织自噬蛋白 LC3、Beclin 1 增加，P62 减少，提示自噬活动被激活，富氢水组自噬活动进一步增加。给予自噬的抑制剂 3-MA 后，富氢水不能增加爪子撤回阈值（the paw withdrawal thresholds，PWT）和减少炎症因子的产生，说明富氢水可通过抑制自噬发挥对 PWT 和炎症因子的调控作用。

通过动物实验，观察氢分子对多种皮肤病的干预作用获得了一些重要数据，为临床试验打下了良好基础。

（何　磊　秦树存）

第四章

氢医学理论临床研究

过去十多年来，氢医学理论不仅得到基础研究证据的支持，也获得临床研究证据的有力支撑。这些证据既有来自包括英文和中文的正式学术期刊的百篇以上的研究论文，也有来自研究生的毕业学位论文，还有些来自国内外学术大会的研究成果交流报告（图4-1）。

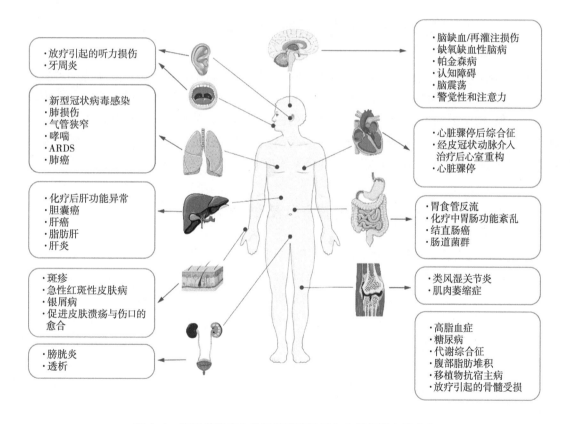

图 4-1　氢医学效应人体临床试验涉及多个组织器官的疾病

（引自：赵敏，秦树存．氢气生物医学效应的发现、研究与应用．山东第一医科大学学报，2021）

第一篇临床研究报告来自日本京都府立医科大学（Kyoto Prefectural University of Medicine）的长谷川国治（Goji Hasegawa）教授团队。2008 年，在《营养研究》（*Nutrition Research*）杂志上，他们首次报道了循证医学所要求的随机双盲安慰剂对照人群的氢分子干预试验研究成果。他们对 30 名通过饮食和运动疗法控制的 2 型糖尿病（T2DM）患者和 6

名糖耐量减低（IGT）患者进行了一项随机、双盲、安慰剂对照、交叉研究。患者每天饮用900ml 富氢纯水或安慰剂纯水，持续 8 周，并有 12 周的洗脱期。后续十多年来，国际上，日本、韩国的临床研究报告不断增多。近十年来中国和欧美的临床试验报告也日渐增多。氢气防治疾病效果的研究几乎涉及人体的所有组织器官，多数报告反映了氢干预对疾病的改善作用。临床研究报告的作者大都是在进行了细胞和动物实验取得坚实数据的基础上开展人体个体或群体研究的。从个案报告到人群队列真实世界数据的记录，从单盲安慰剂对照试验报告到双盲安慰剂对照试验报告，从单中心试验报告到多中心试验报告，人们发现了氢医学效应的临床症状和体征表现、生物化学、组织学和病理学的证据。当然也有少数报告显示没有看到临床效果的证据。本章力求全面反映和综合分析所收集到的临床试验数据，既展示氢医学在各个人体生理系统疾病的研究成果，也显示一些研究缺憾和不足。同时也尽可能地提出本书编者的观点和建议。

第一节　呼吸系统氢医学临床研究

大量基础实验研究数据表明，氢分子对肺损伤、慢性阻塞性肺气肿、哮喘等多种疾病具有防治效应。日益增多的临床医生开始关注和参与氢分子在临床数据的试验设计、数据收集和分析。氢气作为一种生物安全性高的理想的医用气体，以其独特的物理特性以及选择性抗氧化、抗炎、抗细胞凋亡等作用，成就了一批高质量的人群试验数据，这些数据纷纷发表在有影响力的期刊上。氢气疗法已经成为呼吸系统疾病中有潜力的备用治疗措施。

一、H_2-O_2 吸入可以降低气管狭窄患者的气流阻力

近年来，气管狭窄的病例越来越多，其组织病理学改变增加了患者的吸气阻力，导致气急和呼吸困难。内镜介入和外科手术是目前治疗气管狭窄的有效方法。然而，在实施手术之前的等待期间，尤其是在紧急情况下，患者的吸气困难有时会加重，此时氧气治疗和无创机械通气的紧急处理效果有限。业已证明，低分子量的气态氦（He）可降低气道阻力，减少气道阻塞患者的吸气困难。然而，He 生产及储存的高成本阻碍了其在临床上的广泛应用。H_2 和 He 具有相似的物理特性和相同的分子量，因此理论上亦可以降低狭窄气管中的气道阻力。另外，H_2 可以通过氢气发生器，以电解水的方式（例如，在救护车中）产生，而且成本远低于 He。

Zhou Ziqing 等通过一项前瞻性、单盲临床研究评价了 H_2-O_2 混合吸入在气管狭窄紧急治疗中的疗效和安全性。这项研究在广州医科大学附属第一医院实施，受试者为连续招募的35 名严重急性气管狭窄患者。患者通过鼻插管呼吸，其中 H_2-O_2 为 H：O=66%：33%，6L/min，O_2 为 100% O_2，3L/min，吸气步骤依次如下：空气 15min（步骤 1）；H_2-O_2 15min（步骤 2，H_2-O_2-1）；O_2 15min（步骤 3）；H_2-O_2 120min（步骤 4，H_2-O_2-2）。由于膈肌是最重要的吸气肌，试验的主要结局测量指标是吸气困难程度，通过膈肌肌电图（EMGdi）进行评估，次要终点是吸气时的跨膈压（Pdi）（Pdi = 胸膜压 – 腹内压）、生命体征、Borg

评分（呼吸困难评分）及脉冲振荡肺功能（impulse oscillometry， IOS）。结果显示，H_2-O_2条件下 EMGdi 的平均降低率为（10.53 ± 6.83）%。与空气（步骤 1）和氧气（步骤 3）相比，在 2 个 H_2-O_2 吸入步骤（步骤 1 和 4）期间，EMGdi 显著降低［步骤 1 至 4 的 EMGdi 分别为（52.95 ± 15.00）%、（42.46 ± 13.90）%、（53.20 ± 14.74）%、（42.50 ± 14.12）%，$P < 0.05$］。值得注意的是，呼吸 H_2-O_2 时，EMGdi 值在 5min 内迅速下降，并趋于稳定，直到 120min。EMGdi 在 H_2-O_2–1 和 H_2-O_2–2 之间没有显著差异，表明 H_2-O_2 作用迅速，且在 5min 之内达到峰值。同时，呼吸 H_2-O_2 时 Pdi 平均降低为 17.6%。Borg 评分用于评价患者主观感觉的呼吸困难程度，在该实验中，31 名患者的 Borg 评分下降，这表明呼吸 H_2-O_2 改善了患者的呼吸舒适度。进一步分析发现，4 名 Borg 评分无改善的患者，其气管狭窄程度也是受试者中最轻的，故而效果较差。IOS 检测发现，呼吸 H_2-O_2 时，反映大气道阻力的所有参数显著降低。在四个呼吸步骤中，患者呼吸频率、心率、血压和血氧饱和度没有显著变化，表明呼吸 H_2-O_2 不会影响生命体征。在整个研究期间，监测了环境中 H_2 的浓度，发现 H_2 在周围环境中迅速稀释，空气中 H_2 的浓度从未超过 0.1%，因此它可以在临床上安全使用。同时，患者也未发生不良反应。当然，H_2-O_2 并不能减轻患者的气管狭窄程度，H_2-O_2 吸入的主要作用在于围手术期缓解呼吸困难和不适。

二、H_2-O_2 吸入可以显著改善 COPD 急性加重期患者症状

慢性阻塞性肺疾病急性加重期（acute exacerbation of COPD， AECOPD）是一种临床急性起病的过程，患者表现为呼吸困难、咳嗽、痰量增多和（或）痰液呈脓性，超出日常的变异。AECOPD 发病往往与气道炎症骤然加重有关。目前的医疗条件对这些患者严重呼吸衰竭的逆转能力有限。尽管氧疗有一定效果，但是可引发一些不良影响，部分患者可能会加重高碳酸血症，危及生命。因此，改善氧气疗法势在必行。氢，作为自然界中最轻和最小的气体分子，具有抗炎、抗氧化功效，在基础研究中已证实氢对 COPD 具有改善作用，在临床试验中发现氢能改变气流阻力，有利于 CO_2 排出，因此，H_2-O_2 混合气体可能是一种较好的吸氧的替代选择。

2018 年，钟南山教授团队在 10 个医疗中心开展了一项前瞻性、双盲、随机、对照试验，比较了 H_2-O_2 混合吸入与单独吸 O_2 对 AECOPD 患者的疗效。受试者为呼吸困难、咳嗽和痰液量表（breathlessness， cough， and sputum scale， BCSS）评分至少为 6 分的 AECOPD 患者。该研究共有 108 名患者符合条件，并随机分配到 H_2-O_2（$H : O=66% : 33%$）治疗组和纯 O_2 治疗组。两组患者平均治疗时间均为 6.4 天，每天 370min 左右。全分析集（full analysis set， FAS）与符合方案集（per-protocol set， PPS）分析均显示，治疗 7 天后，H_2-O_2 组患者的 BCSS 评分比纯 O_2 组改善得更好。第 2 天到第 6 天的其他时间点也观察到类似的结果。同时，咳嗽评估测试（cough assessment test， CAT）量表分析也发现，H_2-O_2 组的 CAT 评分比纯 O_2 组显著降低。肺功能、动脉血气和无创氧饱和度的变化在两组之间没有显著差异。临床检测显示，H_2-O_2 发生器安全性和耐受性良好。总之，H_2-O_2 疗法可显著改善 AECOPD 患者的呼吸困难、咳嗽、咳痰等症状，且耐受性良好，可能是一种潜在的 AECOPD 的替代治疗方式。

三、氢气吸入可以改善哮喘和 COPD 患者气道炎症

COPD 和哮喘都属于慢性气道炎症，其中 COPD 是各种感染、烟雾等理化因素刺激导致的慢性喘息性支气管炎，哮喘一般是过敏原诱发的气道高反应性相关的慢性炎症。氢具有抗氧化和抗炎作用。由于其分子量小，易于穿透生物膜扩散到胞质和细胞器中，故而氢的抗炎功效比其他抗氧化剂更明显。动物实验已经证实氢分子对于防治 COPD 和哮喘均有一定疗效。

2019 年，Wang Shaoting 等通过一项前瞻性研究证实单次吸入低浓度（2.4%）氢气可减轻 COPD 和哮喘患者的气道炎症。受试者为北京协和医院 10 例哮喘患者和 10 例 COPD 患者，研究人员对患者吸氢前后外周血和呼气冷凝物（exhaled breath condensate，EBC）中的部分炎症因子水平进行了比较。结果显示，吸入氢气 45min 后，COPD 组外周血中的促炎介质单核细胞趋化蛋白 1（monocyte chemotactic protein 1，MCP1）（由 564.70pg/ml 降至 451.51pg/ml，$P=0.019$）水平均显著降低，而哮喘组 MCP1（由 386.39pg/ml 降至 332.76pg/ml，$P=0.033$）和 IL-8（5.25pg/ml 降至 4.49pg/ml，$P=0.023$）水平均下降。吸入氢气后，COPD 组 EBC 中可溶性分化簇 -40 配体（sCD40L）水平升高（由 1.07pg/ml 升至 1.16pg/ml，$P=0.031$），IL-4 水平降低（由 0.80pg/ml 降至 0.64pg/ml，$P=0.025$），而哮喘组 IL-6 水平降低（由 0.06pg/ml 降至 0.05pg/ml，$P=0.007$）。以上数据初步提示，单次吸入氢气也能有效调节气道炎症。当然，该研究样本量较小，尚需要更广泛的人群试验加以验证，氢气对 COPD 和哮喘患者的长期效果和最佳剂量也需要进一步摸索。

四、H_2-O_2 吸入可以显著改善肺炎患者症状

肺炎（pneumonia）是指肺泡、远端气道和肺间质的感染性炎症，常由细菌、病毒和其他病原体等因素感染引起，其中以细菌性和病毒性肺炎最为常见。不同的病原体造成的病理改变可以不一样，例如细菌性肺炎主要累及肺实质细胞；病毒性肺炎主要累及肺间质细胞或肺泡等。肺炎的一般病理变化包括肺组织充血、水肿、以支气管为中心的炎性渗出等。炎性分泌物渗出中可见少量红细胞、嗜中性粒细胞、肺泡巨噬细胞等。2020 年，钟南山教授团队针对中国 7 家医院的病毒性肺炎患者完成了一项开放性、多中心临床试验，验证了 H_2-O_2 吸入对肺炎患者的疗效和安全性。受试的肺炎患者年龄在 18 ~ 85 岁，均有呼吸困难。根据均衡性原则，主治医生将患者分为 H_2-O_2 组和 O_2 组。H_2-O_2 组患者每天使用 H_2-O_2 发生器通过鼻插管吸入 6L/min 的 H_2-O_2（H：O=66%：33%），直至出院；对照组患者住院期间每天接受氧疗。本试验主要终点是疾病严重程度改善的患者比例，次要终点为各症状量表及血氧饱和度的变化。统计分析显示，吸入 H_2-O_2 和吸入 O_2 持续时间平均值分别为 7.7h/d 和 24h/d。与 O_2 组相比，在第 2 天（20.5% vs 2.3%）和第 3 天（31.8% vs 11.5%）及治疗结束时（70.5% vs 31.8%），吸入 H_2-O_2 均使患者病情严重程度显著改善。其中，H_2-O_2 治疗组第 2 天呼吸困难评分的改善更明显；在第 2 天和第 3 天咳嗽、胸闷改善更明显；在第 2 天和第 3 天及结束治疗时，胸痛和静息血氧饱和度改善更明显。

综上所述，多项临床人群试验研究已经证实 H_2 或 H_2-O_2 混合气体可作为医用气体，可改善多种急、慢性呼吸系统疾病的临床症状，拮抗疾病的发生、发展，在临床治疗中发挥积

极作用。随着越来越多的临床医生对氢分子的关注和各种循证医学临床试验的深入开展，氢医学在呼吸系统疾病防治工作中将愈益显示出其不可替代的价值。

（司艳红　秦树存）

第二节　循环系统氢医学临床研究

心血管病是人类社会生命安全的第一威胁。在发达国家，近20多年来人们通过改进生活方式、降低三高危险因素的一级预防和二级预防，降低了心血管病的病死率，但是，由于心血管病的病因复杂，尤其与氧化应激损伤密切相关，迄今尚未找到适当的相关防治方法和药物。氢分子在维持氧化还原稳态方面的作用在心血管疾病的动物实验中得到越来越多的验证，为开展临床试验打下了坚实基础。近年来，氢分子在某些心血管疾病中的人群试验取得了些许进展。

一、氢气吸入可减轻心脏骤停后综合征患者的氧化应激反应

尽管心肺复苏技术取得诸多进展，但心脏骤停仍然是意外死亡的主要原因。心脏骤停成功复苏后，机体长时间缺血及缺血后再灌注引起炎症因子和各种代谢产物大量释放，导致机体出现多器官功能紊乱或障碍，称为心脏骤停后综合征（postcardiac arrest syndrome，PCAS）。氧化应激与炎症反应在PCAS病理生理学过程中发挥着关键作用。据报道，患者炎症水平与心脏骤停死亡率的增加独立相关。目标温度管理（target temperature management，TTM）是为了任何目标进行的诱导低温或积极的温度控制，TTM能够抑制发热，减少脑代谢率、改善信号通路、降低颅内压，是目前改善PCAS患者神经功能预后的唯一临床有效治疗方案。然而，低温的维持需要血管内或体表降温技术，如DuoFlo靶向低温脑保护技术，很多医院不具备。另外，当患者从TTM恢复至正常温度后，相当大一部分患者会再次出现发热。因此，更理想的治疗方式或措施需要去探索和评估，以期能够进一步改善预后。

氢分子可选择性地减少高活性氧自由基，并具有抗炎、抗凋亡等作用，同时大量基础研究已经证实，氢可以防治多种器官缺血/再灌注损伤。因此，H_2吸入可应用于PCAS患者。Tomoyoshi Tamura等学者评估了PCAS患者吸入H_2后体内氧化应激标志物和炎症因子的变化。该试验连续招募了5名心脏骤停后昏迷患者［3名男性，2名女性；平均年龄（65±15）岁；4名为心源性心脏骤停，1名为感染性心脏骤停］。所有患者入院后均接受TTM，并开始吸入2% H_2，持续18h。结果表明，在心源性PCAS患者中，氧化应激标志物减少，但在吸入H_2的败血症患者中，氧化应激标志物略有升高，主要表现在吸入H_2后24h，所有患者血浆中氧化代谢物衍生物（derivatives of reactive oxygen metabolites，dROM）均降低；吸入H_2期间血浆的生物抗氧化能力（biological antioxidant potential，BAP）也显著降低，但在停止H_2吸入后，BAP水平略有增加；BAP与dROM之比表明机体对氧化应激的相对耐受性，在H_2吸入后急剧增加。除一名脓毒症患者外，其余患者吸H_2后24h内血浆和尿液中DNA氧化标志物8-OHdG

水平均持续下降；一名患者血浆和尿中的 N^ε - 己酰赖氨酸（N^ε-hexanoyl-lysine，HEL）显著下降，其他患者的 HEL 保持变化不大，HEL 为早期脂质过氧化标志物；令人意外的是，一名脓毒症患者吸入 H_2 后血浆和尿液中 8-OHdG、HEL 水平反而升高。同时，研究还发现，心源性 PCAS 患者的炎症因子水平基本不变，而感染性 PCAS 患者在吸入 H_2 后血浆中 IL-6 和 TNF-α 水平明显降低。尽管该研究提示：对于 PCAS 患者，吸入 H_2 可能发挥抗氧化和抗炎作用，但该研究存在一定局限性。该研究样本量小，缺乏未吸入 H_2 的对照组，仅属于个案，且观察时间较短，没有评估吸入 H_2 对认知功能或生活质量的长期影响。未来需要进一步研究这种治疗方式的临床价值。

二、饮用富氢水可改善血管内皮功能

血管内皮对于维持适当的血管张力和血压具有重要意义，它会迅速对血流产生的剪切力做出反应，并分泌舒血管因子 NO、前列环素（prostacyclin，PGI_2）、内皮衍生超极化因子（endothelium-derived hyperpolarizing factor，EDHF），从而刺激平滑肌细胞舒张。其中，NO 介导的血管舒张最为关键。内皮功能障碍可以导致血管受到物理性因素及其他因素损伤，并诱发慢性炎症，继发动脉粥样硬化和心血管疾病。在很多情况下，氧化还原失衡和 ROS 生成过多往往是内皮细胞功能障碍的主要机制，其原因涉及多个方面：①超氧化物可通过将 NO 转化为有害的过氧亚硝酸盐从而降低 NO 生物利用度；② ROS 可抑制 eNOS 活性，使 NO 生成减少；③ eNOS 的辅助因子四氢生物蝶呤（BH4）氧化为非活性形式 BH2 后，可导致 eNOS 解偶联而失活。由于现已明确 H_2 能够选择性地清除 ROS 中的羟自由基和过氧亚硝酸根，故而应该对内皮功能具有改善作用。肱动脉血流介导性血管扩张（flow mediated dilation，FMD）是目前应用较多的大动脉内皮功能检测方法，而反应性充血外周动脉张力测定（reactive hyperemia-peripheral arterial tonometry，RH-PAT）已被开发用于评估手指小动脉的内皮功能。通过这些方法测定的内皮功能被认为可以显著预测心、脑血管事件（包括心绞痛、心肌梗死、缺血性卒中、脑梗死、急性冠状动脉综合征等）风险。外周动脉反应性充血指数（reactive hyperemia index，RHI）数值较高（高于 0.7）时，说明内皮功能良好，发生心血管意外的概率低。

Takaaki Sakai 等在 2014 年证实，饮用富氢水可以调节肱动脉内皮功能，改善 FMD 数值。34 名志愿者参加了这项前瞻性研究，分为氢水组（8 名男性和 8 名女性）和安慰剂组（10 名男性和 8 名女性），受试者饮用 500ml 富氢水（$[H_2] > 7$ppm）或者同等量含 N_2 的饮水前及饮水后 15min、30min、60min、120min 测定 FMD。结果显示，氢水组摄入 3.5mg H_2 后，FMD 增加 19.9%，而安慰剂组的 FMD 则略有下降。2018 年，该研究团队又通过一项随机对照试验评估了氢分子对手指小动脉 RH-PAT 的影响。该研究招募了 68 名志愿者，在摄入富氢水（$[H_2] > 7$ppm）或安慰剂水 500ml 之前、摄入后 1h 和 24h 及 14 天时测量 RHI。结果显示，氢水组 RHI 改善情况明显大于安慰剂组，摄入富氢水 24h，RHI 增加了 22.2%（$P < 0.05$），连续 2 周每天摄入富氢水，RHI 增加了 25.4%（$P < 0.05$）。此外，进一步将受试者分为低 RHI 组（< 0.71）和高 RHI 组（> 0.71）后发现，在低 RHI 组，摄入富氢水后 3 个时间点均观察到显著改善，然而，在高 RHI 组，富氢水作用不明显。这说明富氢水对内皮功能障碍患

者效果更佳。

三、饮用富氢水可改善不稳定型心绞痛患者症状和生化指标

冠状动脉粥样硬化性心脏病通常是由粥样斑块阻塞冠状动脉引起的。当闭塞＞75%时，较强的体力活动便会导致冠状动脉供血相对不足和轻度心绞痛，称为"稳定型心绞痛"。然而，一旦斑块突然破裂并在表面形成血栓，就会加剧冠状动脉的狭窄程度，进而引起"不稳定型心绞痛"（unstable angina，UA），UA病情再进一步加重，便可出现急性心肌梗死，甚至猝死。UA是急诊常见的危重症，具有高住院率、高致残率和高死亡率的特点。尽管常规药物对UA患者有益，但各种耐药性和副作用增加了治疗难度。因此，临床需要探索延缓动脉粥样硬化发展和治疗UA的更好策略。已经证实，氧化应激和炎症在心血管疾病发生、发展中起着关键作用。多种心血管危险因素，如高血压、高血脂、糖尿病或吸烟，可刺激血管壁中ROS的生成，进而继发引起黏附分子和炎症介质合成，从而影响斑块的稳定性并诱导血小板活化。因此，抗氧化、抗炎也是临床治疗UA的重要靶点。

氢具有天然而强大的抗氧化、抗炎功效，且与其他抗氧化剂相比，氢分子量小，渗透性强，可以直接弥散入细胞甚至细胞器中，因此，可能对UA具有积极的治疗作用。Qin Shucun等评估了饮用富氢水作为辅助疗法对UA患者临床症状的影响。该研究招募了山东第一医科大学第二附属医院心内科40名UA患者，受试者在3个月内除服用常规药物外，每天饮用1000～1200ml富氢水（20人）或等量的安慰剂纯水（20人）。数据分析显示，富氢水联合常规药物比单独使用常规药物对缓解心绞痛症状有更好的效果。同时，临床血脂数据分析表明，与对照组相比，富氢水可有效地降低UA患者的TC、LDL-C和ApoB水平。这说明氢分子能够调节人体脂代谢。此外，临床随访表明，饮用富氢水后，患者的心绞痛、睡眠、精神和情绪都比对照组有所改善。该研究干预期间未发现明显氢水不良反应。

四、吸入氢气可以改善ST段抬高型心肌梗死患者经皮冠状动脉介入治疗后的左心室重塑和左心功能不全

随着经皮冠状动脉介入治疗（percutaneous coronary intervention，PCI）等冠状动脉再通技术的发展，临床上急性心肌梗死（acute myocardial infarction，AMI）的预后已显著改善，存活人数不断增加，但是这也导致PCI术后心力衰竭患者随之增多。据报道，左心室功能障碍往往是ST段抬高型心肌梗死（ST-elevated MI，STEMI）患者PCI术后的最大威胁。心力衰竭的发生与PCI再灌注损伤密切相关。动物模型研究表明，再灌注损伤占心肌梗死总面积的50%以上。因此，开发新的治疗方法以减轻再灌注损伤或改善AMI导致的心室过度重塑对患者PCI术后提高生存率至关重要。在动物模型（大鼠模型、犬模型等）中已经证实，吸入H_2可减轻心脏缺血/再灌注损伤。据此推测，PCI术中应用氢气治疗应该可以取得良好效果。

2017年，日本学者进行了一项前瞻性、开放性、双盲对照试验，评估了在常规STEMI患者治疗期间吸入H_2的可行性和有效性。该研究共招募20名初次诊断为STEMI的患者，分

为吸氢组（吸入 1.3% H_2+26% O_2）和对照组（只吸入 26% O_2），受试者从 PCI 术前开始至整个术中持续吸入 H_2。尽管在术后 7 天时，两组患者左心室容积和功能无明显差异，但是，在 7 天至 6 个月期间，吸氢组的左室每搏输出量指数（left ventricular stroke volume index，LVSVI）从（36.3 ± 5.1）ml/m² 升至（45.5 ± 6.9）ml/m²（P=0.03），而对照组从（33.6 ± 5.0）ml/m² 变为（32.2 ± 6.3）ml/m²（P=0.69），吸氢组的左室射血分数（left ventricular ejection fraction，LVEF）也从 54.7% ± 4.4% 显著增加到 65.7% ± 5.2%（P=0.03），但对照组无明显变化〔从 46.7% ± 12.4% 到 48.3% ± 18.2%；P=0.67）。LVSVI 和 LVEF 的数据变化提示，PCI 手术时采用氢气治疗是 STEMI 患者的一种可行且安全的选择，可以改善术后不良的左心室重塑引起的心功能障碍。在 PCI 手术期间、住院期间或出院后的 6 个月随访期间，吸入 H_2 对血流动力学稳定性、血液检查结果、临床症状、支架血栓形成等没有不利影响。

心血管疾病的发病机制复杂，虽然采用药物对症治疗能够缓解症状，但多数患者需要长期用药，有较高的复发率和不良反应发生率。氢气作为一种简单有效又无毒副作用的天然分子，逐渐被证实在心血管疾病中具有较好的治疗效果，值得通过人群试验取得更多临床证据，尤其是摄氢方式、适当量效和适应证的证据，以促进临床推广应用。

（司艳红　秦树存）

第三节　消化系统氢医学临床研究

目前，氢气在消化性溃疡、胰腺炎、肝损伤、非酒精性脂肪肝、腹膜炎等疾病动物模型实验中显示了一定疗效，为临床试验奠定了数据基础。近年来，有学者发表了一些相应的氢效应临床试验文章，但数量有限，涉及消化道和肝脏的氧化应激损伤性疾病。氢气的保护机制与抗炎、抗氧化、抗凋亡、抗菌、调节免疫功能及信号通路等作用有关，其具体机制也需更详细阐述。在给氢途径方面，目前主要是通过口服富氢水和吸入氢气的方式。实际上，肠道菌群也可产生氢气，通过大肠发酵产生氢气有可能是体内连续供应氢气更好的方法，需要进一步探索。

一、饮用富氢水对胃食管反流病患者血浆氧化水平和临床症状的调节作用

胃食管反流病（gastro esophageal reflux disease，GERD）是消化系统慢性疾病，由胃、十二指肠内容物反流至食管内引起，其典型症状为反酸、胃灼烧，可伴有嗳气、上腹部胀痛、胸骨后疼痛等不适症状。病情持续发展，含有大量胃酸的反流物反复侵蚀食管，还可出现巴雷特食管、食管狭窄等较严重的并发症，甚至出现癌变。随着现代生活压力的增加以及饮食习惯、生活作息等生活方式的改变，GERD 发病率逐年升高。目前，GERD 作用机制尚未完全阐明，使得病情难以根治而反复发作，严重影响患者的生活质量。近年来，氧化应激引起的食管黏膜损伤被认为是导致 GERD 的发病机制之一。研究发现，反流性食管炎可在食管黏膜中引起比较严重的氧化应激，后者又促使食管黏膜炎症进一步加重，这样，食管炎症与氧

化应激互为因果，形成恶性循环。目前，质子泵抑制剂（proton pump inhibitor，PPI）已公认为是治疗 GERD 的一线药物，短期内可取得较好的效果，但易出现停药后复发的情况，且常伴有不良反应的发生。随着氢医学的迅速发展，考虑到 H_2 可以减少细胞毒性氧自由基，减轻炎症反应，H_2 可成为该病较为理想的辅助治疗措施。

2017 年，Sara Franceschelli 等评估了饮用富氢水对 GERD 患者血浆氧化状态的调节作用。84 名 GERD 患者被纳入该研究，分为常规治疗组（40 人）和氢水添加组（44 人），受试者每天饮用富氢水或安慰剂水 1500ml，持续 3 个月。患者症状频率评分统计表明，尽管治疗后 2 组患者胃烧灼、反流的出现频率都明显下降，但是氢水添加组改善相关症状更为明显。治疗后，常规治疗组胃烧灼与反流频率的中值评分分别为 15.0（12.0～19.0）和 15.5（12.0～18.0），而氢水添加组的结果为 7.0（4.0～12.0）和 7.5（4.0～11.0），2 组对比有明显的统计学差异。更为重要的是，添加富氢水改善了患者氧化应激状态。治疗后，氢水添加组与常规治疗组相比，血浆 NO［（41.1±14.9）nmol/ml vs（57.2±12.29）nmol/ml］、MDA［（117.9±91.6）pg/ml vs（203.0±112.0）pg/ml］、超氧阴离子［（57.1±21.2）nmol/ml vs（78.1±14.3）nmol/ml］水平均明显降低。同时，富氢水使血浆总氧化水平 d-ROM［（292.2±89.2）U-CARR vs（380.9±71.6）U-CARR］明显下调，血浆总的抗氧化屏障 BAP［（1796.7±467.2）lEq/L vs（798.1±339.3）lEq/L］则明显升高。Spearman 相关系数分析表明，患者症状改善与实验室检测的氧化应激参数变异显著相关。以上数据提示，在 GERD 患者中，联合使用富氢水和 PPI 可以减轻全身氧化应激水平、改善患者症状，显著提高患者生活质量。

二、饮用富氢水对 mFOLFOX6 化疗结直肠癌肝功能的保护作用

抗肿瘤药物大多是细胞毒性药物，临床化疗时不可避免地导致正常组织细胞受损，或在杀死癌细胞时引起不良反应。多种化疗药物可引起肝损伤，主要表现为肝细胞坏死或脂肪变性、胆汁淤积、肝内血管损伤等病理改变。肝功能障碍往往会影响抗肿瘤治疗的进程，增加患者的不适感和总体经济负担。化疗药物诱导肝损伤的可能机制包括多个方面。例如，大多数化疗药物在肝脏中代谢，当化疗药物及其代谢产物超出肝脏代谢能力时，代谢过程中产生的亲电子产物和超氧化物离子通过共价结合直接损伤肝细胞、肝线粒体和微粒体膜。此外，药物代谢过程中形成氧自由基，促进脂质过氧化，可间接导致肝细胞损伤。mFOLFOX6 化疗方案由 5- 氟尿嘧啶、奥沙利铂和亚叶酸钙组成，该方案具有较高风险的肝毒性。

H_2 是一种天然存在的无色、无味气体，对多种器官的氧化损伤具有保护作用。Yang Qingxi 等通过一项随机、单盲、临床对照试验评估富氢水对采用 mFOLFOX6 化疗的结直肠癌（colorectal cancer，CRC）患者肝功能的保护作用。该研究招募了泰山医院肿瘤科符合标准的 136 名 CRC 患者，随机分为氢水组（$n=76$）和安慰剂组（$n=60$）。患者从化疗前 1 天开始饮用富氢水或安慰剂水，每天 1000ml，每次 250ml，直到化疗周期结束，共持续 4 天，其中富氢水中 $[H_2]$ = 0.27～0.4ppm。研究结果显示，与安慰剂组相比，氢水组化疗导致肝损伤的概率和程度更低。与化疗前相比，安慰剂组化疗后血浆谷丙转氨酶、谷草转氨酶、间接胆红素（indirect bilirubin，IBIL）水平明显升高，肝功能受损，而氢水组化疗后各个肝功能

指标均无明显变化，肝功能几乎没有损害。具体数据如下：氢水组化疗前后谷丙转氨酶水平分别为（28.72±1.6）U/L 和（31.28±1.47）U/L，安慰剂组化疗前后谷丙转氨酶水平分别为（26.78±3.8）U/L 和（58.22±2.46）U/L；氢水组化疗前后谷草转氨酶水平分别为（22.74±2.74）U/L 和（23.43±2.66）U/L，安慰剂组化疗前后谷草转氨酶分别为（23.43±3.24）U/L 和（39.28±5.17）U/L；氢水组化疗前后碱性磷酸酶（alkaline phosphatase，ALP）水平分别为（65.52±7.13）U/L 和（67.34±3.32）U/L，安慰剂组化疗前后 ALP 水平分别为（63.44±4.70）U/L 和（70.52±5.22）U/L；氢水组化疗前后血浆直接胆红素（direct bilirubin，DBIL）水平分别为（2.2±0.07）μmol/L 和（3.48±0.10）μmol/L，安慰剂组化疗前后 DBIL 水平分别为（2.42±0.04）μmol/L 和（3.34±0.05）μmol/L；氢水组化疗前后 IBIL 水平分别为（11.70±1.02）μmol/L 和（14.20±1.44）μmol/L，安慰剂组化疗前后 IBIL 水平分别为（10.98±3.17）μmol/L 和（20.70±3.07）μmol/L。该研究提示，在肿瘤患者化疗时，富氢水可以保护肝功能、减轻化疗药物的肝毒性。

三、饮用富氢水对慢性乙型肝炎患者氧化应激、肝功能和病毒载量的影响

乙型肝炎病毒（hepatitis B virus，HBV）是全球范围内广泛流行的一种嗜肝 DNA 病毒，中国尤为严重，感染 HBV 的人口基数庞大。HBV 持续感染引起的慢性乙型肝炎（chronic hepatitis B，CHB）是肝纤维化、肝硬化及原发性肝癌等慢性肝病的重要致病因素。CHB 导致肝细胞损伤的机制复杂，涉及炎症和免疫诱导损伤等多种因素，氧化还原失衡在其发病过程中也发挥了重要作用。大量研究证实，CHB 患者 ROS 及活性氮（reactive nitrogen species，RNS）增加，而抗氧化能力受损。目前，临床仍然没有可以彻底清除 HBV 的药物，CHB 患者需长期服用核苷类似物等抗病毒药物。由于病情的不断进展，相应的医疗费用也随之增加，导致患者严重的身体和经济负担。尽管改善氧化应激是拮抗 CHB 进展的重要策略，但抗氧化剂用于治疗乙型肝炎并没有达成共识，因为一些抗氧化剂可能具有有害作用。另外，在患有肝病或肝损伤的动物中，口服制剂的生物利用度比较差。因此，开发无副作用或副作用小的抗氧化剂对临床治疗乙型肝炎至关重要。

Sun Xuejun 等 2013 年开展了一项临床研究，评估富氢水对慢性 CHB 患者氧化应激、肝功能和 HBV DNA 复制的影响。该研究招募了 60 名中度慢性 CHB 住院患者，随机分为氢水治疗组或常规治疗组，每组 30 例，另有 30 名健康受试者作为对照组。氢水治疗组患者除常规治疗外，每天口服富氢水（[H₂] = 0.55 ~ 0.65mmol/L）3 次（8：00 ~ 9：00、14：00 ~ 15：00、18：00 ~ 19：00），每天共 1200 ~ 1800ml，连续 6 周。常规治疗组患者接受常规治疗，并在同一时间点给患者服用同等剂量安慰剂水。实验数据分析显示：与干预前相比，氢水治疗后患者血浆抗氧化酶 SOD 和谷胱甘肽转移酶（glutathione-S-transferase，GST）活性显著增加，黄嘌呤氧化酶（xanthine oxidase，XOD）和 MDA 活性显著降低；与常规治疗组对比，氢水治疗组 MDA 和 XOD 也显著下调（$P < 0.01$）。肝功能与 HBV DNA 测试结果显示：与健康受试者相比，CHB 患者的谷丙转氨酶、总胆汁酸（total bile acid，TBA）和胆碱酯酶（cholinesterase，ChE）显著升高；与常规治疗组对比，氢水治疗组谷丙转氨酶和 TBA 略有降低，而 ChE 略有升高；同时，氢水治疗组 HBV DNA 有一定程度的减少。

以上结果表明，富氢水干预可以改善 CHB 患者的氧化应激，并且在饮用富氢水后，肝功能和 HBV DNA 负荷有改善趋势。

四、H₂-O₂ 吸入可改善非酒精性脂肪肝患者肝功能和肝脂肪变

非酒精性脂肪性肝病（nonalcoholic fatty liver disease，NAFLD）是临床常见的慢性肝病之一，患者常常伴有肥胖、2 型糖尿病、代谢综合征或高脂血症，病情加重后可进展为脂肪性肝炎、肝硬化，甚至肝癌，严重影响患者的生活质量与寿命。尽管通过均衡饮食、加强运动等生活方式可以改善 NAFLD，但很难长期坚持，同时，目前临床尚无治疗 NAFLD 的特效药物。由于基础研究已证实氢分子不仅能够抑制氧化和炎症损伤，而且具有调节脂质代谢的功效，因此，氢气可能对防治 NAFLD 具有较大帮助。

2021 年，Qin Shucun 团队通过一项开放性随机对照单盲试验证实，H₂-O₂ 吸入可改善 NAFLD 患者血脂和肝功能，降低中、重度患者肝脏脂肪含量。该研究从山东省泰安市周店社区招募了 62 名 NAFLD 志愿者，按照随机数字表将患者分为 H₂-O₂ 组（30 名）和安慰剂对照组（32 名）。H₂-O₂ 组吸入 66% H₂ 和 33% O₂，气体流量为 3L/min，每天吸入 1h。安慰剂组则每天吸入 78.1% N₂ 和 20.9% O₂（相当于正常空气，3L/min）1h，持续 13 周。最终，43 名受试者（H₂-O₂ 组 22 名，安慰剂组 21 名）按照要求完成了该试验，纳入了数据分析。数据统计显示：干预 13 周后，尽管两组患者 TC、TG 均无显著变化，但是 H₂-O₂ 组干预后 LDL-C 水平明显降低，而安慰剂组 LDL-C 无统计学变化。更为重要的是，H₂-O₂ 组干预后血清谷草转氨酶、谷丙转氨酶水平明显降低，这表明吸入 H₂-O₂ 混合气体对肝功能有保护作用，安慰剂对患者肝功能无影响。此外，H₂-O₂ 组干预后血清中氧化应激和炎症标志物 MDA、TNF-α、IL-6 浓度降低，而血清自由基清除剂 SOD 水平升高，安慰剂无此功效。该研究通过肝脏超声检查和 CT 扫描分析了肝脏脂肪病变程度。结果显示，对于中度和重度 NAFLD 患者，长期吸入 H₂-O₂ 可显著减少肝脏脂质蓄积。该研究通过基础实验进一步证实，氢分子对 NAFLD 的保护作用部分归功于激活肝细胞自噬。

综上所述，在临床上，氢分子可以作为辅助手段对多种慢性消化系统疾病发挥有益作用，减轻患者主观不适症状、提高抗病能力、减轻其他治疗的毒副作用。氢气疗法以其无毒副作用、经济有效的优势为患者解决了很多药物无法解决的问题，使患者得到更多的获益。因此，氢医学应在临床值得更好地推广。

（司艳红　秦树存）

第四节　神经系统氢医学临床研究

神经系统疾病的发病率逐年升高，尤其是脑血管疾病及神经系统变性疾病，如痴呆、帕金森病等。急性脑卒中是一种高发病率、高致残率、高病死率、高复发率的疾病。脑卒中已经是全球排名第二大死亡原因，并且与心脏病、恶性肿瘤构成人类三大致死疾病。2013 年我

国统计卒中的年龄标化患病率为 1114.8/10 万，发病率为 246.8/10 万，死亡率为 114.8/10 万。急性缺血性脑卒中（急性脑梗死）是最常见的卒中类型，占我国脑卒中的 69.6% ～ 70.8%，我国急性缺血性脑卒中住院患者发病后 3 个月时病死率为 9% ～ 9.6%，致死 / 残率为 34.5% ～ 37.2%。帕金森病、痴呆是神经系统变性疾病，随着疾病进展会导致生活质量下降，并给患者本人、他们的家人和整个社会带来巨大的经济负担。

随着研究的深入，虽然神经系统疾病的救治手段及药物［如静脉溶栓药物（阿替普酶、替奈普酶、瑞替普酶等）、血小板药物、抗凝药物］发展迅速、层出不穷，特别是近 10 余年，迅猛发展的对于急性缺血性卒中的桥接治疗，极大地改善了患者的预后，但仍有一部分患者遗留了明显的神经功能缺损。对于帕金森病，近年来临床药物治疗少有新药问世，神经保护药物的有效率很有限，虽然 DBS 极大地改善了患者生活质量，由于其价格昂贵，仍有大部分患者不能接受 DBS 治疗。近几年研究表明，H_2 在调节神经系统稳态方面发挥了明显作用，包括急性脑梗死、帕金森病、认知功能下降、缺血缺氧性脑病等。已经有许多科研机构和医疗单位对氢分子用于神经系统疾病的医疗作用进行了个案观察、队列试验，甚至临床广泛应用。在脑梗死、帕金森病的防控和治疗方面的研究成果值得重视。

一、氢与脑梗死

脑梗死（cerebral infarction）又称缺血性脑卒中，是指各种脑血管病变导致颅内血液供应障碍，引起脑组织缺血、缺氧性坏死，而迅速出现相应神经功能缺损的一类临床综合征。依据局部脑组织发生缺血坏死的机制可将脑梗死分为 3 种主要病理生理学类型，即脑血栓形成（cerebral thrombosis）、脑栓塞（cerebral embolism）和血流动力学机制所致的脑梗死。脑梗死病因复杂、多样，按照病因分类，根据国内外最广泛使用脑梗死的 TOAST 分型分为以下 5 种类型：①大动脉粥样硬化型（颅内外大动脉狭窄闭塞）；②心源性栓塞型；③小动脉闭塞型（脑小血管病）；④其他病因型，如原发性红细胞增多症、原发性嗜酸性粒细胞增多症、各种血管炎［包括布鲁氏菌病、梅毒、抗中性粒细胞胞质抗体（ANCA）相关血管炎］、血管畸形、肌纤维营养不良等；⑤不明原因型，多种病因或者目前检查未找到明确病因。目前氢气对脑梗死的临床研究报告有三个，研究证明，氢气可改善弥散加权成像（DWI）的指标，改善脑梗死临床预后。

（一）氢分子治疗急性期脑梗死的对照临床试验

日本学者曾有研究通过随机对照临床研究，评估了 H_2 治疗急性期脑梗死患者的安全性和有效性。入组标准为美国国立卫生研究院卒中量表（NIHSS）评分为轻度至中度（NIHSS= 2 ～ 6）50 名患者，分为 H_2 组和对照组 25 名，治疗时间窗为 6 ～ 24h。H_2 组吸入 3%H_2 1h（每天 2 次），对照组在最初 7 天接受常规静脉药物治疗。评估内容包括 2 周研究期间的每日生命体征、NIHSS 评分、物理治疗指数、每周血液化学和脑磁共振成像（MRI）扫描。结果发现，H_2 组在氧饱和度改善方面没有明显的不良影响，发现了以下指标出现显著改变：MRI 的相对信号强度（指示梗死部位的严重程度）、NIHSS 评分和物理治疗评估（根据 Barthel 指数判断）。这项研究表明，氢气治疗急性脑梗死是安全有效的，有可能得到广泛和普遍应用。

（二）氢分子联合干预脑干梗死的临床试验

羟自由基对脑组织具有高度破坏性，可加重脑梗死。日本 Hirohisa Ono 等通过静脉内给药羟自由基清除剂（依达拉奉和氢气）治疗急性期的脑干梗死患者，并通过对 MRI 指标（rDWI 和 rADC）的连续观察和分析来评估治疗效果。研究评估并比较了两组［分别是依达拉奉单独组和依达拉奉和氢气联合组（EH 组）］的治疗效果，以评估添加氢气对急性脑干梗死的益处。研究发现，在脑干梗死急性期给予羟自由基清除剂可改善自然病程的 MRI 指标（rDWI 和 rADC），加入氢气的 EH 组疗效更为显著。这些发现可能意味着需要更频繁地每天使用羟基清除剂，或者可能对清除剂机制产生额外的氢作用。

（三）氢分子对老年急性脑梗死的临床试验

2012 年，日本西岛医院神经外科学者对老年急性脑梗死患者进行 H_2 治疗的可行性及安全性分析。方法：采用气相色谱法测定 3 例患者在 4%H_2 吸入前、中、后（例 1）和 3%（例 2，例 3）H_2 气体吸入前、中、后的动脉血和静脉血中的氢浓度（HC），同时监测生理参数。为了进行一致性研究，在 30min H_2 吸入治疗结束时，多次获得了 10 例患者静脉血中的 HC。结果：在血液中吸入 H_2 后 20min，HC 逐渐达到平稳水平，与动物实验报告的水平相当。在停用 H_2 吸入后，分别在约 6min 和 18min 内，动脉血和静脉血中的 HC 迅速降至平稳水平的 10%。通过使用氢气，这 3 例患者的生理参数基本上没有变化。对 10 例患者的一致性研究表明，吸入治疗 30min 结束时的 HC 变化很大，但随着更多的关注和鼓励，这种不一致性得到改善。结论：H_2 吸入至少 3% 浓度持续 30min，可在血液中释放足够的 HC，相当于动物实验水平，而不会损害安全性。然而，通过吸入输送 H_2 的一致性需要提高。

二、氢与帕金森病

帕金森病（Parkinson's disease，PD）又称震颤麻痹（paralysis agitans），是发生在中老年的神经系统变性疾病，随着病程的延长，病情逐渐加重，不可逆转。本病起病相对隐匿，进展缓慢，65 岁以上发病率为 1.7%。主要病变部位在中脑黑质，因分泌多巴胺递质减少，当纹状体多巴胺含量显著减少（70% ～ 80%）时，可出现运动症状，如静止性震颤、肌强直、运动迟缓、姿势步态障碍；也可以出现非运动症状，如睡眠障碍、嗅觉障碍、精神障碍、二便障碍等，其降低程度与临床症状的严重程度成正比。帕金森病的病理基本改变为中脑黑质致密区多巴胺能神经元及其他如蓝斑、脑干中缝核、迷走神经背核等含色素的神经元大量变性丢失；另外一病理改变是路易小体（Lewy body）的形成。本病病因目前尚不明确，包括遗传因素、环境因素、神经系统老化、多种因素混合存在。衰老只是帕金森病的促发因素，并不是决定性因素。帕金森病尚无治愈方法或适用的疾病缓解方法，只能对症治疗。氧化应激和线粒体功能障碍在 PD 病理生理学中起着关键作用。迄今为止，氢气对帕金森病的临床研究报告有 3 个，研究表明氢气治疗可以改善帕金森病的临床预后。

（一）氢分子与光生物调节联合干预帕金森病临床试验

动物研究表明，光生物调节（PBM）可以增强线粒体功能并促进腺苷三磷酸的产生，从而缓解帕金森病症状；然而，这个过程会导致活性氧（ROS）的产生增加。氢分子（H_2）是一种有效且可能具有治疗作用的抗氧化剂，可以减轻 ROS 患者的影响。靶向脑干的 PBM

可能促进神经元活动，伴随的 H_2 可能清除 PBM 产生的额外 ROS。因此，我国台湾学者研究了 PBM + H_2 在 PD 患者中的安全性和有效性。方法：纳入 18 名 H-Y 分级 Ⅱ～Ⅲ级的 PD 患者（年龄 30～80 岁）。所有参与者均接受为期 2 周的每日 PBM + H_2 治疗。记录不良事件和统一帕金森病评定量表（UPDRS）评分。结果：注意到 UPDRS 评分从第一周开始显著下降，并且这种改善一直持续到治疗结束。此外，没有记录到不良事件。停止治疗 1 周后，UPDRS 评分略有增加，但与基线相比改善仍然显著。此项研究表明，PBM+H_2 疗法是安全的，可以降低疾病的严重程度。需要进行更大规模的临床试验，以全面研究 PBM + H_2 疗法对 PD 的影响。

（二）氢分子干预帕金森病随机双盲临床试验

有研究证实，饮用富氢水可减少模型动物的氧化应激并改善帕金森症状。日本学者的随机双盲临床试验研究表明，饮用氢气水 48 周可显著改善接受左旋多巴治疗的帕金森病（PD）患者的统一帕金森病评定量表（UPDRS）总分。方法：在这项安慰剂对照、随机、双盲、平行组临床试验研究中，研究者评估了氢水在日本左旋多巴药物治疗 PD 患者中的疗效。参与者每天喝 1000ml 氢水或普通水，持续 48 周。结果：氢水组（$n=59$）的总帕金森病统一评分量表（UPDRS）评分改善，而安慰剂组（$n=58$）的 UPDRS 评分恶化。尽管患者数量最少且试验持续时间短，但差异仍显著。他们的目标是使用随机双盲安慰剂对照多中心试验来证实这一结果。

（三）氢分子干预帕金森病随机双盲平行组临床试验

顺天堂大学越谷医院神经内科最近进行了一项安慰剂对照、随机、双盲、平行组临床试验研究，以评估吸入氢气对日本 PD 患者左旋多巴治疗的疗效。方法：招募 20 名符合运动障碍协会标准的参与者。参与者在 2L/min 的混合空气或安慰剂空气中吸入 6.5 vol% 的氢气，持续 16 周，每天 2 次，持续 1h。结果：由于吸入总持续时间 < 112h 的协议偏离，5 名参与者被排除在外。从基线到第 16 周，吸入氢气的组和吸入安慰剂空气的组之间 UPDRS 评分的变化没有显著差异，未见不良事件。所有参与者对基于协议的吸入持续时间的依从性随着老年参与者、左旋多巴日剂量较高和情绪 PDQ-39 项目较高（$n=20$，$P<0.05$）而降低。结论：这项初步研究表明，吸入氢分子是安全的，但并未显示出对 PD 患者有任何有益影响。

三、氢与认知功能障碍

轻度认知功能障碍（MCI）是指记忆力或其他认知功能进行性减退，但不影响日常生活能力，且未达到痴呆的诊断标准。痴呆是指慢性获得性进行性智能障碍综合征。MCI 临床上以缓慢出现的智能减退为主要特征，伴有不同程度的人格改变。MCI 是一组临床综合征，而非一种独立的疾病，包括阿尔茨海默病、血管性痴呆及额颞叶痴呆、路易体痴呆等。阿尔茨海默病临床隐袭起病，表现为记忆力和认知功能持续恶化，日常生活能力进行性减退，可伴有各种精神症状和行为障碍。其病因和发病机制仍不明确。患者大体病理改变主要为脑萎缩；镜下可见神经炎斑、神经原纤维缠结、神经元减少、脑淀粉样血管病等主要病理改变。目前临床氢气或氢水对于认知功能障碍的研究比较少。

（一）氢分子干预认知功能障碍随机双盲安慰剂对照临床试验

日本医科大学学者评估饮用氢水对 MCI 受试者的影响。一项随机双盲安慰剂对照临床研究，入组 73 名患有 MCI 的受试者每天饮用约 300ml 氢水（H$_2$ 组）或安慰剂水（对照组）。结果：饮用氢水组的平均寿命比对照组长。尽管 1 年后 H$_2$ 组和对照组在 ADAS-cog 评分上没有显著差异，但 H$_2$ 组载脂蛋白 E4（APOE4）基因型携带者在总 ADAS-cog 评分和单词回忆任务评分得到显著改善。

（二）氢分子干预术后认知功能障碍临床试验

2017 年天津医科大学学者发表的一篇学术论文表明，氢气吸入可降低骨科老年患者术后认知功能障碍的发生率，其机制可能与调控炎症反应和氧化应激有关。

四、氢气与心搏骤停后综合征

尽管心肺复苏和全面的复苏后护理有所改善，在发达国家，院外心搏骤停（OHCA）仍然是死亡率的主要来源。心搏骤停后综合征（PCAS）包括复杂的病理生理过程，主要以脑和心肌损伤、全身缺血/再灌注（I/R）反应为特征。随着自发循环（ROSC）的恢复，活性氧（ROS）的产生急剧增加，ROS 引起的氧化应激被认为在 PCAS 发生、发展的病理生理中起着核心作用。与脓毒症相比，心搏骤停（CA）和复苏导致急性期反应、PCAS 通常被称为脓毒症样综合征。I/R 与几种白细胞介素（ILs）、肿瘤坏死因子（TNF-α）和其他细胞因子的激活有关。炎症水平与 OHCA 的死亡率增加独立相关。氧化应激在心脏骤停后综合征的病理生理中起着关键作用。氢分子在心搏骤停的动物模型中可减少氧化应激并发挥抗炎作用。目前关于氢分子与心搏骤停后综合征（OHCA）的研究仅有 1 项。

日本庆应义塾大学医学院连续招募了 5 名心搏骤停后昏迷的患者（3 名男性，2 名女性；4 名为心源性心搏骤停，1 名为脓毒症性心搏骤停），并评估了吸入氢的氧化应激标志物和细胞因子的时间变化。在心源性心搏骤停患者中，氧化应激降低，细胞因子水平保持不变，而在脓毒症患者中，氧化应激保持不变，细胞因子水平降低。由于方法学上的缺陷，吸入氢对心搏骤停后昏迷患者的氧化应激和细胞因子的影响仍然不确定。

五、总结

无论是动物实验还是在人群试验，都明确证明氢分子具有抗氧化应激作用，而在神经系统疾病（如急性脑梗死、帕金森病、认知功能障碍、心脏骤停后综合征）发病机制中均存在氧化应激，目前的临床试验证明了氢分子治疗对于急性脑梗死及帕金森病治疗的有效性及安全性，但对于认知功能障碍及心脏骤停后综合征，还需要进一步验证。

（陈　军　秦树存）

第五节　运动系统氢医学临床研究

全球约有 17.1 亿人患有肌肉骨骼疾病。肌肉骨骼疾病的患病率因年龄和诊断而异，但世界各地所有年龄的人都受到影响。高收入国家受影响的人数最多，为 4.41 亿人，其次是世卫组织西太平洋区域（4.27 亿人）和东南亚区域（3.69 亿人）。肌肉骨骼疾病也是导致全球人口残疾的最大因素，约有 1.49 亿残疾生命年与此相关，占全球残疾生命年总数的 17%。腰痛是造成肌肉骨骼疾病总体负担的主要原因。造成肌肉骨骼疾病全球总负担的其他因素还有骨折（4.36 亿人）、骨关节炎（3.43 亿人）、其他损伤（3.05 亿人）、颈部疼痛（2.22 亿人）、截肢（1.75 亿人）和类风湿关节炎（1400 万人）。

目前，对于运动损伤的恢复策略包括营养手段、各种物理方法，以及各种免疫和内分泌信号分子靶点干预。但是，运动性肌肉损伤和随后的炎症反应是肌肉修复过程中不可或缺的一部分，这也是部分单纯以抗氧化剂和抗炎症药物为主的运动补剂会损害训练后运动适应性的原因。相比之下，氢分子由于其独特的物理和化学性质，在很多病理生理状态下表现出强大的抗炎、抗氧化和抗凋亡分子效应。

一、氢分子改善人体运动功能的试验证据

在运动过程中，线粒体和非线粒体来源产生的活性氧和活性氮，反映氧化应激，促进对运动的适应。氢分子（H_2）有助于维持细胞氧化还原平衡，运动前补充富氢水（HW）可以改善乳酸盐、通气和知觉反应，以及具有抗疲劳作用，特别是在耐力、力量和重复冲刺能力方面。

（一）富氢水饮用对运动员上坡跑成绩的影响

Michal Botek 等对不同运动员组服用 HW 后上山跑步比赛的生理、知觉和表现反应进行了评估。共 16 名男运动员采用随机、双盲、安慰剂对照的交叉设计，参与者在进行两次 4.2km 的上坡比赛之前服用 HW 或安慰剂。在比赛前 24h、3h、2h 和 40min 分四次服用，每次 420ml。实验结果显示，与安慰剂相比，赛前服用 1680ml HW 可能会将最慢跑步者的耐力跑成绩提高 1.3%，而 HW 对最快跑步者比赛成绩的影响不理想（下降 0.8%）。此外，在成绩提高的同时，跑得最慢的人的平均比赛时数可能会增加 3.8%，而跑得最快的人则没有明显的变化（0.1%）。因此，富氢水对运动抗疲劳能力的影响未得出明确结论。似乎赛前补充 HW 对上坡跑成绩的影响程度取决于个人的跑步能力。

（二）氢气促进运动诱导的肝脏脂质代谢增加

Amane Hori 等研究了强度自行车运动中气体吸入对呼吸丙酮排泄的影响，采用随机、单盲、安慰剂对照、交叉实验设计研究亚极量运动时的呼吸丙酮排出量。在进行 20min 的基线测量后，测量 10 名男性受试者的呼吸丙酮水平，这些受试者进行 20min 的 60% 峰值摄氧量 – 强度循环运动，同时吸入 1% 的 H_2 或空气。在另一项实验中，6 名男性受试者保持坐姿 45min，同时吸入 1% 的 H_2 或者控制气体。结果显示，H_2 在运动期间可显著增加呼吸丙酮和摄氧量。然而，它并没有显著改变氧化应激或抗氧化活性对运动的反应，也没有显著改变长时间静止状态下的呼吸丙酮或氧气摄取。这些结果表明，吸入氢气可促进运动诱导的肝脏脂质代谢增加。

（三）连续摄入富氢水对人体有氧能力的影响

Hori 等的研究由两个单盲法设计的实验组成。在第一个实验中，参与者在进行运动测试

之前随机摄入富氢水（HW）或安慰剂水（PW），以研究单一补充 HW 对有氧能力的影响。在第二个实验中，参与者被随机分为以下两组：HW 组和 PW 组。参与者在摄入 HW 2 周之前和之后进行与第一个实验相同的运动试验，以阐明 HW 对有氧能力的慢性影响。Hori 等研究的主要发现如下：第一，没有观察到 HW 对血氧化应激和抗氧化剂反应的显著影响。第二，单次摄入 HW 不会显著增加峰值负荷和 VO_2 峰值；然而，连续 2 周的补充显著增加了 VO_2 峰值并且倾向于增加峰值负荷。该研究表明，连续摄入 HW 可以增强人体的有氧能力。有趣的是，类似的结果在之前的会议报告中也有报道。

（四）摄入电解氢水（EHW）对高温环境下进行耐力运动的影响

Weidman 等报道了 EHW 的摄入减弱了运动引起的血液黏度的增加。Hiroto Ito 等认为，摄入 EHW 可以通过促进液体吸收来减少高温环境下长时间运动早期的血浆容量损失，并为此进行了人群试验。12 名铁人三项运动员在 65% 的 VO_2 下进行 60min 的蹬踏运动，饮用纯净水或 EHW，然后进行递增踩踏板试验。在 60min 的运动中测定血液参数、组织温度和呼吸变量，还测定了递增踩踏板试验期间的力竭时间（TTE）。结果显示，运动后体重降低了（1.1±0.4）kg，试验之间没有显著差异。血浆容量和血清渗透压以及血钠和血钾浓度随着运动而显著变化，但在试验之间没有观察到显著差异。两次试验的 pH、血液乳酸盐和碳酸氢盐浓度以及皮肤和肌肉温度的变化没有显著差异。运动期间的能量消耗显著（$P=0.04$）低于对照组［（13.7±0.4）kJ/min］。TTE 在试验之间没有显著差异。结论：在高温环境下进行耐力运动时摄入 EHW 会降低能量消耗，但不会影响体液平衡或运动表现。

（五）短期 H_2 吸入对健康成人跑步性能和躯干强度的影响

尽管大量研究提供了关于富氢水能增强运动能力的初步证据，但有利效果是来自氢分子本身还是可能来自镁（富氢水中的常规氢来源）仍然是一个悬而未决的问题，富氢水的表观缓冲能力可能是由于之前使用的液态氢产品中发现的各种 pH 缓冲液（如碳酸氢盐、金属镁），而不是已知不会影响 pH 的 H_2。因此，使用纯氢气代替镁基氢气配方可能有助于更好地揭示 H_2 的真实作用。在 Dejan Javorac 等的随机、双盲、安慰剂对照、交叉试验中，研究评估了 7 天吸入 H_2 对年轻男性和女性队列中运动表现结果以及血清激素和炎症状况的影响。所有参与者［被分配接受气态氢（4%）或安慰剂（室内空气）］每天吸入 20min，持续 7 天，冲洗期为 7 天，以防止研究期间干预措施的残余影响。结果表明，与空气吸入相比，每天呼吸 4% 的氢气 20min 可提高峰值跑步速度（最多 4.2%）。氢气吸入导致随访时血清胰岛素样生长因子 1（IGF-1）显著下降 48.2ng/ml，而安慰剂干预后 IGF-1 水平升高 59.3ng/ml。这项首次在人体内进行的随机对照试点试验提供了初步证据，表明连续 7 天，每天呼吸 4% 的气态氢 20min，可使最大跑步速度增加，躯干肌肉最大等长力量下降程度减弱。

二、氢分子减轻人体运动损伤

在进行高强度运动的情况下，氧消耗的增加可能导致活性氧（ROS）的产生。运动诱导的 ROS 和内源性或外源性抗氧化剂防御系统之间的平衡在维持生理功能（能量代谢、线粒体功能和肌肉缓冲）中起着至关重要的作用。然而，剧烈运动扰乱了氧化还原稳态，导致氧化应激，而过度的氧化应激会导致肌肉疲劳、炎症和各种组织疾病。

（一）富氢水对连续剧烈运动氧化还原状态的影响

基于之前氢分子的研究发现，Shohei Dobashi 等补充了 H_2 可能会增加抗氧化能力，在连续几天的剧烈运动中维持肌肉性能和氧化还原稳态。为了检验膳食富氢水补充剂是否对连续 3 天剧烈运动期间的运动表现和氧化应激标志物有显著影响，Shohei Dobashi 等的研究设计了单盲、交叉、随机对照试验。8 名男性志愿者在两种条件下完成了两个连续 3 天的运动测试：富氢水（HW）和安慰剂水（PW）。运动测试包括反向运动跳跃、膝关节伸肌最大随意等长收缩和短跑自行车运动。短跑自行车运动包括 3 次重复的 10s 最大蹬踏，对抗 7.5% 体重的阻力和 110s 主动休息（空载蹬踏）。在运动测试之前和之后，参与者饮用 500ml HW[（5.14 ± 0.03）ppm/H_2 浓度] 或 PW[（0.00 ± 0.00）ppm]。在第一次运动试验（第 1 天）前 7h 作为基线，在每天运动试验后 16h 采集血样。实验结果显示，饮用 HW 有助于在连续几天的剧烈运动中维持氧化还原状态，并有助于防止累积性肌肉疲劳。

（二）富氢水对运动员肌肉性能、乳酸盐反应的影响

富氢水（HW）对耐力表现的积极效果已经得到证明，但 HW 在阻力训练中的效果尚不清楚。Michal Botek 等的研究评估了摄入 1260ml HW 对耐力训练和 24h 恢复后的生理、知觉和表现反应的影响。这项随机、双盲、安慰剂对照、交叉研究包括 12 名平均年龄为（23.8 ± 1.9）岁的男性。受试者进行半蹲、膝关节屈曲和伸展运动，负荷设置为 1 次重复最大值的 70%，共 3 组（10 次/组）。弓箭步以 30% 体重的负荷进行设置，共 3 组（20 次/组）。每组的时间、乳酸盐和感知用力的等级在锻炼中途和锻炼后立即进行评估。在训练前和恢复 30min、6h 和 24h，评估肌酸激酶、肌肉酸痛视觉模拟分级、反运动跳跃和心率变异性。结果显示，与安慰剂组相比，HW 组的冲刺速度更快。HW 组在运动中途和运动后乳酸立即降低，HW 的视觉模拟评分明显较低。总之，急性间歇性 HW 水合作用改善了肌肉功能，降低了乳酸盐反应，并缓解了肌肉酸痛的延迟发作。

（三）运动前用富氢水对血乳酸水平和肌肉功能的影响

由于在间歇跑、短跑和跳跃等极限运动中能量需求和氧消耗增加，活性氧（ROS）和活性氮（RNS）的产生也增加，有可能扰乱氧化还原平衡并引起氧化应激。在正常情况下，ROS 和 RNS 以低速率产生，随后被抗氧化系统清除。然而，ROS 产生速率的大幅度增加可能会超过细胞防御系统的能力。富氢水（HW）的有益效果已经在实验和临床疾病状况中得到报道，在 Kosuke Aoki 等的研究中，通过测量运动后的肌肉疲劳和血乳酸水平来评估富氢水对健康受试者的功效。对 10 名平均年龄为（20.9 ± 1.3）岁的男子足球运动员进行了运动试验和采血。每个受试者以交叉、双盲方式检查两次；他们被给予 HW 或安慰剂水（PW），间隔一周。要求受试者在 75% 最大摄氧量时使用自行车测力计持续 30min，随后在最大等速膝关节伸展的 100 次重复中测量峰值扭矩和肌肉活动，之后测量外周血中的氧化应激标志物和肌酸激酶。实验结果显示，虽然急性运动导致接受 PW 的受试者血乳酸水平升高，但口服 HW 可防止剧烈运动期间血乳酸水平升高。在最大等速膝关节伸展期间，PW 的峰值扭矩显著降低，表明肌肉疲劳，但 HW 的峰值扭矩在早期没有降低。运动后血液氧化损伤标志物（d-ROM 和 BAP）或肌酸激酶没有明显变化。

（四）氢分子对运动员关节损伤性疼痛和肿胀的影响

软组织损伤的传统治疗包括 RICE 方案——休息、冰敷、按压和抬高，并在创伤后持续

72h。虽然被设计为减少急性损伤后发生的炎症的即时疗法，但由于限制了血流，RICE 方案可能不是促进愈合的最佳方法。氢分子（H_2）最近被提出作为肌肉骨骼医学中一种可能的辅助治疗，但关于其作为急救干预的有效性数据有限。Dejan Javorac 报道了一例专业运动员的病例，他遭受了 Ⅱ 级踝关节扭伤，随后在受伤后的前 24h 内接受了 6 次用超饱和富氢水进行的踝关节和足部水疗（如每 4 小时 1 次，每次 30min）。患者自行完成的疼痛 VAS 从基线时（受伤后立即）的 50 分（中度疼痛）降至 24h 随访时的 20 分（轻度疼痛）。从基线到随访，踝关节肿胀下降了 2.8%，背屈活动范围改善了 27.9%。

总之，氢气具有一定的抗氧化能力，可以作为有效抗氧化剂。基于抗氧化能力，氢分子能表现出抗炎、抗凋亡和抗过敏作用，从而可以减少炎症因子的生成、增加抗炎因子的释放。由于高强度运动会导致活性氧过量产生和自由基介导的组织损伤，因此氢气可以作为有效抗氧化剂来减轻氧化应激和活性氧相关疾病。然而，氢分子在改善人体运动功能以及减轻人体运动损伤方面有不可替代的优势，运动性肌肉损伤和随后的炎症反应是肌肉修复过程中不可或缺的一部分，氢分子并不损害训练后运动的适应性，因此氢分子产品作为运动补剂具有巨大的前景。

（秦树存　陈　远）

第六节　内分泌系统氢医学临床研究

内分泌系统主要指其固有的内分泌腺，包括垂体、甲状腺、甲状旁腺、肾上腺、性腺和胰岛，另外还包括分布在心血管、胃肠、肾、脑，尤其是下丘脑的内分泌组织和细胞。内分泌系统疾病是指内分泌腺体或内分泌组织自身的分泌功能或结构异常而表现出症状，包括糖代谢障碍、脂类代谢障碍、蛋白质代谢障碍等。糖类和脂类都是以碳氢元素为主的化合物，它们拥有相似的代谢途径，但也有各自的特点。一般来说，在糖分供给充足时，糖分就可以大量转变为脂肪储存起来，成为人体中备用的能源。人体中，调节糖脂代谢的主要部位位于肝、胆、肠道和胰腺等内分泌腺体组织。其中，肝脏是人体内脏中最大的器官，肠道是内脏中最长的器官，胰腺则是内脏中最大的腺体。当这些器官调控失效时，人体就会出现糖脂代谢紊乱。糖脂代谢稳态平衡对维持机体的正常生理功能至关重要，糖脂代谢紊乱与多种人类重大疾病（比如糖尿病、肥胖、非酒精性脂肪肝、高血压、高脂血症、心脑血管疾病等）的发生密切相关。

内分泌系统疾病的患病率、死亡率持续升高。其中，糖脂代谢紊乱引起的疾病最为常见。《中国居民营养与慢性病状况报告（2020 年）》指出，我国 18 岁及以上居民高血压患病率为 27.5%，糖尿病患病率为 11.9%，高胆固醇血症患病率为 8.2%。我国肥胖率达 12% 左右，肥胖总人数高居世界第一。此外，非酒精性脂肪肝全球患病率已突破 25%，其中亚洲地区的患病率为 27.37%。非酒精性脂肪肝已成为全球越来越普遍的重要公共健康问题。糖脂代谢性疾病的危害远超人们既往的想象，而值得一提的是，目前仍有许多药物未正式获批用于疾病的临床治疗，生活方式的干预是目前防治许多内分泌系统疾病的有效方法，通过生活方式干预治疗，虽然没有副作用影响，但产生效果的周期较长而且不易坚持。另外，对于实施生活方式改变不足以改善代谢异常或考虑为心脑血管疾病高危的人群，需要进行药物治疗。临床上，许多药物的治疗效果有一定的局限性，而且俗话说"是药三分毒"，长期使用某些药物还可能会引起一些并发症和毒副作用，对机体的其他系统造成影响。那么，治疗这些疾病过程中还有没有更好的方法呢？近年来，已经有大量动物实验和临床试验表明，氢气疗法对糖尿病、脂代谢紊乱、代谢综合征、肥胖、痛风和神经退行性疾病等均有一定的预防、保护和治疗作用。

一、氢与糖尿病

糖尿病又称为"富贵病"，是由遗传和环境因素共同作用而引起的一组以慢性高血糖为特征的代谢性疾病。因胰岛素分泌和（或）作用缺陷导致糖类、蛋白质、脂肪、水和电解质等代谢紊乱。糖尿病会对人体造成什么样的影响呢？随着病程的延长，可出现眼、肾、神经、心脏、血管等组织器官慢性进行性病变、功能减退及衰竭。糖尿病分为 1 型糖尿病、2 型糖尿病、妊娠期糖尿病以及其他特殊类型糖尿病。该疾病临床表现为代谢紊乱症候群，患者出现典型"三多一少"症状，即多尿、多饮、多食和体重减轻，并且患者常有皮肤瘙痒以及四肢麻木酸痛、月经失调、便秘、视物模糊等其他症状。

（一）氢分子干预 2 型糖尿病的随机双盲安慰剂单中心试验

2008 年，Sizuo Kajiyama 等通过纳入 30 例单纯饮食运动治疗的 2 型糖尿病患者和 6 例糖耐量异常患者，进行随机、双盲、安慰剂对照的交叉研究，饮用富氢水 8 周进行干预，观察饮用前后的血脂谱、血糖、胰岛素和糖化血红蛋白等指标的变化。结果发现，饮用富氢水对空腹血糖、胰岛素、糖化血红蛋白等指标无明显作用，但对血浆中坏的脂蛋白（低密度脂蛋白）颗粒组成有明显改善作用；6 例糖耐量异常患者有 4 例糖耐量恢复正常。因病例太少，该研究结果难以得出结论性意见。氢气是否能改善 2 型糖尿病或糖耐量异常的脂糖代谢尚需要更多的试验研究验证。

（二）氢分子干预 2 型糖尿病的随机对照双盲多中心试验

2021 年，日本东北大学的 Ogawa 等开展了一项多中心、前瞻性、双盲、随机对照试验，该试验收录了 50 名 2 型糖尿病患者，饮用富氢水 3 个月，每日饮用 1500～2000ml 进行干预。结果表明，虽然氢气治疗组胰岛素抵抗水平下降，但与对照组相比并无统计学差异。然而在对患者进行分组比较后发现，对胰岛素抵抗严重（基础值 HOMA-IR > 1.73）的患者，胰岛素抵抗指数发生了显著改善。结果提示，氢气疗法对胰岛素抵抗比较严重和处于氧化应激状态的患者效果最佳，而对胰岛素抵抗较弱的患者效果相对较弱，甚至无效。这个研究提示 2 型糖尿病中某些病理状态可能是应用氢分子疗法的适应证。

二、氢气与代谢综合征

代谢综合征是指人体的蛋白质、脂肪、糖类等物质发生代谢紊乱的病理状态，是一组主要以中心性肥胖、高血压、血脂紊乱、糖尿病或糖耐量异常及胰岛素抵抗为临床表现的代谢紊乱症候群。代谢综合征的中心环节是肥胖和胰岛素抵抗。患有代谢综合征的患者，其罹患糖尿病、心脑血管疾病的可能性就会大大增加。代谢综合征的临床表现即它所包含的肥胖症、血脂异常、糖尿病、高血压、冠心病和脑卒中等各个疾病及其并发症、伴发病，这些疾病可同时或先后出现在同一患者中。可见，代谢综合征对人体危害极大。代谢综合征是一组复杂的代谢紊乱症候群。当前，其病理生理机制尚不完全清楚，目前还没有治愈的方法。在其防治的过程中，主要目标是预防临床心血管疾病和2型糖尿病的发生，对已有心血管病患者则是预防心血管事件再发。原则上应先启动生活方式治疗，然后是针对各种危险因素的药物治疗。

（一）氢分子干预潜在代谢综合征人群试验

2010年，匹兹堡大学医学中心外科研究所 Atsunori Nakao 团队对20名有潜在代谢综合征患者进行8周的开放性初步研究，以验证氢气对代谢综合征的有效性。研究结果显示，饮用富氢水后代谢综合征患者抗氧化酶活性增强，尿液脂质过氧化指标降低，血清中高密度脂蛋白胆固醇比重增加。8周的干预对空腹血糖未产生显著影响。总体来说，富氢水可以改善与代谢综合征相关的氧化应激标志物水平，增强机体的抗氧化能力。可惜该研究没有观察代谢综合征的蛋白质和糖类、脂肪三大代谢的异常改变情况。

（二）氢分子干预代谢综合征人群试验

2012年，秦树存团队以20名潜在的代谢综合征患者为研究对象，指导其饮用富氢水，每次450ml，每天2次，持续10周，探索饮用富氢水对脂蛋白含量、组成及功能的影响。研究结果显示：连续饮用富氢水10周可显著降低血清总胆固醇和低密度脂蛋白胆固醇水平；载脂蛋白 ApoB100 和 ApoE 水平也显著降低，特别是高密度脂蛋白多项抗动脉粥样硬化功能有显著改善；血清抗氧化酶含量升高，脂质过氧化标志物水平降低。富氢水会对高血脂人群产生降脂作用，但对没有高脂血症的人群则影响甚小。氢分子干预时间只有10周，略显不足。总的来说，对于潜在的代谢综合征患者来说，每天饮用富氢水可能会降低血胆固醇和低密度脂蛋白水平，尤其是可明显改善高密度脂蛋白的抗动脉粥样硬化功能，表明氢分子治疗可能是治疗或控制脂质代谢异常的一种新选择。

（三）氢分子长期干预代谢综合征的随机双盲安慰剂对照试验

2020年，斯洛伐克医学实验中心心脏病研究所 Slezak 团队对60名代谢综合征患者（30名男性，30名女性）进行了随机双盲、安慰剂对照临床试验，给予每天3次，每次饮用250ml 的高浓度氢水，持续24周。结果表明，氢气治疗可显著降低血胆固醇和血糖水平，降低血清糖化血红蛋白，明显改善炎症和氧化平衡相关指标，同时也能促进体重指数和腰臀比的下降。此试验更有力地表明了饮用富氢水能够改善代谢综合征相关指标，可能对代谢综合征有一定的控制和治疗作用。

三、氢气与高脂血症

高脂血症是指由于脂类代谢异常，血浆中一种或几种脂质高于正常水平的病理情况。其主要类型包括高胆固醇血症、高甘油三酯血症，或两者兼有（混合型高脂血症），以及高、低密度脂蛋白异常。诊断标准为成人空腹血浆总胆固醇 ≥ 6.22mmol/L 和（或）甘油三酯

≥ 2.26mmol/L。高脂血症主要由遗传、代谢性疾病、营养和特殊药物作用引起，在引起机体功能与代谢紊乱的同时，还直接或间接参与到一些疾病的发生发展过程中。其中，比较明确的相关疾病包括动脉粥样硬化性心脑血管疾病、肥胖症、脂肪肝等。高脂血症目前还没有治愈的方法，主要通过生活方式干预和药物治疗相结合的方式降低缺血性心血管疾病的患病率和患病后的死亡率。在治疗高脂血症过程中有没有更好的方法呢？

（一）氢分子干预高胆固醇血症随机双盲安慰剂对照试验

2015 年，秦树存团队在 *The Journal of Clinical Endocrinology and Metabolism*（*JCEM*）杂志上发表了一篇"探讨氢在高脂血症中的作用"的论文。他们进行了双盲、随机和安慰剂对照试验，纳入 68 例未经治疗的高胆固醇血症患者，将其随机分为干预组和对照组，干预组患者饮用 900ml/d 的富氢水（每次 300ml，每天 3 次），对照组给予同剂量的安慰剂水，共干预 10 周，干预前后分别采集其血液标本并进行相关分析。此次研究对高密度脂蛋白进行了较为深入的结构和功能分析，发现富氢水可以使高密度脂蛋白结构改善，功能增强。同时，饮用富氢水也改善了血浆氧化和炎症指标。由此可见，在高脂血症的治疗过程中，饮用富氢水具有一定的治疗作用。

（二）氢分子干预外周动脉疾病随机双盲安慰剂对照试验

2021 年，秦树存团队纳入 60 名受试者，饮用富氢水（每次 245ml，3 次 / 天），连续 10 周。结果发现，氢水治疗后，患者脉搏波传导速度及血管硬化指标明显改善，血清总胆固醇水平、血清丙二醛水平及氧化磷脂水平降低，超氧化物歧化酶活性升高，同时，氢气治疗后，高密度脂蛋白的抗氧化、抗炎症和抗凋亡能力显著提高，血管氧化应激和炎症显著降低，说明氢气可用于预防和缓解由吸烟、高血压、高脂血症和糖尿病等主要危险因素引起的外周动脉疾病。

四、氢气与肥胖

肥胖指体内脂肪堆积过多和（或）分布异常、体重增加，是一种由遗传和环境因素相互作用引起的慢性代谢性疾病。本病作为代谢综合征的主要表现之一，常与多种疾病（如 2 型糖尿病、血脂异常、高血压、冠心病、卒中、肿瘤等）密切相关。肥胖见于任何年龄段，轻度肥胖多无任何症状，中度可引起气急、关节痛、肌肉酸痛、体力活动减少等，并且可以并发阻塞性睡眠呼吸暂停、静脉血栓、高尿酸血症和痛风、骨关节疾病等。治疗肥胖的两个主要环节是减少热量摄取及增加热量消耗，强调以行为、饮食、运动为主的综合治疗，必要时辅以药物或手术治疗。限制饮食能量，使能量摄入低于能量消耗，这是减肥的重要策略，但这种方法减重幅度有限。那么，有没有更好的"减肥"方法呢？

（一）氢分子干预肥胖双盲安慰剂对照试验

2017 年，Ostojic 团队进行了双盲、安慰剂的交叉设计试验，采用产氢胶囊对 10 名中年超重妇女进行为期 4 周的干预。通过测量其皮肤褶厚度、腰臀比和手臂脂肪指数，采集干预对象空腹血液样本进行生化检验等评估氢气对肥胖患者的作用。研究结果发现，连续 4 周口服氢胶囊对中年超重女性的体重和体重指数（BMI）、腰围等指标无影响，但受试者体脂率和手臂脂肪指数下降，血清甘油三酯水平下降，空腹胰岛素水平下降，且干预过程中无任何不良反应，提示氢气对肥胖人群的人体成分及胰岛素抵抗有一定的改善作用。

（二）高浓度富氢水干预肥胖双盲安慰剂对照试验

2020 年，印度某营养学院评估了饮用高浓度富氢水对肥胖男女的身体成分、血脂和炎症生物标志物的影响。该试验招募了 60 名肥胖且患有代谢综合征的受试者（男女各 30 名，平均年龄为 43 岁）。受试者随机分为两组，试验组每天空腹饮用高浓度富氢水（氢气含量 22mmol/L，每天 3 次，每次 250ml），对照组每天饮用等量纯净水。结果显示：饮用高浓度富氢水后，肥胖患者心率、BMI 和腰围均显著降低，同时，患者血浆中总胆固醇、甘油三酯、空腹血糖和糖化血红蛋白水平及血浆炎性标志物 TNF-α、IL-6 和 C 反应蛋白均显著下降。此外，血浆中丙二醛和 D- 二聚体减少，维生素 E 和维生素 C 增加，而对照组的指标几乎都没有明显变化。这项研究表明，长期饮用高浓度富氢水可以显著改善肥胖者的多种血液指标，显著减轻体重、缩小腰围，效果明显优于饮用普通浓度富氢水的效果。

五、小结

氢气疗法对糖尿病、脂代谢紊乱、代谢综合征、肥胖等在内的多种糖脂代谢疾病均有一定的预防、保护和治疗作用。这种改善作用还需更大规模的临床试验数据证实。从长远来看，氢气疗法在未来很可能给三大代谢障碍的患者带来新的希望。氢分子对内分泌腺体功能障碍的基础研究取得了一定成果，比如对下丘脑疾病等内分泌障碍疾病有一定作用，但迄今仍未见临床研究报告。

（秦树存　王　浩）

第七节　泌尿系统氢医学临床研究

根据世界卫生组织 2020 年 12 月 9 日发布的《2019 年全球卫生估计报告》，肾脏疾病已上升为全球十大死因之一。目前我国肾脏病发病率为 10.8%，约 1.5 亿国民患有肾脏病。需要接受肾脏替代治疗的终末期肾病患者有 150 多万，并以每年新增 12 万～ 15 万的趋势持续上升。泌尿系统疾病及病变种类众多。其中，首先是感染，泌尿系统感染是最常见的感染性疾病，包括尿道炎、膀胱炎、肾盂肾炎、肾周围炎等，尤多见于女性，据报道，10%～ 20%的成年妇女患过泌尿系统感染。引起泌尿系统感染的因素多种多样，主要有尿路梗阻、泌尿系统畸形、妊娠期及糖尿病引起的感染、医源性感染等。其次是肿瘤，泌尿系统肿瘤是泌尿系统多种器官肿瘤的统称，其中前列腺癌、膀胱癌、肾癌是泌尿系统最为常见的三大肿瘤。肾癌死亡率位居泌尿系 3 种常见肿瘤的首位。总体上发达国家发病率高于发展中国家，城市地区高于农村地区，男性多于女性（男女比例约为 2：1），发病年龄可见于各年龄段，高发年龄为 50～ 70 岁。

泌尿系统各器官都有可能发生疾病，并波及整个系统，甚至影响全身健康，其常见病因主要为大肠埃希菌、结核分枝杆菌、病毒、支原体、沙眼衣原体、滴虫等致病菌感染，泌尿系统疾病患病率不断提高，泌尿系统用药需求持续增长。然而，临床上大多数药物作用有限且存在肾毒性，给患者带来很多副作用，因此，亟待寻找和发掘新的治疗肾脏疾病的新方法。已经有许多研究机构和医疗单位对氢分子在泌尿系统疾病中的医疗作用进行了个案观察、队列试验，甚至临床广泛应用。氢分子对该系统疾病的临床观察报告有 8 个，揭示氢分子在治疗泌尿系统疾病、调节泌尿系统稳态方面发挥了明显作用，包括膀胱炎、透析及透析并发症等。

一、氢气对膀胱炎的作用

膀胱炎是最常见的泌尿系统疾病之一，主要由特异性和非特异性细菌感染引起，根据类型可分为间质性膀胱炎、腺性膀胱炎、气性膀胱炎、坏疽性膀胱炎、化学性膀胱炎、放射性膀胱炎。间质性膀胱炎是主要的慢性膀胱炎，主要的病因包括膀胱缺血和再灌注损伤，膀胱缺血 / 再灌注形成的氧化自由基可引起膀胱损伤。目前临床治疗膀胱炎主要使用抗生素，包括氧氟沙星、磺胺类、喹诺酮类、半合成青霉素类和头孢菌素类，大量使用抗生素可能会导致细菌耐药和膀胱炎反复发作，而且抗生素本身有大量副作用，具有肝肾毒性。因此，膀胱炎需要更安全有效的治疗方法。那么，氢气作为抗氧化剂能改善膀胱炎的症状吗？

有研究团队做了氢分子对膀胱炎的安慰剂对照试验。2013 年，Matsumoto 等设计了一项前瞻性、随机、双盲、安慰剂对照试验，纳入 30 名间质性膀胱炎 / 膀胱疼痛综合征患者，分别给予富氢水和安慰剂治疗 8 周。采用间质性膀胱炎症状指数、间质性膀胱炎问题指数、帕森斯盆腔疼痛和尿急 / 频率患者症状量表、视觉模拟量表膀胱疼痛评分和标准的 3 天排尿日记对症状进行评估。结果显示，两组患者膀胱疼痛评分均明显降低。虽然补充富氢水可以改善 11% 的患者膀胱疼痛评分，但是富氢水组对症状的影响与安慰剂组没有显著差异。因此，富氢水对治疗间质性膀胱炎 / 膀胱疼痛综合征患者的疗效不显著，需更大规模的前瞻性临床研究进一步验证该研究的结果。

二、氢气对透析及透析并发症的作用

透析是利用小分子经过半透膜扩散到水（或缓冲液）的原理，将小分子与生物大分子分开的一种分离纯化技术。透析一般可分为血液透析和腹膜透析两种。其一是血液透析，也称为人工肾、洗肾，是血液净化技术的一种。血液透析利用半透膜原理，通过弥散将流体内各种有害的以及多余的代谢废物和过多的电解质移出体外，从而达到净化血液及纠正水电解质和酸碱平衡的目的。其二是腹膜透析，是利用腹膜作为半渗透膜，利用重力作用将透析液灌入患者的腹膜腔，借助腹膜两侧存在溶质的浓度梯度差和渗透梯度差进行水和溶质的交换，通过腹腔透析液不断地更换，以达到清除体内代谢产物、毒性物质及纠正水、电解质平衡紊乱的目的。急性肾衰竭，急性药物或毒物中毒，慢性肾衰竭及肾移植前的肾衰竭或移植后排异反应使移植肾无功能者都需要透析来维持生命。然而，透析之后容易产生一系列症状体征等病理变化，称为透析并发症，包括透析反应、透析综合征、心血管并发症、贫血、感染、低蛋白、营养不良、动脉硬化、肾性骨病、继发性甲状腺功能亢进症等。这些并发症不仅会影响机体的健康，严重时将会威胁机体的生命。因此，亟待寻找一种减少与改善透析并发症的有效治疗方法，以提高透析患者的生存质量，挽救患者生命。近年来，多个科研团队进行了一系列临床试验证实氢气疗法对透析及透析并发症的缓解作用。

（一）氢分子对血液透析的干预作用

血液透析患者体内氧化应激和炎症反应增强在心血管事件和死亡的发生中起着至关重要的作用。血液透析可能会增加白细胞的激活和损伤，从而增强氧化应激和炎症。人们一直期待找到一种既没有毒副作用、生物安全度又高的新型抗氧化剂用于对透析的保护，氢分子（H_2）应运而生。最近的多项研究表明，氢分子对透析可以起到保护作用，同时还具有抗炎作用，并能改善细胞和器官的损伤。

1. Nakayama 等使用富氢透析液 6 个月血液透析的观察　2010 年，该团队招募了 21 名透析患者进行 1 个月（每周 3 次）的标准血液透析，然后使用富氢透析液 6 个月（每周 3 次）观察治疗效果。结果表明：富氢透析液对患者无任何副作用，透析后患者收缩压明显降低，脉压显著下降，血浆单核细胞趋化蛋白 1（$P < 0.01$）和髓过氧化物酶（$P < 0.05$）水平显著降低，特别是在基础水平较高的患者中降低更为明显。同时，透析后血浆炎症细胞因子（IL-1、IL-6、TNF-α）水平显著下降，提示在血液透析液中添加氢可以改善炎症反应，控制血压。

2. Nakayama 等使用富氢透析液 12 个月血液透析的观察　该团队进一步开展多项研究，为富氢透析液的临床应用提供证据。2017 年，他们分别对 140 例和 122 例患者使用富氢透析液（$30 \sim 80$ppb H_2）和标准血液透析 12 个月的患者进行了全面的临床分析，包括身体和实验室检查、药物治疗和主观症状的自我评估问卷。结果表明，富氢透析液可显著降低患者血清肌酐、β_2-微球蛋白含量，而透析后体重、血清白蛋白和 C 反应蛋白水平未发生明显变化。同时，富氢透析液可以减少降压药物的日用量，缓解透析引起的疲劳和皮肤瘙痒，提高慢性透析患者的生活质量。

3. Nakayama 等使用富氢透析液 36 个月血液透析的观察　该团队评估了富氢透析液是否可以改善慢性透析患者预后。他们对 148 例富氢血液透析患者和 161 例常规血液透析患者进行了 3 年以上的临床疗效观察。结果发现，透析后血尿素氮未发生明显下降，对于收缩压≥140mmHg 的患者，透析后收缩压明显下降，降压药物用量显著减少，血压显著改善，而对于收缩压 < 140mmHg 的患者，透析后收缩压未发生明显变化。同时，富氢血液透析患者死亡风险和非致死性心脑血管事件显著降低。

4. Terawaki 等探究富氢透析液对血液透析患者氧化标志物的作用　白蛋白氧化是常用的氧化应激标志物。2014 年，该团队探究了富氢透析液对血液透析患者白蛋白氧化的影响。通过透析期间从透析器入口和出口取血样本，测定血浆谷胱甘肽、过氧化氢和白蛋白氧化还原状态的变化，以评估氢气对血液透析患者氧化应激的干预作用。结果显示：血液的 pH、二氧化碳分压及氧分压未发生明显变化，而血液中总谷胱甘肽及还原性谷胱甘肽水平显著降低，过氧化氢水平显著升高。同时，氢气处理后血清白蛋白的氧化还原分数显著降低，证实了氢分子对血液透析患者白蛋白氧化的抑制作用，提示氢分子在氧化应激性心血管疾病中的潜在应用价值。

5. 富氢透析液对血液透析患者疲劳状态的观察　疲劳是血液透析患者最常见的症状之一，有报道称，含有氢分子（H_2）的透析液可能会改善血液透析患者报告的疲劳。然而，尚不清楚其影响是否可能因不同的氢气水平而异。2022 年，Nakayama 等选取了 105 名血液透析患者，所有患者最初接受 47ppb（平均）H_2 的氢气透析液治疗超过 12 个月，然后使用 154ppb（平均）H_2 的透析液治疗 8 周，通过数值评定量表（NRS）评定基线和主观疲劳状态的变化。在接受 47ppb（平均）氢气的透析液治疗后，根据患者是否存在主观疲劳将患者分为三组：A 组（15.2%），透析和非透析日均有疲劳感；B 组（28.6%），仅透析日有疲劳感；C 组（56.2%），无疲劳感。当使用 154ppb（平均）H_2 的透析液治疗 8 周后，A 组患者的 NRS 评分在透析日和非透析日均显著下降，而 B 组和 C 组在透析日的疲劳评分未见明显变化，说明氢气水平可能会改善血液透析患者的疲劳状态。

（二）氢分子对腹膜透析的干预作用

在将富氢透析液用于慢性肾脏疾病大鼠的腹膜组织并取得良好的保护效果后，一些临床试验应运而生。

1. Nakayama 等的短期腹膜透析临床试验　该团队尝试将富氢透析液用于腹膜透析。研究共纳入 6 例腹膜透析患者（5 名男性，1 名女性，平均年龄 74 岁）。经过 2 周的富氢处理后，组织学结果显示患者间皮细胞数量显著增加，腹膜厚度显著减少；免疫组织化学染色结果显示，间皮再生标志物间皮素和糖类抗原 125（CA125）显著升高；而血尿素氮水平未发生明显变化，6 名腹膜透析患者都完成了研究，没有不良反应。说明氢分子可以促进间皮再生。

2. 富氢液腹膜透析对包囊性腹膜硬化的作用观察　包囊性腹膜硬化是腹膜透析最严重的并发症。所以 Terawaki 等首先尝试将富氢透析液用于一名长期糖尿病患者，该患者已接受过 6 年的腹膜透析。通过血液透析和腹腔灌洗观察富氢透析液对并发症的影响。腹膜壁层组织学染色显示，腹膜间皮结缔组织明显变薄，表面无纤维素，而是覆盖单层间皮。同时，富氢透析液降低了患者血液 C 反应蛋白水平，改善了患者恶心症状，明显减轻了透析液的浑浊情况，提示通过血液透析和腹腔灌洗给氢分子可能是治疗囊性腹膜硬化症的一种新方法。

越来越多的证据表明，氢气具有治疗与氧化应激和炎症相关疾病的潜力，可能在许多生物医学领域成为一种有用的新治疗方式。目前，已有许多基础实验证据证明氢气在泌尿系统疾病中发挥着重要作用，比如氢气可以保护由各种原因引起的急慢性肾损伤、肾结石、肾间质纤维化、肾缺血/再灌注损伤及肾脏多囊病变等，然而，临床上并未开展相关试验进行证实，而且临床研究的样本量较小，对结果的支持不够有力，因此有必要设计大规模的、前瞻性的临床研究来证实目前的结果，以确保临床上的应用有效和安全。

（秦树存　王　浩）

第八节　口腔系统氢医学临床试验研究

世界卫生组织 2022 年发布的《全球口腔健康状况报告》首次全面描述了全球人口在口腔

健康方面面临的挑战和机遇。报告指出，口腔疾病是最常见的非传染性疾病，影响全球35亿人口，约占全球人口总数的45%。这一数量比5种最主要的非传染性疾病病例总数还要多约10亿。最常见的口腔疾病是蛀牙、严重牙龈疾病、牙脱落和口腔癌。其中，未经治疗的龋齿最为常见，据估计，影响到25亿人；严重的牙龈疾病是导致牙齿全部脱落的主要原因，估计影响约10亿人；每年有约38万个新增口腔癌确诊病例。另外，口腔疾病发病率在全球范围内呈上升趋势：过去30年间，全球患口腔疾病的人数增长了10亿。

如果没有保持良好的口腔卫生，细菌会通过获得性膜附着在牙表面，形成菌斑生物膜。所形成的牙菌斑分泌多种作用于牙和牙周组织的毒性因子，这又会导致牙缺损和牙周炎症性损伤，漱口水成为控制牙菌斑形成的辅助方法。但是漱口水也有许多与使用有关的不良反应，如牙龈肿胀、出血、味觉改变、染色和黏膜疼痛。此外，随着使用量的增加，相关口腔细菌会产生耐药性。近年的研究表明，氢分子是一种有效的治疗抗氧化剂，可以通过选择性清除组织中的氧自由基来降低氧化损伤的程度，而且氢分子抗氧化过程温和，不干扰机体正常的氧化还原反应。最近 Azuma 等的基础研究表明，氢分子在保护牙周炎方面可以发挥明显作用。

一、氢分子与牙周炎

牙周病是由细菌引起的炎症性疾病，会破坏牙支撑组织。牙周炎的特征是牙龈发炎，牙龈卟啉单胞菌（Pg）是一种革兰氏阴性细菌，被认为是慢性牙周炎发展的关键。Pg 内毒素，即 Pg 脂多糖（LPS），已被确定为导致炎症反应的重要因素，因此与牙周病密切相关。LPS 可以刺激各种细胞并促进导致牙周炎的促炎细胞因子的产生，氢分子（H_2）是一种气态抗氧化剂，既能减少氧化应激，又能改善与炎症相关的各种疾病。此外，H_2 无毒性、致突变性、遗传毒性或亚慢性口服毒性。尽管有报告显示 H_2 可通过降低牙龈氧化应激来抑制或改善牙周炎进展，但 H_2 尚未在人类牙周炎模型中进行检查。近年来有多篇文章发表了氢分子干预牙周炎成功的研究成果。

（一）富氢水对改善牙周炎的非手术牙周病治疗有效果

探诊出血（bleeding on probing，BOP）、探诊袋深度（probing pocket depth，PPD）、临床附着水平（clinical attachment level，CAL）是广泛使用的临床体征，作为牙周状况和疾病进展的指标。给予富氢水后，在第4周和第8周显示出探诊袋深度（PPD）、临床附着水平（CAL）和出血（BOP）指标的降低。与基线相比，富氢水组在第4周也表现出更高水平的血清总抗氧化剂水平，与基线相比，对照组在第8周的血清样品中活性氧代谢物（ROM）水平更高。在第8周，对照组和富氢水组的血清 ROM 水平存在显著差异。与基线相比，富氢水组在第4周的血清总抗氧化剂水平也更高。以上数据表明，在第2、4和8周，治疗组的 PPD 和 CAL 的改善程度高于对照组。富氢水组还在第4周增加了总抗氧化能力的血清水平。研究结果表明饮用富氢水可能有助于改善牙周炎。

（二）富氢水对与慢性牙周炎相关的微生物具有抗菌作用

牙周炎是由微生物引发的牙支持组织的炎症性疾病，导致牙齿周围组织逐渐破坏，最终导致牙齿脱落。因此，牙菌斑中存在的细菌的总体减少可能有助于预防牙周病并限制其发展。

Aarati Nayak 等的研究评估富氢水对从慢性牙周炎患者获得的菌斑中微生物计数的影响，并确定了富氢水在不同时间间隔的抗菌活性。研究纳入 20 名慢性牙周炎患者，从所有 20 名参与者中收集牙菌斑样本，并在富氢水中暴露（0min）基线、1min、2.5min 和 5min。然后将样本在血琼脂上培养，并在有氧和无氧条件下孵育。24 ～ 48h 后记录菌落形成单位和细菌总数。富氢水显示出对与慢性牙周炎相关的需氧和厌氧微生物的抗菌活性。对于需氧培养，从基线到 1min 和 2.5min 的集落形成单位的数量有统计学显著差异，对于厌氧培养，从基线到 1min、2.5min 和 5min 的集落形成单位的数量也有统计学显著差异。研究数据表明，富氢水对与慢性牙周炎相关的微生物具有抗菌作用。

（三）氢水对慢性牙周炎患者菌斑有抗菌作用

牙周炎被定义为伴有炎症反应的多因素多微生物感染。牙龈卟啉单胞菌（*Porphyromonas gingivalis*，Pg）被认为是牙周炎发生发展的主要病原体，并且主要的毒力因子是 Pg 脂多糖（LPS）。分子氢（H_2）通过降低牙龈氧化应激来抑制牙周炎的发展。在这项研究中，检测了 H_2 对 Pg 的影响，采用酶联免疫吸附试验检测人牙龈细胞在人牙周炎模型中 LPS 诱导的 8 种炎症标志物的分泌。结果表明，Pg LPS 可增加 IL-1α 和 IL-6 的分泌，但 H_2 显著抑制了两种细胞因子的分泌，而没有细胞毒性。H_2 能抑制 IL-1α 和 IL-6 的产生，IL-1α 和 IL-6 被认为是参与牙周病炎症反应的细胞因子。因此提示 H_2 可以为牙周炎提供治疗应用。显然氢分子可以通过其抗炎、抗氧化作用在牙周炎防治中发挥重要作用，如降低 PPD、CAL 和 BOP 作用十分明显，且抑制牙龈卟啉单胞菌分泌 IL-1α 和 IL-6，然而现阶段临床试验十分匮乏，需要更多科学可靠的实验来证明其在口腔系统的潜在价值。

二、氢分子与口腔溃疡

口腔溃疡是一种常见的口腔黏膜疾病，又称口疮，发作时疼痛非常明显，可未经治疗而自愈。也有的反复发作，称为复发性口腔溃疡，会对患者的工作和生活造成很大的影响。口腔溃疡的病理实质为口腔黏膜的血管炎，与自身免疫功能状态关系密切。氢分子是一类新型细胞抗氧化剂，其抗氧化、抗炎、抗凋亡的生理医学效应已在超过 100 种疾病模型中证实。研究表明，氢分子在多种肿瘤放化疗中起着明显的减毒增效作用。深入探讨氢分子口腔溃疡的运用，可为临床应用富氢水提供参考。张单雅等评估了饮用富氢水对口腔黏膜溃疡（oral mucosalulcer，OMU）的缓解效果和可能的生物学作用。

（一）富氢水降低大鼠系统性炎症与颊部黏膜的炎症

显微镜下观察，正常大鼠颊黏膜表面被覆角化的复层鳞状上皮，固有层为致密结缔组织，富含血管，上皮钉突较短。NaOH 颗粒模型组表层可见大量的坏死、出血和渗出，其下组织中含有大量中性粒细胞和增生的成纤维细胞。乙酸模型组也表现为黏膜的坏死、出血和渗出，甚至累及肌层的表面，部分饮用富氢水组的黏膜损伤较轻微，表现为上皮钉突反应性增生和固有层炎症细胞浸润。

（二）富氢水降低大鼠系统性炎症与颊部黏膜的机制探索

值得一提的是，该研究基于大鼠 OMU 模型，探究了氢分子对化疗药物诱导的 OMU 的缓解作用，化疗药物引起的口腔黏膜溃疡（OMU）是一种常见的化疗不良反应。作者发现饮用富氢水可有效提高乙酸损伤诱导 OMU 大鼠的存活率（由 66% 提升至 100%），并检测了 NF-κB 等转录因子，TNF-α、IL-1β、IL-6 和 iNOS 等促炎因子的表达水平。富氢水组血清中的 TNF-α、IL-6、IL-1β 含量较模型组均有降低的趋势，但仅 B-N 组 IL-1β 与对照组比较差异有统计学意义，20% 乙酸 + 富氢水组仅上皮棘层细胞表达 TNF-α，固有层着色浅；IL-6 阳性着色部位与表达模式与 TNF-α 相似。iNOS 在实验组颊黏膜中的阳性表达均较少，表明富氢水有效降低了大鼠颊部黏膜的炎症水平，可能与氢分子抑制氧化应激对黏膜的直接损伤和 NF-κB 等转录因子的激活，从而减少系统性 TNF-α、IL-1β、IL-6 和 iNOS 等促炎因子的表达有关。

氢分子的选择性抗氧化作用逐渐被口腔健康人士所认识，并认可其高度的安全性，甚至氢分子也可以看作是具有巨大潜力的口腔卫生"稳态平衡剂"。已有研究证实，氢分子对牙龈炎、口腔溃疡均具有显著的保护作用，对牙周斑也有抑制作用。对氢分子在口腔系统的潜在医疗作用值得进行大样本人群的临床研究，期待氢分子在口腔卫生保健和疾病防治中发挥应有的作用。

（秦树存　陈　远）

第九节　眼耳鼻喉系统氢医学临床研究

1990～2019 年,我国的眼科疾病主要有: 重度视觉障碍,其主要病因是未矫正的屈光不正、白内障和黄斑变性; 失明, 其主要病因是白内障、未矫正的屈光不正和青光眼。其中, 女性视觉损伤的总体患病率高于男性。70 岁以上人群中, 因白内障所致中、重度视觉障碍和失明的女性人数大约是男性的 2 倍（来自 *The Lancet Public Health*）。世界卫生组织发布的《世界听力报告》显示全球 1/5 的人听力受损, 听力损失影响全球超过 15 亿人, 其中 4.3 亿人听力较好的耳朵有中度或以上程度的听力损失。到 2050 年, 听力受损的人数可能会增加 1.5 倍以上, 从 2019 年的 16 亿人增加到 25 亿人, 预计全球 1/4 的人有听力问题, 其中至少 7 亿人将需要康复服务。我国听力损失患者总数超过 2 亿人, 有 2780 万人的生活被按下静音键, 占全国残疾人数的 30% 以上, 居各类残疾之首, 占全国人口的 16.79%, 其中 7 岁以下聋幼儿可达 80 万, 每年还将新产生聋儿 3 万余名。鼻科疾病流行病学报告表明, 过敏性鼻炎的患病率在西方约为 40%, 据专家估计, 我国也接近 30%, 且呈逐年上升的趋势。世界卫生组织认为"全球性呼吸道变应性疾病流行呈增长状态"。变应性鼻炎（又称过敏性鼻炎）是发病率高、病程长、易反复发作的慢性疾病, 目前世界上有超过 10 亿的变应性鼻炎患者, 我国变应性鼻炎患者已超过 3 亿, 鼻咽癌患者 90% 因久治不愈致死, 每年鼻咽癌癌变致死 20 万人以上。

眼、耳、鼻、咽喉作为人体的重要器官, 与健康关联密切。白内障、中耳炎、鼻炎、鼻出血、扁桃体炎等耳鼻咽喉常见疾病, 往往因为得不到重视, 延误治疗或疏于护理, 从而导致病情反复甚至恶化。眼耳鼻喉疾病患病率不断提高, 用药需求持续增长。然而临床上大多数药物作用有限且存在毒性, 给患者带来很多副作用, 因此, 亟待寻找和发掘新的治疗眼耳鼻喉疾病的新方法。已经有许多研究机构和医疗单位对氢分子在眼耳鼻喉系统疾病中的医疗作用进行了个案观察、队列试验，甚至临床广泛应用。氢分子对该系统疾病的临床观察报告有两个，包括晶状体内皮细胞保护、中重度过敏性鼻炎治疗等，揭示了氢分子在调节耳鼻喉系统稳态方面发挥了明显作用。

一、氢分子对白内障手术并发症的保护作用

大多数白内障手术都是通过超声乳化术进行的，虽然白内障超声乳化术的安全性和有效性已得到显著提高，但角膜内皮损伤仍是最常见的并发症之一。在白内障超声乳化术中损伤角膜内皮的有害因素之一是氧化应激，这是由于自由基的产生，水溶液中的高强度超声波振荡通过声解现象产生自由基。Igarashi 等证明了与超声乳化术相关的自由基确实会对动物眼角膜内皮造成氧化损伤。氢分子在体外选择性清除羟自由基，并在体内发挥治疗性抗氧化活性。最近的研究显示，氢分子在动物模型中保护角膜内皮免受氧化应激方面的效果显著。研究证实氢分子在临床超声乳化术中的作用显著。

氢分子对超声乳化术诱导角膜损伤的影响：含氢冲洗液对抑制由超声乳化术引起的角膜内皮损伤有显著效果。研究者对 32 例双眼核硬度相似的白内障患者展开试验，超声乳化术后使用溶解 H_2 的试剂于一只眼中，而在对侧眼睛中是常规的解决方案。术前、术后 1 天、1 周和 3 周使用非接触式角膜内皮显微镜测量角膜中央的内皮细胞密度。在手术前，两组的内皮细胞密度非常相似。手术后，对照组的内皮细胞密度明显小于含氢冲洗液组。氢分子对超声乳化术诱导角膜损伤的形态学作用：含氢冲洗液组术后第 2 天，在裂隙灯摄影和镜面显微镜下观察到手术后第 2 天对照组有轻微角膜的水肿，然而含氢冲洗液组的角膜十分清晰。H_2 的作用令人惊讶。显然，含氢冲洗液可有效防止白内障超声乳化术中自由基损伤角膜内皮。

二、变应性鼻炎

变应性鼻炎（allergic rhinitis，AR）是以鼻痒、喷嚏、鼻分泌亢进、鼻塞等临床表现而影响人们生活的一种疾病，而中重度持续性 AR 因症状较重、持续，对生活的影响更大。因为 AR 常伴发结膜炎、分泌性中耳炎、鼻窦炎、鼻息肉、哮喘等疾病，WHO 指出 AR 已成为影响全球人类健康的问题，给患者的经济、生活质量方面带来了负面影响。章如新等（2016）研究表明，AR 全球平均发病率为 10% ～ 25%，且有逐年上升的趋势。目前治疗中重度持续性 AR 的首选药物为鼻用糖皮质激素，但人们对激素的副作用还是心存顾虑，而长期服全身用药的依从性较差。富氢生理盐水用于 AR 已有先期研究及报道，基础研究表明，富氢生理盐水可抑制 AR 动物模型的变态反应性炎症。最近金玲等探讨了富氢生理盐水，在进一步观察富氢盐水对该病的临床应用价值。

氢分子对中度以上过敏性鼻炎的治疗作用：富氢生理盐水（灌洗液 A）治疗后生活质量评分差值大于生理盐水组（灌洗液 B）。两种灌洗液治疗前后患者 RQLQ 评分比较（表 4-1）结果显示，灌洗液 A 治疗后 RQLQ 量表各项评分与总得分均低于治疗前，差异有统计学意义；用灌洗液 B 治疗后患者 RQLQ 量表评分除鼻部及眼部评分差异有显著性外，其他各项与总得

分差异无统计学意义。

表 4-1 富氢生理盐水治疗过敏性鼻炎治疗前后比较

项目	灌洗液 A		P 值	灌洗液 B		P 值
	治疗前	治疗后		治疗前	治疗后	
鼻部症状	17.80 ± 1.99	10.60 ± 4.60	0.000	17.70 ± 1.84	15.00 ± 2.43	0.00
眼部症状	7.30 ± 2.11	2.85 ± 2.78	0.000	7.05 ± 2.06	5.15 ± 2.37	0.00
非鼻眼症状	26.40 ± 3.99	16.75 ± 8.88	0.000	26.60 ± 3.87	25.70 ± 4.21	0.032
行为问题	13.30 ± 1.53	8.10 ± 4.35	0.000	13.30 ± 1.53	12.40 ± 2.01	0.052
睡眠	13.55 ± 0.76	9.05 ± 3.35	0.004	13.55 ± 0.75	13.20 ± 1.24	0.050
日常活动	12.30 ± 1.72	8.75 ± 3.64	0.000	12.30 ± 1.72	12.20 ± 1.79	0.163
情感反应	13.60 ± 1.67	8.45 ± 4.62	0.000	13.60 ± 1.66	13.00 ± 2.27	0.060
总分	104.25 ± 12.34	64.55 ± 31.51	0.000	104.10 ± 11.80	96.65 ± 14.08	0.076

注：灌洗液 A 为富氢生理盐水，氢气充入 100ml 袋装输液用生理盐水中，达到饱和状态 4 ℃储存于冰箱中。灌洗液 B 为生理盐水，100ml 袋装的注射用生理盐水。（引自：DOI：10.13201/j.issn.1001-1781.2018.07.004.）

此研究还采用 RQLQ 量表作为一项观察评价指标，该量表是 20 世纪 90 年代 Juniper 和 Guyatt 研制的，RQLQ 属于疾病特异性量表，主要应用于患者生存质量的评价，显示了良好的效度、信度和反应度，评分可反映患者生活质量的高低，能很好地反映经药物干预后患者健康状况的变化。在双盲 RQLQ 评分中，富氢生理盐水组的患者非鼻部症状和鼻部症状明显改善，从 2 种灌洗液治疗前、后患者 RQLQ 各项评分及总评分差值的比较得知，灌洗液 A 各项差值均＞灌洗液 B 的差值（即 A 分值下降的幅度大）。总之，富氢生理盐水减轻和抑制了鼻黏膜的变态反应，使 AR 的症状得到控制或缓解（表 4-2）。

表 4-2 富氢生理盐水干预过敏性鼻炎效果比较

项目	灌洗液 A	灌洗液 B	P 值
鼻部症状	7.20 ± 3.44	2.70 ± 1.87	0.004
眼部症状	4.45 ± 1.85	1.90 ± 1.41	0.000
非鼻眼症状	9.65 ± 6.18	0.90 ± 1.74	0.001
行为问题	5.20 ± 3.47	0.90 ± 1.02	0.000
睡眠	4.50 ± 3.05	0.35 ± 0.74	0.000
日常活动	3.55 ± 2.61	0.10 ± 0.31	0.000
情感反应	5.15 ± 3.45	0.60 ± 0.94	0.000
总分	39.70 ± 22.78	7.45 ± 5.11	0.000

注：富氢生理盐水和对照盐水治疗过敏性鼻炎的症状和体征比较，灌洗液 A 为富氢生理盐水，灌洗液 B 为生理盐水。
［引自：金玲，于少卿.临床耳鼻咽喉头颈外科杂志，2018，32（7）：493-496］

三、急性原发性耳鸣

迄今为止，耳鸣仍是医学界的难题，它是指在外界无声源刺激或电刺激时耳内出现声音感觉的症状，其发病率较高，有 12% ~ 30% 的人患有耳鸣，且还有逐年上升的趋势。由耳鸣引起的睡眠障碍、焦虑、注意力下降等对患者工作、生活产生负面影响。由于其复杂的发病机制，仍缺乏客观的检测方法，至今没有一种确切的治疗方法能治愈耳鸣，不断研发新的治疗方法具有重要意义。氢气作为一个信号分子，具有丰富的生物学效应，已成为一个国际研究热点。鉴于氢气有抗氧化、抗损伤的特性，金玲等研究尝试观察氢气用于急性原发性耳鸣治疗的近期疗效。

通过 THI 评分进行改善治疗前和治疗后比较，发现两组治疗后 THI 评分均较治疗前下降，A 组治疗后下降的值较 B 组大，差异有显著性（$P < 0.05$）。通过前、后耳鸣响度 VAS 评分比较，发现两组治疗后耳鸣 VAS 评分均较治疗前下降，A 组治疗后下降的值较 B 组大，差异有显著性（$P < 0.05$）。通过治疗前、后耳鸣主频率的比较，发现两组治疗后耳鸣主频率均较治疗前下降，A 组治疗后下降的值较 B 组大，差异有显著性（$P < 0.05$）。前列地尔加用吸氢气治疗组的有效率（85%）高于单纯用前列地尔组，前列地尔加用吸氢气治疗组（20 例）治愈 6 例，显效 11 例，无效 3 例，有效率为 85%；前列地尔治疗组（20 例），治愈 1 例，显效 10 例，无效 9 例，有效率为 55%，两组差异有显著性（$\chi^2 = 4.286$，$P < 0.05$）。研究结果表明，氢气作为最常用气体之一，对耳蜗急性创伤性疾病有治疗作用。然而，使用具有抗氧化、抗炎的氢气，加上具有改善耳蜗微循环的前列地尔进行治疗，二者是否发生了协同作用还需要进一步研究。

四、3% H_2 吸入有效治疗突聋

特发性突发性感音神经性听力损失（ISSNHL）是一种病因不明的感音神经性听力功能障碍，其特征是突然发作，主要是单侧听力损失。ISSNHL 的发病机制仍然未知。皮质类固醇、高压氧治疗、血管扩张剂和鼓室内类固醇（ITS）注射通常用于治疗 ISSNHL。尽管已经提出了各种原因，但循环障碍被认为是该疾病最合理的原因。约 40% 的 ISSNHL 患者的听力预后较差。有趣的是，鼓室内类固醇最近被用作 ISSNHL 的初始或挽救治疗，然而 ITS 的治疗效果不足。已有报道氢（H_2）可有效减少由于动物研究中的多种原因引起的听力损失。在此基础上，有必要研究 H_2 治疗人类听力损失的作用。Masahiro Okada 等对 H_2 是否对治疗特发性突发性感音神经性听力损失（ISSNHL）有效非常感兴趣，进行了人体试验。

他们发现 H_2 对听力阈值影响明显。纯音听力图（PTA）阈值 H_2 组在治疗后 1 个月明显改善。然而，这种显著差异在治疗后 3 个月消失。在糖尿病患者中，PTA 阈值和 PTA 阈值的变化在 H_2 治疗后 1 个月明显改善。然而，这种显著差异在治疗后 3 个月减弱。在没有糖尿病的患者中没有观察到这些显著差异。H_2 的影响在高脂血症患者中未观察到 PTA 阈值和 PTA 阈值的变化。H_2 组治疗后 1 个月的听力结局明显比对照组无高脂血症的患者更好，然而，这些显著差异均在治疗后 3 个月消失。

总之，吸入 H_2 气体对治疗 ISSNHL 有效。H_2 的影响在糖尿病患者和严重听力损失患者中，

气体吸入非常显著。然而，H_2 气体吸入对高血压患者无效，但对无高血压患者有效。这些研究结果表明吸入 H_2 气体在 ISSNHL 治疗中可能是安全有效的。

五、小结

氢分子对白内障手术并发症具有保护作用，减轻和抑制了鼻黏膜的变态反应，对治疗 ISSNHL 有效。作为一种小分子化合物，氢分子无生物毒性，在眼耳鼻喉等精密器官的治疗中作为一种辅助剂能够发挥出更好的治疗效果，氢分子在其中的具体治疗机制值得深入研究。

（秦树存　陈　远）

第十节　皮肤系统氢医学临床研究

皮肤病种类繁多，病因复杂，常反复发作，治疗周期较长，有些甚至无法根治（图 4-2）。究其原因包括疾病本身因素、药物的误用和滥用因素、患者因素、环境因素、社会因素以及药物等因素。①疾病本身因素：首先，皮肤病很多疾病病因并不明确，疾病的发病机制尚不清楚，受到环境、情绪、饮食习惯、内分泌、免疫、遗传等多因素的影响，任意一个影响因素都会引起皮肤疾病的复发和治疗周期的延长，所以尚无有效根治的治疗方案和手段。例如银屑病、慢性荨麻疹、特应性皮炎等，这类皮肤病呈慢性经过，反复发作，治疗起来就非常困难，而且很多患者难以坚持治疗。再如遗传性皮肤病，受到遗传基因的影响，病情只能减轻和控制，很难完全治愈。很多皮肤病不仅累及皮肤，还可以累及其他系统，如红斑狼疮、皮肌炎、系统性硬皮病等自身免疫性疾病，不是单纯改善治疗皮肤方面的问题就能痊愈的。其次，皮肤病种类繁多，症状多且复杂，同病不同症，同症不同病，不同阶段临床表现亦不相同。②药物的误用和滥用因素：很多所谓的"偏方"为了追求疗效，或者患者为了效果快而好，而滥用糖皮质激素，可能因为药物的不良反应而导致新的疾病，比如激素依赖性皮炎、皮肤萎缩，继发细菌或者真菌的感染，而给治疗带来困难。③患者的因素：首先，很多患者认为皮肤病是小病，一味拖延，或者未经诊治，自行乱用药物治疗，使病情复杂，最终导致病情加重，造成临床治疗困难，治疗效果差。其次，患者不遵医嘱，自作主张，不按时服药，不按时复诊的情况，造成治疗不能连续，导致耐药性产生，继而导致疾病顽固难治，甚至反复发作。再次，有些患者不佳的生活习惯，比如熬夜、吸烟、不注意卫生，或者过度的清洁，即使生病期间也依然没有做好护理，导致疾病的反复加重，迁延不愈。最后，由于个体差异的不同，即便是同一种疾病，可能治疗效果、治疗周期也会有很大差异，导致治疗效果差。另外，一些皮肤疾病治疗周期较长，患者常常不能坚持完成疗程。④环境及社会因素：如今生活物质丰富，很多患者主动或者被动地反复接触过敏原，也会导致病情的反复发作。琳琅满目的护肤品市场，人们为了追求过分的美白、护肤、减龄的效果而乱用护肤品，从而引发皮肤病变，或者给已经病变的皮肤雪上加霜，治疗愈加困难。一些不法商贩过度、虚假宣传，以"根治""除根""××天痊愈"诱导患者，甚至滥用违禁药物，不利于疾病治疗并使病情反复加重。

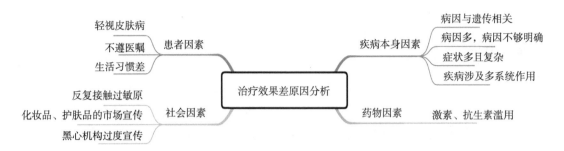

图 4-2 皮肤病疗效差的原因分析

氢分子的抗氧化、抗炎等生物学效应吸引了诸多临床效果观察试验，试验结果纷纷以个案报告、队列试验报告和对照组试验报告的形式发表。

一、氢分子干预对皮肤系统疾病的个案报告

这是一个氢分子治疗皮肤溃疡的个案报告。通过局部外用富氢水治疗因感染条件致病菌造成的皮肤溃疡。患者是一位 62 岁的女性患者，被诊断为寻常型天疱疮，已经应用糖皮质激素进行治疗；患者的右小腿出现溃疡 8 个月。右小腿可见 1 个直径约 5cm×8cm 的深在溃疡，局部脓液培养呈枸橼酸杆菌、交替链球菌和金黄色葡萄球菌所致的混合感染。经系统应用抗生素治疗效果不佳，同时出现药物性肝损害。给予溃疡处局部外用富氢水（氢气浓度 1.6ppm）每天 2 次，每次 1h，并停止其他抗生素治疗。经过治疗 1 个月后，创面镜检和真菌及细菌培养均为阴性，溃疡在富氢水治疗第 10 周愈合。

二、氢分子干预对皮肤系统疾病的分组试验报告

（一）氢分子治疗红斑性皮肤病

使用富氢生理盐水治疗红斑性皮肤病试验。对 4 名皮疹表现为红斑的患者，分别诊断为单纯疱疹、Stevens-Johnson 综合征、药疹以及由于脑动脉瘤破裂导致严重蛛网膜下腔出血而出现高热、红斑却未明确诊断的患者。给予每日静脉注射 500ml 富氢生理盐水，连续 3 天以上。发现这 4 名患者在 H_2 治疗后，其原因红斑及剧烈疼痛、皮肤溃疡、发热和全身水肿等症状明显改善，且没有复发。

（二）氢分子治疗银屑病报告一

有研究发现，氢分子可以改善关节型银屑病患者的关节炎和银屑病皮疹。对 3 名关节型银屑病患者，通过 3 种方法不同途径给予氢气：①静脉滴注 1ppm 氢气浓度的生理盐水；②吸入 3% 浓度的氢气；③饮用含有高浓度（5～7ppm）氢气的水。通过 C 反应蛋白的水平、银屑病面积和严重程度指数（psoriasis area and severity index，PASI）评分，以及关节疾病活动评分 28（disease activity score 28，DAS28）来评估治疗效果，同时分析炎症因子，如（TNF-α）、

IL-6 和 IL-17 的水平。结果显示,在氢气治疗过程中,3 例患者的疾病 PASI 评分均下降。治疗结束时银屑病皮损几乎消退,且炎症因子 IL-6 和 TNF-α 水平明显降低。

(三)氢分子治疗银屑病报告二

应用氢水浴治疗银屑病患者的皮损。患者每周 2 次进行氢水浴(浓度为 1.0ppm)10 ~ 15min,发现氢水沐浴 8 周后,有 56.1% 的患者 PASI 评分取得了至少 50% 的改善,24.4% 的患者 PASI 评分获得至少 75% 的改善,显著高于对照组,第 8 周时,33.3% 的银屑病伴斑块患者完全缓解,66.7% 部分缓解。同时氢水沐浴对缓解患者瘙痒症状的效果也显著,好于对照组。

(四)氢分子治疗面部色素沉着

使用富氢生理盐水治疗烧伤所致的面部色素沉着。将患者随机分为 2 组,即治疗组和对照组,治疗组患者于每天 6:00、12:00、18:00,对烧伤后色素遗留的部位进行 30min 面部湿敷富氢生理盐水。对照组以生理盐水进行同等时长的湿敷。最终富氢水组的患者感觉评价明显高于对照组。富氢生理盐水治疗组的色素沉着斑变淡明显,说明富氢生理盐水的湿敷对烧伤色素沉着有着显著的作用。

(五)氢分子治疗压疮

使用富氢水治疗压疮。所有患者通过鼻饲饮食,同时给予压疮的常规护理治疗,每天通过管饲饮食摄入 600ml 富氢水。最终富氢水组患者住院天数明显缩短,缩短率约为 28.1%。对于患有压疮的重症住院老年患者,富氢水有利于伤口缩小和早期恢复。

(六)氢分子治疗高原皮肤病

使用富氢水浴治疗高原皮肤病。以 106 例高原皮肤病为研究对象,将实验对象随机分为治疗组和对照组,对照组采用传统常规的羟氯喹治疗,治疗组在传统常规治疗基础上加用了富氢水泡浴。结果显示,与治疗前相比,两组都有了不同程度的改善,且加用了富氢水泡浴的治疗组改善情况较对照组更为明显。并且加用了富氢水泡浴的治疗组复发率也明显低于对照组。高原皮肤病患者采用富氢水泡浴,可以有效降低其体内的肿瘤坏死因子 -α(TNF-α)、白细胞介素 -6(IL-6)、丙二醛(MDA)、C 反应蛋白(CRP)、谷胱甘肽(GSH)及血红素加氧酶 -1(HO-1)等水平,同时提高超氧化物歧化酶(SOD)及过氧化氢酶(CAT)水平,最终达到减轻机体血浆氧化应激反应程度的目标,从而降低了高原皮肤病患者的复发率。

(七)氢分子治疗皮肤色素性斑疹

使用富氢水治疗皮肤色素性斑疹可达到美容效果。试验研究对象为两名男性和两名女性,年龄分别为 48 岁、43 岁、42 岁和 41 岁。温热富氢水(41℃)水浴 10min,每日 1 次,持续 6 个月,患者面部、小腿、手背部的皮肤色素性斑疹明显变得更小和更薄,推测是通过黑色素和脂褐素的还原性漂白以及富氢温水促进真皮细胞更新之故,说明富氢水具有改善皮肤斑点的功效。

(八)氢分子治疗痤疮

使用富氢水可减少皮脂分泌,缓解痤疮严重程度。试验分为试验组和对照组,试验组为 30 名皮脂和痤疮高水平的女性,给予富氢水(Hebe Hydrogenium 制备)治疗;对照组为 30 名皮脂水平较低的健康女性。每隔 7 天进行一次治疗,每次 15min,为期 4 周,在基线和一系列治疗结束后的 7 天和 14 天,检测油度、水分和皮肤 pH 水平。下唇周围的 pH,眉毛之间和鼻子周围的水分，以及面部所有三处部位的油性在给予富氢水治疗后均显著改善，表明氢分子可以改善女性寻常痤疮。

上述研究结果表明，氢分子对某些皮肤病具有明确的治疗效果。其治疗效果的分子机制分析认为：①氢分子作为抗氧化剂可以抵消氧化自由基诱导的衰老过程。②氢分子的抗炎作用对减轻炎症皮肤损伤具有温和调理效果。③氢分子的非极性小分子性质有助于其深入到比较致密的皮肤结构和细胞内部，与最有害的氧自由基结合，及时消除对皮肤细胞的损害。④氢的抗氧化活性也有可能影响常见的皮肤病原体，比如痤疮皮肤细菌、尿道葡萄球菌、表皮葡萄球菌等，减轻病原体造成的皮肤损害。⑤氢分子也许可以改善皮肤性能。

总之，氢分子应用于皮肤病的防治具有广阔前景。

（何　磊　秦树存）

下篇 氢医学应用实践

第五章

氢医学与健康管理

　　身体健康是立身之本，人民健康是立国之基。疾病预防是最经济最有效的健康策略，所以为了实现"健康中国"的国家战略，必须加强疾病预防。亚健康是目前社会上比较普遍的状况。亚健康介于健康与疾病之间，处于亚健康的人会出现轻度的不适，但是又没有特别明显的病理体征，因此往往会被人们所忽略，以致引发更严重的后果。切实找到长期有效又安全的健康促进手段就可为实现"上工治未病"做出贡献。近年来氢医学理论和实践应运而生。氢医学效应得益于氢分子为维持细胞健康而清除氧化自由基的能力。比如，肌细胞的氢分子效应可以通过线粒体氧化还原反应，提供 ATP 能量以完成肌细胞的收缩功能。氢分子作用于横纹肌细胞可以满足肌肉张力和维持肌腱力度，从而提升慢性应激适应能力。心肌细胞需要不断地提高 ATP 能量，以维持其收缩功能，氢对心肌细胞线粒体的功能完整性有重要的作用；支气管平滑肌细胞的功能维持也需要线粒体的不断损伤修复能力，氢分子可以提供这个帮助。心肺呼吸的急性应激反应诱发产生大量自由基，若能够通过提供氢气使得自由基得到及时清除，则可以缓解这些应激反应带来的伤害。氢的理化和生物学属性，以及其在机体内的代谢动力学特点决定其既适合维持体内的氧化还原代谢平衡，又适合长期使用而无累积作用和毒副作用。氢气是促进人类机体健康维护的前移和促进病后康复的有力武器。氢分子通过对端粒的保护作用来延缓老化，有望成为抗衰老的保健用品。氢分子可以有效促进清除代谢和老化的废物，从而改善亚健康状态。环境中存在多种不利健康的辐射，可以诱导机体产生大量的有害自由基，以氧化损伤为突出方式作用于机体产生多种危害，轻则影响机体健康，重则危及生命。氢分子抗辐射作用的发现，为从医学上预防或减轻辐射对健康的不利影响带来了希望。随着氢医学研究理论的继续深入和氢科学技术的大幅进步，各种既有效又安全的氢供体产品将不断涌现，为全生命周期的健康管理提供可以选择的有力手段。

第一节　氢医学与健康体能促进

　　锻炼和健身，人人都不一样，但我们都在朝着相同的目标前进。无论是 20 岁还是 80 岁，无论是步行者、慢跑者、休闲运动员，还是正式的竞赛选手，都希望有一种简单、安全和自然的方式，从在体育活动和健身上投入的时间和精力中获得更多的乐趣和益处，获得更多能量的同时减少疲劳或能尽快恢复体力。当然，训练时只有达到一定的疲劳，才能获得相应的训练效果，因此可以说"没有疲劳就没有训练"。在普通人的锻炼中尤其是竞技体育运动员的训练中，运动损伤常常不可避免。为了缓解运动性疲劳或者避免运动损伤，人们做了大量的研究工作，发现细胞过量有害自由基的释放可导致严重的机体组织氧化应激现象。为此，人们在缓解运动性疲劳或者避免运动损伤方面也做了大量不懈的努力尝试。其中，氢气作为一种新型的抗氧化生物活性分子，其本身特有的理化和生物学特性引起广泛关注。与传统的抗氧化剂不同，H_2 是最小的非极性分子，可以穿透细胞膜并迅速扩散到细胞器（如线粒体）中。H_2 的抗氧化功能是有选择性的，对生理活性物质（如 H_2O_2）没有影响，但可以减少·OH 和 $ONOO^-$ 等有害自由基。另外，H_2 可以通过多种便捷给药途径供给身体，例如口服富氢水、氢水沐浴、静脉输注富氢盐水和吸入 H_2。已有很多研究发现氢分子对氧化应激相关疾病和运动氧化应激损伤有明显的防治作用，展现出其广阔的应用价值。氢气有望成为改善运动氧化应激损伤的理想抗氧化剂（图 5-1）。

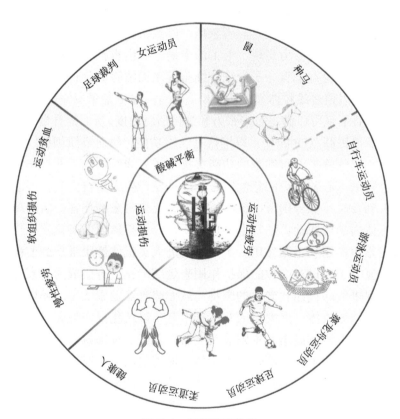

图 5-1 氢与健康体能

氢分子可通过抗氧化、抗炎作用改善运动疲劳与损伤。氢分子可改善慢性强迫运动小鼠疲劳，缓解大鼠及种马运动引起的氧化应激。同时，氢分子也已广泛应用于人群试验，结果显示：氢分子可对自行车运动员、游泳运动员、赛龙舟运动员、足球运动员、柔道运动员及普通健康运动者发挥抗疲劳作用；可改善慢性疲劳综合征患者的记忆力、睡眠质量及运动能力，缓解运动相关软组织损伤及运动性贫血；还可改善正常健康人血液酸碱度和大运动诱发的酸中毒，维持正常健康女性运动员酸碱稳态

一、氢与运动性疲劳

（一）运动性疲劳及其消除方法

运动性疲劳是运动本身引起的机体工作能力暂时降低，经过适当时间休息和调整可以恢复的现象，是一个极其复杂的身体变化综合反应过程。只要不是过度疲劳，并不会损害人体的健康。所以，运动性疲劳是一种生理现象，对人体来说也是一种保护性机制。机体疲劳产生的原因很多，目前对其产生机制的认识，已经从单一的能量消耗或代谢产物堆积，向着多因素、多层次、多环节综合作用的认识发展，其中较为重要的学说有"耗竭学说""堵塞学说""内环境稳定性失调学说""保护性抑制学说"和"自由基损伤学说"等。疲劳是可以消除的，尤其是运动后采取一些措施，就能及时消除疲劳，使体力很快得到恢复，消耗的能量物质得到及时的补充，甚至达到超量恢复，进而促进训练水平的不断提高。目前，运动性疲劳消除手段主要包括物理疗法、中医疗法、营养疗法和训练疗法。物理疗法包括按摩、吸氧、推拿等，通过放松肌肉，加速消除疲劳，加强局部血液供应，有效地促进代谢物排出。该方法实用性强，操作较简单，冷疗作为物理治疗常见疗法广泛应用于竞技体育中。中医疗法对于缓解运动性疲劳效果不突出，应用范围、操作手法具有局限性。营养疗法以机体内环境稳定为目标，在大强度体育运动后给予营养补剂（如松茸多糖、白灵菇多糖、植物提取物等），有利于缓解运动性疲劳，该方法多数以辅助的形式存在。训练疗法广泛应用于运动员和体育爱好者中，以小强度、缓慢运动为原则的运动为缓解运动性疲劳最佳恢复手段，如瑜伽、太极拳、负压干预训练等。当然，补充足够水分及保证足够的睡眠也是不可忽视的。

（二）氢分子对运动性疲劳的缓解作用

近年来，氢分子技术开始应用于该领域，受到人们的重视。相关研究成果不断涌现，为广泛应用奠定了有力基础。

1. 氢分子对运动氧化损伤的动物实验研究　翔实科学的动物实验数据是氢分子应用于人体的前提条件之一。

（1）氢分子对慢性强迫运动小鼠的抗疲劳作用：将 12 周龄 C57BL6 雌性小鼠分为非应激正常对照组、应激纯水组（自由摄取纯水）和应激氢水组（自由摄取氢水）。每天强制游泳进行应激诱导，连续 4 周。通过游泳耐力（每周 1 次，持续 4 周）、代谢活性和免疫氧化还原活性来评估氢水的总体抗疲劳效果。结果发现，干预 4 周后氢水组小鼠游泳耐力显著提高，血糖、乳酸和血清尿素氮显著降低，肝糖原、乳酸脱氢酶显著升高。同时，氧化还原平衡表现为血清 NO 降低，血清和肝谷胱甘肽过氧化物酶水平升高，炎症因子肿瘤坏死因子 -α（tumor necrosis factor-α，TNF-α）和白细胞介素 6（interleukin 6，IL-6）水平降低。结果提示，采用氢水治疗可能是未来潜在的针对慢性疲劳的替代治疗方法，该研究为开发具有抗氧化、抗炎和正能量代谢效应的新型抗疲劳化合物提供了重要依据。2022 年，在第八届全国氢生物医学大会青年报告中，来自中国人民解放军海军军医大学的卢宏涛报道了富氢水饮用对运动疲劳小鼠的作用及机制。结果发现，跑台运动及转棒实验显示富氢水能缓解小鼠运动疲劳，延长运动时间，血清乳酸和尿素氮水平明显改善，肌肉组织中 Nrf-2 和 HO-1 蛋白显著上调，过氧化产物 MDA 下调，抗氧化因子 GSH 显著上调。血清代谢组学分析发现，富氢水可显著提高代谢物衣康酸的水平（约 100 倍）。鉴于免疫反应蛋白 1（immune responsive gene 1，

IRG1）是内源性生产衣康酸的关键酶，而衣康酸烷基化又可抑制 Kelch 样 ECH 关联蛋白 1（Kelch-like ECH-associated protein 1，KEAP1）活性，使 Nrf-2 无法降解。所以研究提出富氢水可调控 IRG1 基因表达，从而影响衣康酸水平，衣康酸通过烷基化修饰抑制 KEAP1 蛋白表达，激活 Nrf-2，使下游抗氧化蛋白高表达，发挥抗氧化效应，改善运动疲劳。

（2）氢分子对大鼠运动引起氧化应激的缓解作用：2011 年，日本学者研究了饱和碱性电解水产氢对萎缩腓肠肌氧化应激水平的影响。给肌萎缩的雌性 Wistar 大鼠碱性电解还原水，3 周后发现，与对照组相比，肌萎缩大鼠的 8-OHdG 显著增加约 150%。而碱性电解还原水治疗组的 8-OHdG 水平有抑制的趋势，超氧化物歧化酶（super oxide dismutase，SOD）活性也有所上调，并且腓肠肌湿重减少有所缓解，但没有显著差异。上述结果表明，给肌萎缩大鼠持续摄入碱性电解还原水并不能成功减轻氧化应激和腓肠肌萎缩。2012 年，苏州大学研究了富氢水对骨骼肌运动性氧化应激损伤、抗氧化防御系统和运动能力的影响。实验采用 80 只健康雄性 SD 大鼠，运动组让大鼠进行一次性大强度力竭或定量跑台运动，给予氢组运动前后腹腔注射富氢水（10ml/kg）。运动后 3h，取后肢腓肠肌，测定骨骼肌 3-硝基酪氨酸（3-nitrotyrosine，3-NT）、8-OHdG 和蛋白激酶 C（protein kinase C，PKC）含量，以及丙二醛（malondialdehyde，MDA）、SOD、谷胱甘肽（glutathione，GSH）、总抗氧化能力（total antioxidant capacity，T-AOC）、O_2^-、H_2O_2、$ONOO^-$、$\cdot OH$、诱导型一氧化氮合酶（inducible nitric oxide synthase，iNOS）与 NO 水平。结果显示，富氢水可显著延长大鼠运动至力竭的持续时间，具有显著的抗疲劳作用。富氢水能显著阻抑有害自由基的运动性加剧，在体清除强效细胞毒性物质 $ONOO^-$ 和 $\cdot OH$，提高 SOD 与 GSH，增强 T-AOC，抑制 PKC 激活与 iNOS 活性升高，抑制 NO 过量生成，减轻 NO 介导的细胞毒性，改善微循环，减轻细胞损伤，对骨骼肌运动性氧化应激损伤具有显著保护作用，为今后运动性氧化损伤防治与运动饮料研发提供了借鉴依据。2018 年，Nogueira 等验证了 H_2 减轻急性体育锻炼引起的炎症和氧化应激的假设。大鼠在封闭式跑步机上以其最大跑步速度的 80% 跑步，吸入 H_2（2%H_2，21%O_2，与 N_2 平衡）或对照气体（0%H_2，21%CO_2，与 N_2 平衡），并在运动后立即或 3h 后实施安乐死。评估血浆炎症细胞因子 TNF-α、IL-1β、IL-6 的水平和氧化标志物 SOD、硫代巴比妥酸反应物（thiobarbituric acid reactive substance，TBARS）和亚硝酸盐/硝酸盐（NOx）。此外，还检测了细胞内信号蛋白糖原合成酶激酶 3 型（glycogen synthase kinase-3，GSK3α/β）和 cAMP 反应元件结合蛋白（cyclic-AMP response binding protein，CREB）的磷酸化状态，这些蛋白在运动期间调节骨骼肌中的几个过程，包括运动诱导的 ROS 产生的变化。结果发现，H_2 减弱了运动诱导的血浆炎症细胞因子 TNF-α 和 IL-6 的激增，并使 SOD 活性进一步增加，在运动后 3h 减弱运动诱导的 TBARS 增加。此外，GSK3α/β 磷酸化不受运动或 H_2 吸入的影响。运动会导致 CREB 磷酸化增加，而 H_2 会减弱这种磷酸化。上述结果提示，H_2 能减少急性体育锻炼引起的炎症、氧化应激和细胞应激，加之没有副作用，因此可以安全地用于调节体育锻炼引起的炎症和氧化应激。

（3）氢分子对种马运动引起氧化应激的缓解作用：2013 年，一项研究探究了富氢水对在跑步机上锻炼的纯种马的氧化应激和抗氧化功能的影响。每匹马接受最高水平的跑步机锻炼，运动前 30min、运动前、运动后和运动后 30min，在服用富氢水或安慰剂水之前立即采集 4 次血样并检测相关氧化应激指标。结果发现，在所有马中，氧化应激指标 d-ROM 在运动后显著增加，运动 30min 后又有所回落。但富氢水实验中，d-ROM 的增加得到缓解。在富氢水和安慰剂治疗实验中，BAP 的增加相当大，约为运动前值的 150%。BAP/d-ROM 比率在运动后显著升高，而在富氢水试验中，运动前也显著升高。这些结果表明，在剧烈运动的马中，氧化应激和抗氧化功能会同时显著升高，而富氢水饮用可能具有一定的抗氧化功效。2015 年，Yamazaki 等给予 13 匹纯种马静脉注射 2L 生理盐水（含或不含 0.6ppm H_2），然后参加高强度模拟比赛，测定输注前（基线）、立即（7 ~ 10min）、比赛后 1h、3h 和 24h 颈静脉血样中的血乳酸浓度、肌肉损伤标志物浓度，氧化应激及抗氧化分子 8-OHdG、d-ROM 和 BAP 水平。结果发现，在整个研究过程中抗氧化能力没有受到明显影响，但在比赛后的第一时间、第 3 小时和第 24 小时，静脉注射富氢盐水显著抑制了 8-OHdG 的含量。两组种马血清肌酸激酶、乳酸和尿酸水平均升高，两组间没有显著差异。上述结果表明，静脉注射富氢生理盐水可以显著和特异性地抑制纯种马筋疲力尽后引起的氧化应激。

2. 氢分子对运动氧化损伤的人群试验研究　广泛应用于人群之前必须获得足够的人体试验数据。

（1）氢分子对自行车运动（员）的抗疲劳作用：Da Ponte 等研究了摄入 2 周富氢水对长时间间歇性自行车运动中重复冲刺的表现和酸碱状态的影响。试验采用交叉单盲方案，8 名训练有素的男性自行车手［平均年龄为（41 ± 7）岁］，每日饮用 2L 安慰剂水（pH 7.6，氧化/还原电位 +230mV，游离氢含量 0ppb）或富氢水（pH 9.8，氧化/还原电位 –180mV，游离氢 450ppb）。在基线和每 2 周治疗期后进行测试。在整个测试过程中测量摄氧量、心率和输出功率，而在 16s 短跑中测定平均和峰值输出功率、峰值功率到达时间和疲劳指数。静息时和每次冲刺后测定由肘前静脉留置导管获得的血液中乳酸、pH 和碳酸氢盐浓度。结果发现，安慰剂组在 10 个冲刺中第 8、9 个冲刺时峰值输出功率绝对值显著降低，第 6、8、9 次冲刺时峰值输出功率变化相对值显著下降，富氢水组无显著变化。平均功率、疲劳指数、峰值功率到达时间和总功率在各组间无差异。在这两种情况下，乳酸水平增加，pH 和碳酸氢盐逐渐下降。结果提示，富氢水摄入可能有助于在 30min 以上的重复冲刺中维持峰值输出功率。2020 年，Hori 等研究了健康人在递增运动过程中，连续摄入富氢水能否增加有氧能力。在这项随机、单盲、安慰剂对照试验中，参与者进行递增的自行车运动，以测量单次（500ml）或两周补充（总共 5L）富氢水前后的最大摄氧量和最大负荷。结果发现，单次摄入富氢水不会显著增加最大摄氧量和最大负荷，也不会显著改变氧化应激、抗氧化活性和乳酸水平。但连续 2 周服用富氢水显著增加了最大氧摄取，最大负荷也有增加趋势，而乳酸水平、氧化应激和抗氧化反应没有显著变化。上述结果表明，持续补充富氢水可能会增加有氧能力，有助于改善有氧运动表现和身体健康。Timón 等研究了 1 周摄入富氢水对训练有素和未训练个体的有氧和无氧运动表现的影响。37 名志愿者参与了这项研究，并被分为两个组：受过训练的自行车运动员和未受过训练的受试者。进行双盲交叉设计，所有受试者服用安慰剂水和纳米气泡富氢水。在 7 天摄入结束时，通过递增最大氧摄取测试和最大无氧测试评估运动表现。结果发现，富氢水摄入后，只有经过训练的自行车运动员在无氧试验中的表现有所改善，最大功率和平均功率增加，疲劳指数降低。结果表明，富氢水的致能效应由训练状态介导，7 天摄入富氢水是提高自行车运动员无氧性能的有效策略。2022 年，北京体育大学团队探讨了运动前吸入氢气对高强度骑自行车运动中及运动后身体疲劳和前额叶皮质激活的影响。研对 24 名年轻男性进行了 4 次研究访问。前 2 次研究测定每位参与者的最大运动负荷（W_{max}）。另外 2 次，参与者在大腿最大自主等长收缩（MVIC）基线测试后，每次吸入 20min 氢气或安慰剂气体。随后，参与者在最大负荷下进行自行车运动。在整个骑自行车运动过程中，使用功能性近红外光谱测量受试者的主观用力程度（RPE）、心率和前额皮质激活评级。骑行结束后再次测量 MVIC。结果发现，与对照组相比，吸入氢气的参与者在每个工作负荷阶段的 RPE 均显著降低；在骑自行车运动时，参与者在 50% W_{max}、75% W_{max} 和 100% W_{max} 时的心率均显著降低；在 75% 和 100% W_{max} 时，前额皮质的激活也显著增加。此外，氢分子诱导身体疲劳的变化与前额皮质的激活显著相关，即前额皮质激活越高，患者在 75% W_{max} 及 100% W_{max} 时的 RPE 越低。研究表明，运动前吸入氢气可以缓解健康年轻人的身体疲劳，可能是通过在高强度运动中维持前额皮质的高激活实现的。

（2）氢分子对游泳运动（员）的抗疲劳作用：2014 年，苏州大学选取北京游泳队 32 名男性运动员，对比了不同抗氧化剂对中短距离游泳运动员高强度间歇训练后抗氧化能力的影响。试验对象被随机分成氢水干预组，番茄红素干预组，氢水、番茄红素联合干预组，空白对照组。各组分别于每日三餐前各补充 200ml 氢水，1 粒番茄红素（100g/ 粒），200ml 氢水和 1 粒番茄红素以及 200ml 矿泉水。挑选大强度训练期为试验干预阶段，试验共进行 2 周，比较干预前后不同组别运动员在高强度间歇训练后血清中氧化应激指标（3-NT、MDA、8-OHdG）、抗氧化防御系统指标（SOD、GSH-Px、T-AOC）和选择性抗氧化指标（O_2^-、H_2O_2 和 $\cdot OH$）的变化。研究结果显示，高强度间歇训练后，各试验组和运动对照组血清 3-NT、MDA、8-OHdG 浓度显著升高；血清 SOD、GSH-Px 活性显著降低，血清 T-AOC 浓度较安静状态出现一定的下降，但不具有显著性差异。氢水、番茄红素和两者联合干预后，相应的氧化应激损伤指标显著降低，且均能显著提高机体抗氧化防御能力。高强度间歇训练刺激机体产生大量的 O_2^-、H_2O_2 和 $\cdot OH$，氢水、番茄红素及其联合使用能显著降低过量活性氧的生成，氢水对氧化性极强的 $\cdot OH$ 的抑制率高于番茄红素。结果提示，短时间内补充氢水、番茄红素及其两者联合干预均能显著降低高强度间歇训练对游泳运动员蛋白质、脂质和 DNA 造成的氧化应激损伤，显著提高游泳运动员抗氧化酶活性，增强机体的抗氧化防御能力。同时同组研究团队探究了不同时相饮用氢水对游泳运动员大强度运动后自由基代谢及氧化应激损伤的作用，并探寻训练时补充氢水的适当时段，为氢水在运动领域的开发利用提供试验依据。研究选取北京市游泳队男性运动员 40 名为试验对象，随机分为运动对照组、运动前补充氢水组、运动中补充氢水组、运动后补充氢水组与运动前、中、后联合补充氢水组 5 组。试验共进行 8 日，运动员在下午训练课时进行试验，分别于下午主课训练前 2h、主课过程中以及主课结束后即刻服用氢水或安慰剂（安慰剂为矿泉水），每日 3 次，每次 200ml。对运动员安静状态下、单次补充氢水大强度运动后 2h 以及 8 日补充氢水大强度运动后 2h MDA、8-OHdG、3-NT、SOD、GSH-Px、T-AOC，抗 O_2^- 活力、抗 H_2O_2 和 $\cdot OH$ 能力进行前后对比及组间对比研究。结果显示，大强度游泳运动之后，对照组 MDA、8-OHdG、3-NT 和 H_2O_2 含量以及抗 O_2^- 活力和抗 $\cdot OH$ 能力显著下降，SOD、GSH-Px 活性和 T-AOC 出现显著性下降。运动前、中、后不同时相单次补充氢水对游泳运动员大强度运动造成的 ROS 生成加剧、氧化应激损伤以及抗氧化酶活性的下降影响不大，但运动中补充氢水的抗氧化作用稍弱，运动前、后 2 个时相补充氢水抗氧化效果并无太大区别，单次运动前、中、后联合补充氢水效果最佳。运动前、中、后不同时相补充氢水 8 天对游泳运动员大强度运动造成氧化应激损伤具有显著保护作用。随后有研究探究了氢水对高强度运动后运动员自由基损伤的选择性保护作用。试验选取当地市游泳队 60 名运动员，将其分为对照组和氢水组。对照组的运动员用安慰剂治疗，氢水组的运动员补充氢水。比较两组运动员的血清超氧化物阴离子、血清 SOD 活性和总抗氧化能力。结果发现，运动员训练前后血清超氧化物阴离子、血清超氧化物歧化酶活性和总抗氧化能力显著优于对照组。由此可见，补充氢水可以有效地减少运动员运动前、运动中和运动后体内的氧化物质，预防高强度运动引起的自由基损伤。

（3）氢分子对赛龙舟运动（员）的抗疲劳作用：赛龙舟是一种典型的高强度体力负荷运动，易产生高强度的体力疲劳。疲劳常常通过破坏氧化还原平衡和破坏这些系统的酸碱平衡来改变人体生理系统的调节。因此，加快运动员在龙舟运动后从疲劳中恢复对维持运动员完整的功能至关重要，有助于减少过度训练和损伤的发生率，并提高赛龙舟成绩。2022 年，北京体育大学团队对此开展了一项随机、单盲的试点研究，以考察氢水饮用对优秀龙舟运动员的赛龙舟成绩和运动后恢复的影响。本试验 18 名龙舟运动员每天训练 4h（上午 2h，下午 2h），随机分为氢水组和安慰剂水组，运动员连续 7 天饮用氢水或纯水。所有参与者完成 30s 划龙舟测力计测试，监测基线（即第 1 天）和干预后（第 8 天）的心率。结果发现，饮用氢水增加了 30s 划龙舟测试的最大功率和平均功率，降低了这段时间的最大心率。划龙舟试验后，氢水组心率在恢复 2min 后明显下降，对照组心率未见下降。30s 赛程与 500m 赛程预测持续时间无显著差异。结果表明，短期内饮用氢水确实可有效提高龙舟运动员的动力性能，有利于运动后心率的恢复，提示氢水可能是运动员合适的补水方式。

（4）氢分子对足球运动（员）的抗疲劳作用：2012 年，Aoki 等初步探究了饮用富含氢水对精英运动员急性运动引起的肌肉疲劳的影响。短时间剧烈运动期间的肌肉收缩会导致氧化应激，这可能造成疲劳加剧，导致肌肉微损伤或炎症。研究纳入 10 名平均年龄为（20.9 ± 1.3）岁的男子足球运动员进行交叉、双盲实验，间隔 1 周给予富氢水或纯水。受试者在 75% 最大摄氧量下使用循环测力计 30min，然后在 100 次最大等速膝关节伸展重复中测量峰值扭矩和肌肉活动。依次测定外周血中的氧化应激标志物和肌酸激酶。结果显示：口服富氢水可防止剧烈运动期间血乳酸升高；纯水组的峰值扭矩在最大等速膝关节伸展期间显著降低，表明肌肉疲劳，但富氢水组的峰值力矩在早期没有降低；运动后血液氧化损伤标志物（d–ROM 和 BAP）或肌酸激酶没有显著变化。研究提示，运动前用富含氢气的水充分补水可降低血乳酸水平，改善运动引起的肌肉功能下降。北京认知与心理健康研究中心探究了长期饮用富氢水对中国苏州女子青少年足球运动员抗氧化活性和肠道菌群的影响。研究纳入 38 名青少年女子足球运动员，分为两组，对照组 10 人，富氢水组 28 人。2 个月后，酶联免疫吸附试验和对粪便样本的 16S rDNA 序列分析显示：富氢水显著降低了血清丙二醛、白细胞介素 –1、白细胞介素 –6 和肿瘤坏死因子 –α 水平；显著提高了血清超氧化物歧化酶、总抗氧化能力和全血血红蛋白水平。此外，富氢水改善了运动员肠道菌群的多样性和丰度。结果提示，长期饮用富氢水不仅能增强受试者抗氧化和抗炎的能力，而且还可增强受试者肠道菌群的多样性和丰富性。

（5）氢分子对柔道运动（员）的抗疲劳作用：湖南省体育科学研究所探讨了富氢水对女子柔道运动员机体抗氧化能力的影响。研究纳入 18 名女子柔道运动员，随机分为试验组和对照组，进行为期 4 周的试验，试验组每天上午和下午训练前或训练中各补充 2 袋富氢水（每袋 200ml），对照组则补充矿泉水。同时选择第 14 天上午的技术对抗训练课作为大强度训练课，运动员在训练前和训练中各补充 2 袋富氢水。在实验第 1 天、第 14 天、第 28 天清晨及第 14 天上午大强度训练课后 1h 分别取静脉血 5ml 用于抗氧化能力相关指标的检测。结果发现，补充氢水能显著降低运动员大强度训练后自由基的升高，提高抗氧化酶活性，增强机体抗氧化能力，对于大负荷训练导致的机体脂质过氧化具有保护作用。这项研究说明加服氢水可以减少剧烈运动后的不舒服感觉，适合用于健身锻炼时预防运动损伤。

（6）氢分子对普通健康者运动的抗疲劳作用：早在 2011 年，Ostojić 等就探究了一种碱性负氧化还原电位制剂（alkaline negative oxidative reduction potential，NORP）饮料对运动后血液乳酸含量、疲惫时间的作用。研究纳入 11 名参与者（9 名男性和 2 名女性），随机采用双盲、交叉设计，在 2 周内接受对照水和 NORP 饮料（每天口服 1L），使用跑步机做斜坡运动测试。结果发现，使用 7 天后，NORP 组试验者血清碳酸氢盐显著升高，心率显著降低，血液乳酸积累率显著降低，运动持续到疲惫的时间增加，且没有任何副作用报道。结果提示，补充 NORP 似乎可对人在最大运动时的表现产生有益的影响。2019 年，Botek 等进行了一项人体双盲、安慰剂对照试验，以探究氢水饮用对运动导致的呼吸、疲劳感知和血液乳酸水平的影响。研究纳入 12 名健康男性受试者，平均年龄为（27.1±4.9）岁，运动前 30min 饮用 600ml 氢水或对照水。运动分 3 阶段递进，首先进行强度为 1.0W/kg，10min 热身，然后分别进行 8min 2.0W/kg、3.0W/kg 和 4.0W/kg 的大强度运动。每一步最后一刻进行心肺呼吸指标、血液乳酸水平和主观疲劳感知评估。结果发现，氢水能显著降低血乳酸水平，在运动强度 4.0W/kg 时，每分通气量、氧通气当量和疲劳感知评估指数也显著下降。结果提示，急性运动前补充氢水能显著降低高强度运动后血乳酸水平，改善运动疲劳和肺通气效率。这一研究为氢水能预防健康人运动疲劳提供了新的证据。2019 年，日本医学院健康与运动科学团队以随机、双盲、安慰剂对照的方式观察了饮用氢水对心理疲劳和耐力的影响，受试者 99 名，均为未经过训练的健康人。在试验 1 中，所有参与者在第一个循环运动阶段只喝安慰剂水；第二次测试阶段，根据分组，测试前 30min 试验组喝氢水，安慰剂对照组喝普通安慰剂水。心理疲劳程度用视觉模拟量表（visual analogue scales，VAS）判断。结果发现，在轻度运动后饮用氢水组 VAS 值显著降低。当每组分为两个亚组时，如果将受试者按照评分高低进行分组，发现评分高的受试者对氢水的敏感性更强。结果说明，运动前饮用氢水能改善运动导致的心理疲劳程度，且存在疲劳程度相关性，即越容易心理疲劳的人喝氢水产生的预防效果越明显。在试验 2 中，受试者 60 名，均是训练有素的运动者。按照与试验 1 相似的方式，用蹬车运动进行中度运动，且在第二次测试前 10min 饮用氢水。最大耗氧量和 Borg 评分结果显示，饮用氢水能提高耐力，减少疲劳。上述结果表明，运动前喝氢水具有抗疲劳、增加耐力作用，且运动员和普通人都有效果。LeBaron 等展开了一项针对急性补充氢分子对亚最大运动指数的随机、双盲、安慰剂对照交叉先导研究。对 19 名健康受试者［4 名女性，平均年龄（23.4±9.1）岁；15 名男性，平均年龄（30.5±6.8）岁］采用分级平板运动试验测定所有运动指数的基线水平。每名受试者以随机双盲、安慰剂对照交叉方式再检查两次。受试者接受氢分子或安慰剂，在测试前一天和测试当天服用。氢分子通过产氢片剂递送。结果发现，补充氢分子不会影响运动表现的最大或最小指标，包括（VO_2、呼吸交换率、心率和呼吸频率），但可显著降低平均运动的呼吸频率和心率。与安慰剂［（126±26）次/分］］和基线［（124±27）次/分］相比，氢分子干预在分级运动测试的第 1～9 分钟降低了运动心率［（121±26）次/分］，但并未显著影响 VO_2。研究结果提示，如果要确定氢分子对不同运动强度的影响以及最佳给药方案和长期使用的影响，仍需要进一步的研究。2020 年，一项双尾、双盲、交叉、重复测量的试验探究了急性吸入富氢气体对剧烈运动后恢复期氧化应激、肌肉损伤和运动表现的影响。8 名体力活动的男性志愿者在氧化应激诱导运动后的 60min 恢复阶段吸入富氢气体（吸入氧气和氢气的估计分数分别为 21.57% 和 4.08%）或正常气体（安慰剂，海拔 400m 的环境空气），运动包括以相当于最大摄氧量 75% 的强度进行 30min 跑步机跑步和深蹲跳跃（5 组×10 次重复）。在氧化应激诱导运动前和运动后吸入气体 10min 后，采集血液和尿液样本，并评估运动表现（跳跃能力、蹬力输出、肌肉力量）。与安慰剂吸入相比，运动后吸入富氢气体减少了 DNA 氧化标志物尿 8-羟基脱氧鸟苷排泄率的增加，并且减少了反运动跳跃高度。富氢气体和安慰剂吸入组的其他运动表现、血液氧化应激和肌肉损伤标志物无差异。此外，尿 8-羟基脱氧鸟苷排泄率的增加与反运动跳跃性能的降低显著相关。上述结果表明，运动后恢复期吸入富氢气体可能通过减少全身氧化损伤来改善运动表现。同时，该团队还研究了富氢水对剧烈运动诱导的肌肉性能和氧化应激标志物的影响。他们设计了一项单盲、交叉、随机对照试验。8 名男性志愿者在饮用富氢水或安慰剂水后，完成两次连续 3 天的运动测试。运动测试包括反向运动跳跃、膝伸肌的最大自主等长收缩和短跑自行车。在运动测试前后，参与者饮用 500ml 富氢水或安慰剂水。以第一次运动试验前 7h（第 1 天）作为基线，在每天的运动试验后 16h，采集血液样本。结果发现，连续 3 天，两种情况下的运动表现没有显著差异。在安慰剂水试验中与基线值比，氧化应激指标 d-ROM 和 BAP 随时间推移逐渐下降。而这种下降被富氢水抑制。结果提示，饮用富氢水有助于在连续几天的剧烈运动中维持氧化还原状态，保持良好的身体状况。

二、氢分子对运动损伤及其相关症状的作用

不论专业运动员，还是为了身体健康而进行体育运动的业余爱好者，在体育运动实践中都会不可避免地面临运动损伤的问题。运动损伤是指人在参与各项体育运动项目的过程中，在某些原因的影响下，导致身体的某些部位出现损伤的情况。运动损伤使人不能继续参加体育锻炼，不仅会影响个人的身体健康、学习和生活，严重的还会使人致残，甚至导致死亡，对开展体育运动也会造成不良的社会影响和心理影响。运动损伤好发于专业运动员和活泼好动的青少年。常见的损伤部位包括肩关节损伤、肘关节损伤，以及一些长骨损伤。根据不同的疾病类型可进行相应的处理，一般不会影响自然寿命。氢分子在缓解运动损伤及相关症状中也发挥了积极作用。

（一）氢对慢性疲劳综合征的缓解作用

慢性疲劳综合征多见于受过良好教育的白领阶层，可能与工作负担重、心理压力大、生活不规律、免疫力下降等有关。主要症状有持续疲劳、短期记忆力减退或注意力不集中、肌肉酸痛、咽痛、关节痛、头痛、睡眠后精力难以恢复、劳动后身体不适等，有些类似于我们熟悉的神经衰弱或者"亚健康"状态，目前没有特异性治疗手段。德国较早就注意到氢分子

的医学效应，早在 1992 年就有人申请了氢分子保健治病方面的相关专利。2013 年，世界著名的德国马普研究所一位免疫学教授关注和开展了氢医学研究，在一篇科学论文中生动地介绍了一名管理办公室激光打印的慢性疲劳综合征患者利用氢水治病的过程和康复效果。他每天饮用 250 ~ 1000ml 氢水，连续饮用 4 周后，慢性疲劳综合征的症状几乎完全消失，记忆力改善，睡眠质量提高，肌肉运动功能恢复，慢性疲劳综合征的症状没再出现。

（二）氢对运动相关软组织伤的缓解作用

2014 年，Ostojic 等研究了氢对运动相关性软组织损伤的治疗效果。他们以男性职业运动员急性软组织损伤为研究对象，经过为期 2 周的氢气使用之后分析治疗结果。发现氢气组血浆黏稠度比对照组明显下降，受伤肢体关节屈伸运动范围恢复速度比对照组更快，说明氢对职业运动员软组织损伤的恢复具有积极作用，可在传统治疗方案中添加氢气，以促进男性职业运动员软组织损伤的治疗。

（三）氢水对运动性贫血的防治研究

运动性贫血是限制运动员成绩提高的一个重要因素，研究人员不断地对其进行研究，采取合理高效的方法预防运动性贫血的发生和发展，提高运动员的训练效果和运动能力。某研究通过构建大鼠运动性贫血模型，后 4 周给予注射氢盐水干预。9 周后，测定大鼠血红蛋白、红细胞计数、血细胞比容、平均红细胞血红蛋白含量和红细胞平均血红蛋白浓度等红细胞相关指标以及血清铁、总铁蛋白结合力和血清转铁蛋白饱和度。结果发现，运动对照组大鼠的红细胞相关指标显著性下降，出现运动性贫血状况。给予腹腔注射氢盐水的大鼠红细胞相关指标显著性高于运动对照组，与安静对照组无显著性差异。且注射氢盐水组大鼠的血清铁指标优于运动对照组，说明腹腔注射氢盐水可通过减少氧自由基的生成和减轻红细胞氧化损伤，改善运动性贫血状况。近几年来，氢气作为一种治疗疾病的抗氧化剂备受关注，这也给运动性贫血的防治研究提供了新的思路和方法。

三、氢分子维持运动员机体酸碱平衡的试验证据

代谢性酸中毒是一种临床紊乱症状，其特征是身体组织和血液中的 pH 降低，并伴有各种神经肌肉和心肺反应。患有酸血症的体力活动患者的最初目标是使用碱化剂（如碳酸氢盐）提高全身 pH。然而，与使用碳酸氢钠相关的不良反应（如代谢性碱中毒、钠超载引起的水肿和充血性心力衰竭）可能会限制其在代谢性酸中毒治疗中的应用。当通过镁与水反应生成氢时，可溶解的氢气饮料（如富氢水）具有高 pH、低溶解氧和极高溶解氢分子。作为一种可能的酸度降低剂，富含碱性氢的水可以被人类用来对抗运动产生的酸的影响。

（一）氢分子对血液酸碱度的影响和大运动量诱发酸中毒的研究

一项开放性初步研究调查了 19 名年轻健康男性每天口服 2L 富氢水 7 天是否影响基线动脉 pH 和最大运动诱发的酸中毒率。富氢水含氢约 1.1mmol/L，氧化还原电位约为 400mV，pH 为 9.3。参与者在干预期开始（第 0 天）和结束（第 7 天）进行血液采样和耐力跑，在隔夜禁食和运动后采集动脉血样，用装有微玻璃电极的 pH 计直接测定血液 pH。参与者被要求在干预周结束时通过开放式问卷报告补充剂的不利影响。采用配对 t 检验将富氢水干预 1 周后的基线和运动后动脉血 pH 与基线值进行比较。干预前阶段，空腹血液 pH 为 7.42 ± 0.01，

而运动后 pH 为 7.29 ± 0.06。干预 7 天后，摄入富氢水可显著增加空腹动脉血 pH（0.04）和运动后 pH（0.05）。没有参与者报告补充剂的任何不良反应。该结果提示，富氢水作为碱化剂在运动引起的代谢性酸中毒个体中具有潜在的应用价值。

（二）氢分子对血液酸碱度影响的双盲安慰剂对照试验研究

在一项随机、双盲、安慰剂对照试验中也发现了与上述类似的结果。研究纳入 52 名健康的体力活动男性志愿者，他们接受了为期 14 天的摄入 2L 富氢水或安慰剂水干预试验。在干预开始和结束时，在基线和运动后测量动脉血 pH、二氧化碳分压和碳酸氢盐浓度。结果发现，摄入富氢水显著增加了空腹动脉血 pH（0.04），运动后 pH 增加了 0.07，且空腹碳酸氢盐浓度显著升高。结果提示，富氢水似乎起到了碱化剂的作用。因此，富氢水在体育运动和非体育运动个体中具有良好的潜在应用前景。

（三）氢分子对力竭运动诱导血乳酸化程度的研究

2015 年，李晨等探寻富氢水对重复力竭运动后疲劳的血乳酸化程度缓解作用。试验纳入 51 名男足球现役裁判员，进行力竭运动后采集血液检测。重复力竭运动的血液基础 pH 检查：试验组运动前 30min 与运动后即刻喝 2% 富氢水每次 500ml；对照组相同时间喝同剂量生理盐水。分别于实验前（0 天）和第 14 天采集 2 次（力竭运动前空腹和力竭运动后）动脉血监测动脉血 pH、二氧化碳分压和碳酸氢盐浓度。结果发现，富氢水不仅可以提高足球现役裁判员血液基础 pH，而且可以明显提高重复力竭运动后血液基础 pH。服富氢水组 14 天后，空腹血液 pH 明显降低，运动后血液 pH 降低更显著。血液碳酸氢盐浓度明显升高。通过对足球现役裁判员跟踪监测发现，富氢水可以影响重复力竭运动导致的机体酸化趋势，以此缓解力竭运动后的疲劳。该研究为缓解力竭运动后产生的疲劳及对抗人体力竭运动导致的血乳酸化程度增加、血氧饱和度降低提供了崭新的思路。

（四）氢分子对健康女性运动员酸碱稳态生物标志物的研究

2016 年，Ostojic 等开展了一项双盲、随机、安慰剂对照交叉研究，探究运动前摄入富氢水对女性运动员酸碱稳态生物标志物和运动后恢复的影响。8 名年轻女性柔道运动员（21.4 岁 ±2.2 岁）在运动前 30min 被随机分配饮用富氢水或安慰剂水。在交叉设计中第一次评估后 4 天重复同样的程序。运动方案是通过柔道特定测试进行高强度间歇性运动，记录基线和运动后的心率。受试者在休息时（干预前）、运动后 3min 和 5min 采集血液，以测定动脉血 pH、碳酸氢盐和乳酸盐。结果发现，与安慰剂组相比，富氢水可显著增加运动后血液 pH，且乳酸增加趋势得到缓解，而血清碳酸氢盐和心率在不同干预组之间没有差异。结果提示，富氢水可作为一种适当和安全的水合策略，有助于运动员降低运动性酸中毒的易感性。

与传统抗氧化剂相比，氢不但具有更高的生物利用度，而且对活性氧和炎症具有独特的选择性。氢气没有安全问题，多年来，它一直应用于深海潜水的混合气体中，并在临床试验中没有出现不良事件，文献中也没有关于其毒性或长期暴露影响的警告。鉴于上述优势，氢分子的这种有益生物效应也促使其成为运动医学和运动表现的最佳能量生成分子。

（薛俊莉　秦树存）

第二节　氢医学与抗衰老保健

生老病死是人类最早感知到的自然规律，而衰老是任何一个生命都无法逃脱的宿命，它是随着时间的推移，所有个体都将发生的功能和器质性衰退的渐进过程，也是癌症、心血管疾病、痴呆等疾病最主要的风险因素。那么什么是衰老？衰老的原因是什么？如何抗衰老？

一、衰老表现、衰老机制假说和抗衰老方法及其弊端

（一）衰老是细胞老化过程在人类个体的表观和内在体现

已知人体是由高度分化的，并具有各种特殊结构和功能的、极其大量的细胞所构成的有机体。衰老是生物大分子构成的细胞老化过程在人类个体的表观和内在表现。人体衰老的基本表现就是细胞的衰老和组织的萎缩。组织的萎缩通常以外在形式体现，如头发变白、皮肤变薄萎缩、色素沉着、肌肉松弛、骨骼脆弱等；外在的表现往往是由内部分子的变化引起的，也就是细胞衰老。细胞衰老的特征是脂褐素颗粒（残渣废物）的堆积。细胞衰老的表现：线粒体肿胀、破裂，高尔基体碎裂，内质网空泡变，大量的脂褐色小体出现；染色体也会减少，细胞核呈海绵状，使 DNA 的复制和转录功能降低；细胞间质中的胶原纤维数目减少，韧性变差，弹性纤维更新迟缓，逐渐老化，器官随之缩小变形，质地变硬。

（二）机体衰老必然伴随器官的功能减退甚至病理改变

机体衰老后，透明质酸含量降低而被硫酸软骨素等代替，黏蛋白聚合状态降低，正因为基质的透明质酸与硫酸软骨素比例发生改变，更易造成血管壁的硬化改变。对心血管系统而言，由于老年人较大动脉壁弹性减弱，可导致收缩压上升及舒张压下降。对呼吸系统而言，随着老年人呼吸肌与韧带的萎缩、肋骨硬化、肺及气管弹性减弱，以及呼吸系统化学感觉器和神经感觉器敏感性降低，老年人呼吸功能下降。对消化系统而言，消化道黏膜和肌层萎缩，胃酸分泌减少，消化能力降低。对泌尿系统而言，肾功能可因血管硬化、有效肾血流量减低、肾小球滤过率减低而减退。对电解质的排泄及糖的重吸收功能也逐步下降。膀胱由于肌肉黏膜萎缩而容量减少。对内分泌系统而言，胰岛素的生物学活性明显降低，组织细胞膜上的胰岛素受体数量也逐渐减少，所以，老年人易患糖尿病。对神经系统而言，老年人的兴奋和抑制过程转换变慢，灵活性很差，对外界反应迟钝，动作协调性差，注意力不集中，记忆力衰退。自古以来，人类一直顽强地与衰老做斗争，不知疲倦地探索身体老化的密码，提出了多种衰老机制假说和抗衰老方法。

（三）衰老机制假说仍在不断发展和更新

随着生命科学的不断进步，各种衰老机制假说更新不休，人们对衰老机制的认知愈益接近真相。这里仅仅列举两种代表性的假说。

1. 人衰老的物质和能量代谢机制　同样生而为人，为什么有的人年逾古稀仍面色红润，有的人年纪轻轻却显得老态龙钟？人们一直在不懈努力地探究决定衰老快慢的关键密码。相应的衰老机制假说层出不穷，比如端粒缩短、表观遗传学改变、蛋白稳态丧失、线粒体功能异常、干细胞耗竭等。代谢是生物体维持生命的化学反应的总称，是不断进行物质和能量交

换的过程。如果将人体比作一辆行驶中的汽车，那么代谢就是这辆汽车的发动机。衰老过程中往往会发生代谢异常，即"汽车"的"发动机"出现工作障碍，难免行驶得磕磕绊绊，甚至危及生命。随着年龄的增长，新陈代谢逐渐减慢，耗热量逐渐降低，所余热量即转化为脂肪储积，使脂肪组织的比例逐渐增加，身体趋于肥胖，老年人体脂含量与水含量成反比。脂肪可转化为胆固醇，因此，血脂随年龄的增长而逐渐上升。有人对胆固醇进行研究后发现，血清胆固醇含量在 20 岁以后随增龄逐渐增多。糖代谢的紊乱最常见的表现是糖尿病，流行病学调查发现糖尿病在老年人群中是很常见的。随着人体的衰老，体内糖代谢障碍的代谢率也随之升高，老年人的糖耐量明显低于中、青年人。血糖随衰老逐渐增高，使患糖尿病人数逐渐增加。长期持续的血糖升高会干扰能量代谢，也使机体水、盐代谢酸碱平衡紊乱，并产生多种严重的并发症。例如：引起动脉粥样硬化，若发生在脑动脉可引起卒中，若发生在冠状动脉可引起冠心病；也可引起微血管损伤导致视网膜病变，引起失明。蛋白质代谢的改变主要是蛋白质的转换率随年龄增长而升高，有些组织 RNA 的转录率也在加快，同时具有解毒和适应代谢的酶的诱导时间延长，从而影响了老年人机体许多重要生理功能。与年龄有关的蛋白质变化是出现翻译后的蛋白质修饰（如糖基化、丙二醛结合、消旋等），并影响蛋白质的活性。蛋白质的合成与降解成正比下降：在蛋白质合成肽链的起始阶段，核糖体与 mRNA 的聚集下降，与甲基化 tRNA 的结合下降 12% ～ 20%；在降肽链的延长阶段，tRNA 与核糖体的结合下降，肽链形成减少 40% ～ 70%；在肽链合成的终止（即核糖体释放）阶段，结合的 N– 甲酰基蛋氨酸未改变。老年人血清总蛋白浓度可能变化不大，但组成血清蛋白的各成分已发生显著的与增龄相关的变化，主要是白蛋白含量下降，而球蛋白含量上升。

2. 衰老的氧化自由基损伤假说及其线粒体衰老机制　　正常情况下，细胞内自由基的产生与清除处于动态平衡状态，随着年龄的增长，这种平衡会逐渐遭到破坏，结果自由基在体内堆积，造成链式的自由基反应而使得 DNA、蛋白质，尤其是多不饱和脂肪酸等大分子物质发生变性和交联，损伤细胞器、细胞膜等结构，导致生物体的氧化应激伤害，最终出现衰老与死亡。这就是 1956 年 Harman 提出的自由基衰老学说，也是衰老学说最著名的一个学说。后来，Harman 教授对他的原始理论进行了不断的修改和扩展。1972 年，他提出了线粒体衰老理论的基础。该理论认为，线粒体中产生的活性氧（reactive oxygen species，ROS）会破坏某些大分子，包括脂质、蛋白质和最重要的线粒体 DNA（mitochondrial DNA，mtDNA）。然后，这种破坏导致突变，使 ROS 产生增加，并大大增强了细胞内自由基的积累，加速对细胞的破坏过程。1994 年，Baja 等指出单位耗氧量产生的 ROS 越少，寿命越长。1999 年，Wallace提出 mtDNA 的突变会随年龄积累，这也是造成细胞衰老的重要因素。之后，诸多文献也陆续证明线粒体功能障碍确实可引发衰老。比如，鸟类寿命往往比与其体型及质量相似的其他哺乳动物更长。为什么呢？我们知道鸟是一类可进行高强度飞行运动的动物，飞行运动比陆地生物的奔跑、攀爬等都更加消耗能量，所以，鸟类细胞中的线粒体需要承担很高强度的呼吸作用以产生足够的 ATP 为运动供能。在数百万年的进化中，那些体内细胞具备更多线粒体的鸟类在自然选择的压力下脱颖而出，占据优势。而其长寿恰恰得益于鸟类细胞中丰富的线粒体数量，足够数的线粒体可以让其有足够时间清除产生的自由基，避免自由基外溢造成的DNA 损伤，从而减少突变，延缓衰老进程。

（四）基于衰老机制假说产生的各种抗衰老方法

俗话说"人在出生那一刻起就进入了衰老与死亡的倒计时"，在自然法则中，衰老虽然是我们注定无法避免的一项生理过程，但古往今来，人们在抗衰老的路上屡战屡败，又屡败屡战。通常，预防衰老的手段包括合理锻炼、健康饮食和良好的生活习惯。然而，这些措施虽然有效，但不足以预防老年人因衰老而出现的疾病，且有些人依从性差，不能维持良好的生活习惯或坚持运动，也可加速衰老。历经时间与临床的考验，目前也涌现出众多可预防或干预年龄相关性疾病过程并延长健康寿命的方法，包括层出不穷的抗衰老相关物质和疗法（基因疗法），人工智能、系统生物学和支持衰老研究的新技术也相继被发掘出来。

1. 衰老细胞裂解法（senolytics） 有学者设计了衰老细胞裂解分子，用于直接清除衰老细胞并延长健康寿命。其中，ABT-263 因其可清除衰老细胞，使衰老的组织干细胞恢复活力，成为第一个被报道的具有普遍适用性的抗衰老药物。但衰老细胞裂解分子具有潜在的使用问题：一是对衰老细胞的靶向清除能力依然不够精确，多数 senolytics 依然会对正常细胞造成损伤；二是由于过早使用衰老细胞裂解分子会引发干细胞枯竭，而过晚使用则会影响效果，因此其最佳使用时机仍需探索；三是衰老细胞被大量杀死后，留下的产物通常无法得到及时清除，这也会成为危害健康的潜在风险。NAD^+ 可以促进 DNA 修复、激活长寿基因、支持能量代谢。这种物质在衰老过程中的减少，被认为是诸多衰老相关症状的起因。β-烟酰胺单核苷酸（β-nicotinamide mononucleotide，NMN）和烟酰胺核苷（nicotinamide riboside，NR）作为 NAD^+ 的前体合成物质，可安全高效地提高 NAD^+ 含量。不过 NMN 只是唤醒基因修复的钥匙，并不能独自完成基因修复全链，会存在修复盲区，且 NMN 抵达部位也受限，有的部位无法抵达。修复不能全面触达，尤其针对中老年人群，他们自身的细胞日渐老化，足以说明再生新细胞能力不足。NR 稳定性较低，安全系数也相对较低。

2. 其他抗衰老方法 ①白藜芦醇作为一种组蛋白去乙酰化酶抑制剂，研究发现其可激活长寿基因 *SIRT1* 的表达而延长模式动物的寿命。但白藜芦醇经常在实验中表现出不同甚至相反的效果，其抗衰老功效一直备受争议。②雷帕霉素作为雷帕霉素靶蛋白（mammalian target of rapamycin，mTOR）信号通路的有效抑制剂，除被发现可有效延长小鼠寿命外，目前还发现其具有治疗诸多衰老相关疾病的潜力。但它的副作用多，治疗剂量的雷帕霉素可能会在人体中引发高血糖、高血脂、肾毒性、伤口愈合障碍和免疫抑制等症状。③ AMP 依赖的蛋白激酶［adenosine 5′-monophosphate（AMP）-activated protein kinase，AMPK］通路的激活剂，比如二甲双胍、阿司匹林、α-KG 和小檗碱，它们似乎可以有效改善模式动物的健康寿命，但它们的副作用也不容忽视，且现有的针对二甲双胍延长寿命能力的临床数据，都不能证明这种药物能够延长非糖尿病患者的寿命。

上述药物和补剂干预衰老的分子机制仍未完全明晰，而且大多缺乏严谨的人体试验数据，显然还需更多的科学研究，尤其是临床试验，以确定其适应证、剂量和给药时间。通过基因编辑技术添加、删除或改变基因组上特定位置的核苷酸序列，可以减轻衰老表型或延长健康寿命。但任何一种疗法都有其潜在的风险，更何况基因治疗这样"逆天改命"的治疗方式。目前，人类对于真核生物负责的基因表达调控机制仍然理解有限，对治疗基因表达难以实现精准调控，也无法保证其安全性。健康长寿是人类的终极目标，而健康长寿意味着要对抗衰老和疾病。所以，人们仍在不断追求更安全、便捷且有效的抗衰老办法。

二、氢分子作为新型抗衰老分子的可能机制

（一）氢效应基于线粒体的分子机制

线粒体是动植物细胞中广泛存在的一种细胞器，掌管能量代谢、应激与细胞凋亡，同时线粒体也是细胞活性氧自由基生成的主要场所。因此，它可被视为人体的"动力车间""能量屋"。日本医科大学的太田成男教授是线粒体研究著名的科学家，从事线粒体研究 30 余年。在 2007 年，他领导的课题组发现了一种能进入线粒体的物质，即氢分子（氢气），可通过选择性抗氧化作用改善脑缺血组织的再灌注损伤，这一研究成为氢生物医学领域的里程碑，也启动了氢分子治疗疾病的国际研究热潮。因为氢分子体积小，穿透力极强，不仅能进入细胞核，还能穿过细胞器生物膜。氢分子进入线粒体后，与羟自由基等毒性活性氧反应，可阻止组织的氧化损伤。到目前为止，氢分子是唯一一种可渗透进入线粒体并清除自由基的还原剂。在 2012 年太田成男教授提出，氢分子作为一种新型抗氧化剂，可有效减轻氧化应激，有望改善线粒体疾病。此后，氢分子通过改善线粒体功能或质量进而缓解疾病的研究报道陆续不断，氢分子成为延缓衰老和防治衰老相关疾病的新手段新方法。2018 年，长海医院的学者在探究氢分子对脊髓损伤的作用中发现，吸入氢气可改善体内脊髓损伤，减轻体外神经元机械损伤，对脊髓神经元的保护作用呈剂量依赖性；发现其基本机制除减少 ROS 生成、氧化应激及抑制神经元凋亡外，还阻断线粒体通透性转换孔的开放，从而恢复细胞内线粒体的结构和功能。同年，天津医科大学总医院的学者在探讨 H_2 治疗脓毒症所致急性肺损伤中，发现氢分子与改善线粒体功能和动力学有关，可通过增加丝裂原融合蛋白 2 的表达，降低动力蛋白相关蛋白 1 来调节线粒体功能和动力学。有丝分裂作为一种重要的线粒体质量控制机制，氢分子对其可发挥调节作用，从而减轻组织损伤中的氧化应激、炎症和凋亡，促进线粒体内稳态。另外，氢分子可靶向线粒体，刺激电子传递链功能，并通过复合Ⅰ和Ⅱ底物增加 ATP 生成，改善能量代谢，从而预防 / 治疗心肌线粒体功能受损的疾病状态。2022 年召开的第八届全国氢生物医学大会上，西安交通大学的龙建纲报告线粒体损伤可导致各种疾病，而氢气是一种新的线粒体营养素，在老年痴呆、心肺复苏后成活、脂肪肝、血糖等方面均表现出对线粒体相关通路的调节作用，从而改善疾病中线粒体损伤。最近日本学者还发现，氢气对角膜细胞内能调节线粒体功能的蛋白过氧化物酶体增殖物激活受体 γ 共激活因子 -1α（peroxisome proliferator–activated receptor γ coactivator–1α，PGC–1α）产生很大影响。PGC–1α 具有多种代谢功能，是线粒体生物发生和能量消耗的主要调节因子。而氢气能增加 PGC–1α 的水平和功能，促进细胞能量代谢，对糖尿病治疗、抗衰老、预防癌症都可以发挥作用。上述发现概述了氢分子靶向线粒体防止衰老相关损伤的可能性，为延缓衰老和防治衰老相关疾病提供了新途径。

（二）氢效应基于端粒的分子机制

端粒学说是近年来在衰老分子机制方面研究较多的重要领域。人体自出生后，身体每处的细胞都在通过分裂不断地更新替换，而人体细胞种类繁多，细胞分裂次数参差不齐，有些分裂次数少而不再更新，对应的组织因此衰老，人也就随之衰老。那为什么细胞分裂次数会受限呢？这就要归因于身体内的"端粒"了。端粒是什么结构呢？人体是由许多不同类型的细胞组成的，其中细胞核内含有的遗传物质——染色体决定了人体的性状，而染色体末端的

一小段区域就叫端粒，它是整个染色体DNA上的一段保护序列。比如，把染色体比作一根鞋带，那端粒便是鞋带两端的塑料头，对鞋带末端起保护作用。对应到体内，细胞每分裂一次都会复制染色体，端粒内侧的 DNA 均会被复制，而端粒部分的 DNA 每次都会少一点，端粒随之会减少一段。随着分裂次数增加，端粒逐渐缩短到一定程度，无法保护染色体，使染色体不能再正常复制，细胞也就无法再分裂，最终造成衰老和死亡。从该角度讲，人体衰老的本质就是端粒变短了。对此，科学家也确实发现，年龄越大，细胞内的端粒越短。端粒越短的人，染色体复制时越易出错，往往也就伴有越多疾病。如此说来，是不是增加端粒长度或者减慢端粒变短的速度，人就能有效抵抗衰老从而延长寿命呢？研究表明，氧化应激可以加速端粒缩短的速率。这不禁让人思考，氢分子是否可以抵抗衰老过程中端粒的变化呢？答案是肯定的。已有研究报道，氢分子可阻止端粒变短，甚至能部分逆转。

（三）氧化还原稳态的细胞信号通道机制

衰老过程与许多其他生物学过程一样，受到经典信号通路和转录因子的调控。实际上，科学家通过对不同生物系统和信号通路的干预，已经在多种动物模型中改变衰老的进程，延缓与衰老相关的多种疾病的发生。目前，已经确定了几种与衰老相关的关键信号通路，包括胰岛素/IGF 轴（insulin/IGF-1 signaling，IIS）、mTOR、AMPK、NF-κB 和 Sirtuins 通路。这些信号传导途径感应营养物质或代谢产物，调节葡萄糖、氨基酸、cAMP 和 NAD$^+$ 的水平，并形成复杂的与长寿和衰老相关的网络，它们相互作用，对衰老和长寿相关机制进行代谢控制。IIS 信号传导途径是在模型生物中最早定义的与衰老和年龄有关的途径。mTOR 信号会影响寿命和衰老，其中 mTORC1 能调控衰老相关分泌表型。另外，mTOR 可与 IIS 通路相互联系调节衰老。例如，IIS 通过 AKT 激活 mTORC1，而 mTORC1 可以通过 S6K 负调控 IIS，从而抑制了胰岛素受体底物 1。AMPK 在细胞和有机体的能量代谢中起基础性作用。研究表明，AMPK 信号的激活能力随着年龄的增长而下降，这会损害细胞内环境的有效平衡，并加速衰老过程。AMPK 的激活与许多延长寿命的途径（如抑制炎症，抑制 IIS、mTOR 信号，刺激 Sirtuin 信号，防止线粒体紊乱等）有关。NF-κB 系统是古老的宿主防御系统，涉及免疫应答和多种外部及内部危险信号的应对。许多研究表明，哺乳动物的衰老与 NF-κB 转录因子系统的激活有关。Sirtuins 在调节多种细胞过程中非常重要，如代谢、线粒体内稳态、自噬、DNA 修复、凋亡、氧化/抗氧化平衡。SIRT1 与 AMPK 在调节能量、新陈代谢和衰老方面相互作用密切，它们可以相互增强对方的活性。衰老相关信号途径的确定扩展了可能刺激寿命途径或抑制衰老途径的小分子潜在靶标，影响衰老的化合物可以帮助预防多种与年龄有关的疾病。氢分子具有有效清除体内有害自由基的功能，通过平衡氧化还原，延缓自由基导致的细胞破坏与减少，增加细胞活性，延长细胞生命力。

（四）氢抗衰老效应的其他机制

2019 年，美国的一项研究使用富含氢的食物饲喂果蝇，观察氢分子对果蝇寿命及其生理指标的影响。结果发现，补充富含氢的食物可延长果蝇野生型品系的寿命。为进一步探究氢的作用机制，研究者使用在线粒体中表达氧化还原调节酶过氧化物酶体的突变株，发现氢分子可缓解突变株寿命的缩短，改善肠上皮过氧化物酶体表达不足引起的肠功能障碍，并能提高它们的身体活力。研究提示，氢分子可维持肠上皮细胞的完整性，改善肠道线粒体功能受损的突变果蝇的身体活动，延长寿命。

总之，氢分子作为新型抗氧化剂可发挥抗衰老作用。氢分子可通过减少羟自由基等活性氧，增强机体抗氧化和抗炎能力，减少细胞氧化应激和皮肤细胞 DNA 损伤，降低胚胎成纤细胞老化指标，延长秀丽隐线虫的寿命，缓解紫外照射小鼠皮肤衰老及衰老小鼠的认知和衰弱。同时，还可减缓成人皱纹深度，通过增强肠道微生物产氢，提高抗衰老能力，延长寿命。氢分子可减少老年人衰老标志物含量，氢分子可能通过增加端粒长度发挥抗衰老效应（图 5-2）。

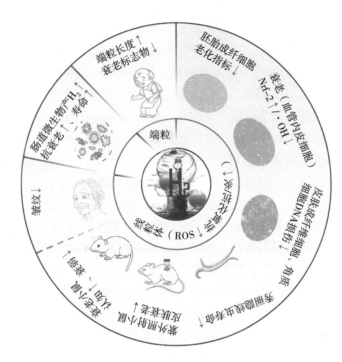

图 5-2　氢分子抗衰老的机制和效应

三、氢分子抗衰老的基础实验证据

（一）氢分子抗衰老的细胞实验证据

细胞衰老是一种应激反应，表现出细胞增殖受阻及凋亡抵抗，是导致机体衰老的驱动因素，并可引发系列与年龄相关的疾病。通过多种细胞实验证实了氢分子抗细胞衰老的作用。

1. 皮肤成纤维细胞和角质细胞实验　日本学者通过成纤维细胞和角质细胞实验发现，氢分子可对紫外线损伤的皮肤成纤维细胞 OUMS-36 和角质细胞 HaCaT 产生影响。3 ~ 5 天后氢分子可使 OUMS-36 细胞 Ⅰ 型胶原合成增加 1.85 ~ 2.03 倍，免疫组织化学染色显示 Ⅰ 型胶原主要分布在细胞核周围。胶原是皮肤细胞自身合成的重要功能蛋白，胶原合成增加往往是皮肤受损伤时的一个应激反应，并与损伤程度密切相关。结果表明，经过紫外线处理的细胞确实受到损伤。细胞增殖、细胞毒性和细胞凋亡与坏死检测结果发现，氢分子可以显著保护 HaCaT 角质细胞的 DNA 损伤，如细胞核固缩、核酸片段形成等。氯化硝基四氮唑蓝（nitrotetrazolium blue chloride，NBT）光化还原实验结果显示，氢分子对两种细胞的超氧阴离子产生都具有抑制作用，提示氢分子可减少活性氧水平，发挥抗氧化作用。

2. 血管内皮细胞实验　内皮细胞是血管内重要的功能细胞，其衰老会导致血管疾病，进而引起心脑血管疾病和衰老。2016 年，日本东邦大学医学院学者 Fumihiko Hara 博士等在日本循环学会官方期刊 *Circulation Journal* 上发表论文，证明氢气对内皮细胞衰老的抵抗作用。研究结果显示，氢气可通过激活 Nrf-2 显著抑制人脐静脉内皮细胞的氧化应激和细胞衰老，而氢气对内皮细胞的这种保护可能是氢气产生生物学效应的重要基础。

3. 细胞羟自由基实验　2019 年，日本学者报道氢气可间接抑制细胞羟自由基诱导的细胞过氧化氢增加并延缓衰老。基于绿脓杆菌素刺激的细胞·OH 诱导的细胞衰老模型，通过向细胞培养基中添加过饱和浓度的 H_2，研究了细胞·OH 导致细胞衰老的机制。结果发现，细胞·OH 产生的脂质过氧化物会导致谷胱甘肽（glutathione，GSH）和血红素缺乏及过氧化氢（hydrogen peroxide，H_2O_2）增加，并通过共济失调毛细血管扩张症突变激酶丝氨酸 1981（p-ATMser1981）和血红素调节抑制剂磷酸化（heme-regulated inhibitor，p-HRI）诱导细胞衰老。而 H_2 能清除细胞·OH 介导的脂质过氧化物形成，间接抑制 H_2O_2 的增加，延缓细胞衰老。另外，肠道细菌产生的 H_2 可扩散到全身，也能清除细胞·OH。因此，肠道细菌产生的 H_2 很可能参与细胞内氧化还原状态的维持，从而抑制细胞衰老和个体衰老。

4. 胚胎成纤维细胞实验　鉴于氢溶解度低、易逸出的性质，如何更长时间保持溶液中更高的氢浓度成为研究人员关注的问题。近年来，随着制氢技术及交叉学科的发展，氢产品更加多样化，氢纳米技术随之得到应用。2017 年，Han 等从 C57BL/6 小鼠 12.5 日龄的胚胎中分离小鼠胚胎成纤维细胞，探究了纳米氢对羟基脲诱导该细胞损伤的作用。结果发现，每日用氢水处理可以抑制羟基脲诱导的 ROS 生成、细胞毒性和 β-半乳糖苷酶（老化指标）在细胞质中的积累和异常细胞核的出现，并促进细胞增殖。研究提示，富含氢纳米颗粒的水可通过抗氧化特性延缓衰老，因而成为一种潜在的抗衰老剂。

（二）氢分子改善认知功能的小鼠实验证据

最早在 2010 年，就有研究报道富氢水能改善早衰小鼠的认知功能。给予衰老加速易感小鼠 8（senescence-accelerated prone mouse 8，SAMP8）富氢水处理 30 天，SAMP8 脑 5-羟色胺水平升高，血清抗氧化活性升高，与年龄相关的认知功能下降得到缓解。饮用 18 周后，实验组海马的神经变性得到抑制，而对照组饮用普通水的老年小鼠大脑出现明显神经元丢失。氢水对衰老小鼠脑组织损伤的保护作用在同年另一项研究中也得到证实。研究使用 D-半乳糖构建亚急性衰老模型，使用低重氢水处理 10 周后，观察小鼠学习记忆能力和脑皮质丙二醛（malondialdehyde，MDA）、GSH、乳酸（lactic acid，LA）含量及 Na^+-K^+-ATP 酶活力。结果显示，衰老小鼠脑皮质的 MDA 及 LA 含量增高，GSH 含量减少及 Na^+-K^+-ATP 酶活力降低。使用氢水后，上述变化得到明显改善。研究提示，低重氢水可通过抗氧化作用缓解衰老小鼠的脑组织的氧化损伤。

（三）氢分子改善紫外线诱导皮肤衰老小鼠实验证据

人皮肤变老的一个重要原因是紫外线对皮肤的损伤，保护好皮肤是预防衰老的"面子工程"。2011 年，韩国的一项研究首次证明氢水沐浴可治疗紫外线引起的皮肤损伤。研究采用无毛小鼠，先用紫外线处理造成皮肤损伤，随机分组后用氢水洗澡。连续 21 天后，急性期检查皮肤炎症因子的表达，慢性期进行组织学和超微结构观察。结果发现，氢水能使皮肤厚度和皮肤内的肥大细胞数量明显减少，角质细胞数量显著减少，紫外线诱导的皮肤损伤得到显著抑制。结果提示，电解水产氢沐浴能通过抗炎作用治疗紫外线引起的皮肤损伤。随后，国内的研究进一步证实了这一观点。2012 年，南京医科大学的一项研究通过给受紫外线辐射的小鼠腹腔注射氢生理盐水，发现氢分子可通过减少炎症和氧化应激，清除体内自由基，保护皮肤对抗紫外线辐射损伤。

（四）氢分子改善衰老小鼠衰弱症状的证据

上海健康医学院王慧菁教授团队使用"富氢水"对此进行了观察。她们使用 20 月老龄小鼠（相当于人 65 岁左右）做实验，实验 2 个月后发现，饮用普通纯净水小鼠随年龄增长会出现与老年人群代谢改变和衰弱相似的症状，包括体重明显下降、肌张力减弱、运动耐量降低等。而饮用富氢水小鼠上述症状得到改善，尤其运动能力显著提高达 4～5 倍。该结果提示氢疗法对延缓衰老、改善老龄鼠衰弱症状有良好的应用前景。

（五）氢分子延长秀丽线虫寿命的证据

秀丽线虫和人类有很多相同的基因，寿命较短，一般只有 2 周左右，其短期内的寿命变化，可作为人类抗衰老研究的重要参考依据，因而也成为分子生物学和发育生物学研究领域的模式生物。2018 年，张苗等通过给不同株系秀丽线虫氢气干预，发现与对照组相比，氢气组的 N_2 和 *sod-5* 基因突变株系秀丽线虫寿命显著延长，体内 ROS 水平较相同年龄段个体显著降低，衰老相关基因 *age-1* 和 *let-363* 表达降低，长寿相关基因 *ins-18* 表达上调，提示氢气可通过调节体内 ROS 水平发挥延长寿命的作用。

四、氢分子抗衰老的人群试验证据

（一）氢分子改善老年人生物标志物的证据

2021 年，塞尔维亚科学家在一项随机对照临床试验中发现，氢分子能有效发挥抗衰老作用。研究中，70 岁以上老年人每日饮用 500ml 富氢水（含氢量 15ppm），6 个月后，检测血液中多项衰老相关的分子标志物。结果发现，摄入富氢水的受试者端粒长度出现惊人逆转，其端粒长度延长了 4%，而对照组受试者端粒长度缩短了约 11%。年龄增长会促使生物体 DNA 甲基化水平下降，转录过程不受控制，有害衰老效应堆积。该研究中富氢水改善了体内 DNA 甲基化下降趋势。另外，脑磁共振波谱代谢成分测定表明，富氢水还提高了大脑左侧额叶灰质胆碱和 N- 乙酰天冬氨酸水平，提示氢分子有一定改善脑部健康的潜力。这项研究为氢分子通过改善端粒变短速率来抗衰老提供了直接证据，在该领域引起广泛关注。

（二）肠道产氢与长寿的证据

衰老总是与寿命绑定的。一般来说，衰老的速度越快，寿命便越短；衰老的速度越慢，寿命便越长。上述研究显示氢分子对衰老有一定的缓解作用。加之，陆续报道的肠内发酵产氢可预防与年龄相关的疾病。基于此，日本学者试图探究肠内产氢是否与长寿相关，他们使用便携式呼气氢分析仪测量了 26 名本地高龄居民（平均 102 岁）及其 16 名子女（平均 70 岁）呼出气中的氢气浓度。同时，纳入 14 名年轻健康居民（平均 37.3 岁）及 15 名 2 型糖尿病老年人（平均 79 岁）作对照。结果发现，百岁寿星呼出氢浓度显著高于健康对照组和老年糖尿病患者（约 3 倍），但与生活在同一家中的子女呼出气中氢浓度没有显著差异，提示百岁老年人肠道氢气可能有助于长寿，这可能得益于饮食和肠道微生物群发酵产氢。这项研究促使了一些人尝试使用氢分子养生保健抗衰老。

（三）氢分子抗皱的试验证据

人体抗皱效应试验采用氢水沐浴，有 6 名健康志愿者参加，每天使用富氢水沐浴超过 5min，连续 3 个月。通过比较前颈和背部皮肤，发现其中 4 名受试者该处皮肤皱纹深度显著减小，皱纹得到明显改善。结果提示，富氢水沐浴可通过清除活性氧，在日常生活中发挥抵抗皮肤紫外线辐射损伤和抗皱效应。

值得一提的是，人体衰老是一个持续发生的缓慢过程，任何抗衰老手段都需长期使用才能有效，而且效果要因人而异。氢气用于抗衰老也一样，需要长年累月使用才可能有理想效果，甚至需要根据个体差异量身定制氢分子使用办法。

（薛俊莉　秦树存）

第三节　氢医学与慢性代谢病防控

"代谢"一词，最早可追溯至希腊语的"改变"一词，是生物体内全部有序化学变化的总称。它是生物化学的动态部分，也是生物分子存在的基础。这里的代谢即指"新陈代谢"，是机体生命活动的最基本特征，是一切生命活动的基础。新陈代谢一词，指的就是生物体要不断地用新物质代替旧物质，使生命活动有序进行，获取足够的能量和养分，并且把体内产生的废物及时排出去。新陈代谢有两个方面：一个是合成代谢，一个是分解代谢。合成代谢是"建设性"的，把本来不属于机体的东西转化成机体的一部分来使用，比如食物对人体而言是外来的物质，但人吃了后，通过消化吸收，把这些食物最终转变成身上的肌肉、骨骼等组织。分解代谢是"破坏性"的，伴随能量的产生，原本机体内的东西，在被人体使用后最终释放出来，不再属于机体。比如当你在为减肥而运动时，不免会大汗淋漓，并产生很多二氧化碳，通过呼吸作用排出体外。合成代谢和分解代谢是相辅相成的，它们之间的平衡可使生物体既保持自身的稳定，又能不断更新，以适应内外环境。

人体可以利用的能量分为三大类，分别是糖类、脂肪和蛋白质。当人体的这些物质发生代谢紊乱时，在临床上就会出现系列综合征，即代谢综合征。大部分（约 90%）慢性病皆是由上述 3 种基础营养物质代谢紊乱引起的。我们平时常听到或接触到的高血糖、高血压、高血脂和高尿酸等都属于慢性代谢性疾病，也被称为"四高"疾病。对于老年人而言，上述症状还会同时或先后伴随出现在同一患者身上，其并发症带来的死亡风险极大。随着人们生活环境及生活习惯的变化，代谢性疾病的发病率呈增高趋势，国内代谢性心血管疾病死亡占比达到 22.94%，严重威胁着人类健康，因此受到全社会尤其是医务工作者的重点关注。目前临床上防治手段不断增加，防治药物不断涌现。其中，氢分子作为新型抗氧化小分子活性物质，在慢性代谢性疾病防治中的作用研究取得了一些成果。

一、氢与高血糖

（一）高血糖及其疾病损害

临床上，测得正常空腹血糖超过 6.1mmol/L，餐后 2h 血糖超过 7.8mmol/L 时即定义为高血糖。如空腹血糖大于 7.0mmol/L，或者餐后 2h 血糖或葡萄糖耐量试验大于 11.1mmol/L，则应考虑为糖尿病。糖尿病也被称为"富贵病"，是最常见的代谢性疾病之一，人群发病率很高。截至目前，其发病机制尚不明确，但根据病因学证据可以分为 1 型糖尿病、2 型糖尿病、特殊糖尿病和妊娠糖尿病，其中 2 型糖尿病占糖尿病患者的 90% 以上。2 型糖尿病多于 35 ~ 40 岁后发病，常伴随超重、肥胖和高糖高脂饮食。随着生活水平的不断提升，糖尿病不再局限于高龄或者成年人，儿童 2 型糖尿病患者也在不断增加。最新发表在《英国癌症杂志》（*BJC*）上的一项长达 30 年的随访发现，胰岛素抵抗和高胰岛素血症可进展为糖尿病，还会增加癌症风险。糖尿病的典型症状有多饮、多尿、多食等，患者经常会感觉到口渴，身体明显消瘦，并且患者常有皮肤瘙痒、四肢麻木和（或）酸痛、月经失调、便秘、视物模糊等其他症状，严重影响生活质量。

（二）以高血糖为特征的糖尿病病理生理学及其防控现状

2 型糖尿病的显著病理生理学特征是胰岛素调控葡萄糖代谢能力下降，即出现胰岛素抵抗，并伴随胰岛 B 细胞功能缺陷导致的胰岛素分泌相对减少。疾病初期，胰岛素还能正常分泌，但由于胰岛素抵抗，受体敏感度下降，从而使得血糖无法控制，此时可采用口服降糖药等药物治疗。随着病程逐步进入后期，血糖控制越来越差，胰岛 B 细胞功能逐步丧失，导致胰岛素分泌严重不足，此时只能通过注射外源性胰岛素来调整血糖。对 2 型糖尿病而言，胰岛素分泌不足并不是疾病的核心原因。因此，增强胰岛素受体的敏感性或者说改善胰岛素抵抗就是 2 型糖尿病治疗的核心方式之一。目前，临床上的治疗也主要是使用降糖药物，包括注射类的胰岛素和胰高血糖素样肽 –1（glucagon–like peptide–1，GLP–1），通过直接加入外源型胰岛素，模拟患者体内的胰岛素作用从而降低血糖；口服类的二甲双胍、磺脲类、格列奈类、α–糖苷酶抑制剂、噻唑烷二酮（thiazolidinedione，TZD）、二肽基肽酶 –4（dipeptidyl peptidase 4，DPP4）抑制剂和钠 – 葡萄糖协同转运蛋白 2（sodium–dependent glucose transporters 2，SGLT–2）抑制剂。该类药物主要通过调节肌肉、肝脏、脂肪组织、胰腺、肠道和肾脏功能加强对血液中葡萄糖的利用或刺激胰腺分泌胰岛素或增强血糖排泄等方式进行血糖调节。目前，除了生活方式的干预，药物治疗仍是控制高血糖最有效的方式。但药物使用也存在问题：一方面，对心血管、肾脏等器官的保护需求和药物带来的减重获益越来越引起临床重视；另一方面，患者对于药物便捷度、可及度的需求不断提升。氢分子是一种无毒无副作用且易获得的气体分子，真正填补了药物的这种缺陷，在高血糖类疾病控制中也表现出良好的效果。

（三）氢分子对高血糖及其疾病损害的防治作用

氢分子的基础实验研究发现，饮用和注射富氢水对糖尿病导致的多种组织损伤（如肝硬化、肾损伤和视网膜病变）有治疗效果。

1. 氢分子干预对高血糖后期所致组织损伤的作用　高血糖为标志的糖尿病伴有诸多并发症，比如皮肤创面难愈合是非常常见的糖尿病慢性并发症，其中以糖尿病足为典型代表，患者足部出现溃烂，也就是糖尿病烂脚，许多患者因此截肢致残。

（1）对并发症创面愈合困难的作用：2011年，第三军医大学团队观察了氢气对小鼠糖尿病创面愈合的作用。他们发现，给小鼠腹腔注射富氢盐水后，创面愈合明显好转，且愈合时间缩短，成纤维细胞的生物学行为得到改善，胶原生成增加。氧自由基及氧化产物水平降低，炎症反应减轻，创面肉芽组织增殖增加，整体提高了细胞抗氧化能力，保护了细胞线粒体膜电位。

（2）对并发症肾组织损害的作用：2014年，温州医科大学团队证明腹腔注射富氢水8周，糖尿病小鼠肾脏NADPH氧化酶4（NADPH oxidase 4，Nox4）表达显著下降，血红素氧合酶1（heme oxygenase-1，HO-1）表达量增加。虽然血糖值无明显下降，但在高血糖状态下氢分子通过抗氧化作用，可明显降低肾脏氧化应激水平。

（3）对并发症神经组织损害的作用：2015年，天津医科大学团队利用离体高糖培养的施万细胞和在体糖尿病大鼠模型报道了富氢液对糖尿病神经病变的保护作用及可能机制。结果发现，饱和富氢液可通过其抗氧化、抗炎及抗凋亡属性有效减少高糖诱导的细胞及大鼠神经损伤，缓解神经痛。治疗过程未发现氢分子的毒副作用，这为临床应用提供了理论依据和实验基础。

（4）对并发症视网膜组织损害的作用：2016年，哈尔滨医科大学附属第四医院团队研究证明，氢分子可减少脂多糖（lipopolysaccharide，LPS）诱导的激活状态视网膜小胶质，这种效果是通过调节髓样分化因子88（myeloid differentiation factor 88，MyD88）介导的Toll样受体4（Toll-like receptor 4，TLR4）炎症信号及通路中的部分miRNA来发挥抗炎作用而实现的。

（5）对并发症骨骼组织损害的作用：2017年，河北医科大学第三医院骨研究小组采用糖尿病动物模型，分析观察氢水注射对糖尿病动物骨质疏松的预防效果。使用12周后发现，富氢盐水能显著下调血糖水平，显微CT扫描显示，骨体积/总体积、连通密度、小梁厚度和小梁数量显著增加，胫骨和股骨的能量、刚度和弹性模量的力学也得到显著改善。结果提示，氢水可保持骨体积，降低骨折风险，对糖尿病骨质疏松发挥预防作用。

（6）对并发症脑组织损害的作用：2020年1月，哈尔滨医科大学附属第二医院麻醉科在《脑研究》（Brain Research）杂志发表论文，探究吸入高（42%）、低（3%）浓度氢气对糖尿病大鼠脑外伤后神经功能的影响及其潜在机制。结果发现，吸入高浓度H_2可显著改善糖尿病大鼠创伤性脑损伤后的预后，表现为脑水肿显著减轻，荧光素钠的外渗减少，氧化应激标志物降低。此外，吸入高浓度H_2还可改善神经功能缺损，降低凋亡蛋白标志物的表达。结果表明氢气吸入能够减少糖尿病脑水肿和神经细胞凋亡，改善神经功能。氢气对合并糖尿病的脑外伤患者具有应用前景。

2. 氢分子干预对高血糖人群的临床试验研究　初步临床研究证明，在病变早期饮用富氢水能有效纠正部分患者糖耐量异常。

（1）对高血糖早期轻症的人群试验：Sizuo Kajiyama等2008年在 Nutrition Research 上报道了一项人群试验研究。他们挑选了30例单纯饮食运动治疗的2型糖尿病患者和6例糖耐量异常患者，进行随机、双盲、安慰剂对照的交叉试验。36例患者分为两组，其中试验组患者每日饮用900ml富氢水，对照组饮用同等量的纯净水，试验持续8周，间歇12周后，试验组改用纯净水，对照组饮用富氢水，观察饮用前后的血脂谱、血糖、胰岛素、糖化血红蛋白等指标的变化。结果发现，饮用富氢水对空腹血糖、胰岛素、糖化血红蛋白等指标无明显作用，但能显著下调血浆中低密度脂蛋白颗粒及尿液中的 8- 异前列腺素，且 6 例糖耐量异常患者中有 4 例糖耐量恢复正常。由此得出，氢气能改善 2 型糖尿病患者及糖耐量异常患者的脂质代谢和糖代谢。同时，研究者推断，给 2 型糖尿病及胰岛素抵抗患者足够的富氢水，可能起到预防或减缓疾病发展的作用。

（2）对社区糖尿病患者的人群试验：2018 年，山东医学高等专科学校招募 76 例 2 型糖尿病患者，每天给予 500ml 富氢水，使用 30 天后，检测血清氧化应激相关指标，比较干预前后患者血清氧化应激指标的变化。结果发现，氢气干预后，氧化应激指标降低，抗氧化因子活性增高，且对吸烟患者的抗氧化能力强于不吸烟患者。研究提示，氢气能降低 2 型糖尿病患者体内的氧化水平，减轻过氧化损伤。

（3）对糖尿病胰岛素抵抗的人群试验：2021 年，日本东北大学的 Susumu Ogawa 使用电解富氢水针对胰岛素分泌能力相对正常的 2 型糖尿病患者展开了一项多中心前瞻性双盲随机对照试验。研究招募了 49 例糖尿病患者，分为两组，试验组每天饮用 1500 ～ 2000ml 电解富氢水，对照组饮用等量纯净水，试验持续 3 个月。试验前后评估胰岛素抵抗、胰岛素含量、糖耐量、氧化应激等相关指标。结果发现，富氢水能显著下调试验组血清乳酸水平，并显著提高尿液中的尿酸含量。糖代谢相关指标（如葡萄糖耐量曲线下面积、空腹胰岛素、空腹血糖等）没有明显改变。虽然该试验没有确定富氢水的降糖效果，但是进一步将糖尿病患者根据血糖控制情况分层分析，惊喜发现血糖较高、胰岛素抵抗明显的患者，其血糖水平下降而胰岛素敏感性得到改善，且未观察到电解富氢水有任何副作用产生。

（4）吸氢联合二甲双胍对二甲双胍单药控制不佳患者的人群试验：2022 年，一项研究探索了氢气吸入疗法联合二甲双胍对二甲双胍单药控制不佳患者的治疗效果和安全性。试验将 110 例 2 型糖尿病（T2DM）患者随机分为治疗组和对照组，每组各 55 例。治疗组患者服用二甲双胍并每天吸入氢气 3h，对照组患者使用二甲双胍和安慰剂气体，疗程 12 周，观察治疗前后两组患者的血糖、血脂相关指标及不良反应的发生率。结果显示，在基线状态下，两组患者的各项指标均无显著差异。经过 12 周治疗后，治疗组患者的糖化血红蛋白（HbA1c）、空腹血糖（FPG）、餐后 2h 血糖（2hPG）、TG、TC、HDL、LDL、胰岛素抵抗指数（HOMA-IR）、胰岛 B 细胞功能指数（HOMA-β）和体重均得到显著改善。对照组患者 FPG、2hPG、TC、HDL、HOMA-IR 和体重显著升高，LDL 显著降低。组间比较显示，吸氢患者更显著地改善了 HbA1c、FPG、2hPG、每日 7 次的血糖自测水平、TG、TC、LDL、HOMA-IR、HOMA-β 和体重，同时不良反应发生率也显著低于对照组。研究提示，氢气吸入疗法联合二甲双胍治疗能够显著降低 T2DM 患者的血糖水平，改善脂质代谢，促使体重下降，调节胰岛素抵抗并恢复胰岛功能，同时减少治疗期间不良反应的发生频率，提高安全性。

氢分子对控制高血糖和高血糖所致各种组织损害具有潜在的治疗作用，虽然氢分子对糖尿病的作用效果和作用机制尚未完全清楚，但作为一种无副作用、使用较为便捷的制剂，氢分子有可能成为控制高血糖和高血糖所致某些组织并发症的有效手段。期待通过更大规模的研究来观察富氢水对高血糖的治疗或预防作用。

二、氢与高血压

（一）高血压及其病因和组织损害

高血压是指动脉血压异常增高。2022 年 11 月 13 日，最新的《中国高血压临床实践指南》发布，将我国成人高血压诊断界值下调，认为反复测量后，收缩压超过 130mmHg，舒张压超过 80mmHg 即为高血压。对此，国家卫生健康委员会发布消息称，成人高血压的诊断标准仍为非同日 3 次血压超过 140/90mmHg。高血压按照疾病来源分为原发性高血压和继发性高血压两种，原发性高血压占比相对更高，无准确病因，是一种需要不断甚至终身治疗的慢性疾病；而继发性高血压则能明确病因，进而通过特殊的手术、药物等进行针对性治疗，最终治愈。高血压早期患者常无明显症状，其发生病因与下列危险因素有关：遗传因素、衰老、高盐饮食、超重和肥胖、过量饮酒、长期精神紧张、高血糖、高血脂等。这些都可能引起血压升高。根据舒张压和收缩压的具体数值，可将高血压分为轻度、中度、重度与单纯收缩期高血压 4 种。此外，血压水平则与心血管风险呈连续、独立、直接的正相关关系。长期的高血压容易引起脑卒中、冠心病、心力衰竭、终末期肾病等并发症，其中，脑卒中是我国高血压人群的最主要并发症。因此，与高血糖、高血脂、高尿酸患者类似，控制高血压患者血压的根本目的是防止心、脑、肾及血管并发症和死亡的风险。

（二）高血压的流行病学及其防控现状

2021 年 8 月，《柳叶刀》发表由伦敦帝国理工学院和世界卫生组织主持撰写的首份全球高血压流行趋势综合分析报告，这份迄今全球最大规模的高血压研究报告显示，在过去 30 年中，30～79 岁高血压成年人人数从 6.5 亿人增加到 12.8 亿人。同年，《中国心血管健康与疾病报告 2021》数据显示，我国 18 岁以上居民中高血压总患病率为 27.9%，也就是每 10 位成人中，就有 3 位高血压患者。2017 年，我国因高血压死亡人数达 254 万。因此，高血压也被称为"沉默的杀手"。从市场规模来看，高血压药物是我国"四高"类疾病市场规模中最大的。针对其发病可能的机制，现有的高血压药物主要由血管紧张素转换酶抑制剂 / 血管紧张素受体拮抗剂（angiotensin converting enzyme inhibitor/angiotensin receptor blockers， ACEI/ARB）、β 受体阻滞剂、钙拮抗剂和噻嗪类利尿剂 4 种组成。这些高血压药物尚不能满足各类高血压患者的全部需求，新的方法和药物研发仍然是热点。

（三）氢分子对高血压及其并发症的作用

氢分子具有选择性抗氧化、抗炎症效应，而炎症和氧化损伤也是参与高血压形成的关键因素。因此，氢气对高血压的防治效果和机制研究引起了人们的兴趣和关注。其中，氢分子对高血压并发症影响的研究结果鼓舞人心。因为高血压本身所致的多种并发症是导致身体健康下降甚至危及生命的原因。已有几项研究证明，氢分子对高血压并发症的保护作用彰显出氢分子的医用价值。

1. 氢分子对肺动脉高压的动物实验研究　早在 2011 年，就有研究报道了富氢盐水对野百合碱诱导的大鼠肺动脉高压的预防作用。干预 2 周或 3 周后，结果发现，富氢盐水治疗改善了血流动力学，逆转了右心室肥厚，还降低了肺组织和血清中丙二醛和 8- 羟基脱氧鸟苷的水平，增加了超氧化物歧化酶活性，并伴有促炎细胞因子的减少。研究表明，富氢盐水可改善野百合碱诱导的大鼠肺动脉高压的进展，这可能与其抗氧化和抗炎作用有关。

2. 氢分子改善高血压动物血管功能障碍的研究　2012 年，东华大学和第二军医大学联合报道了富氢盐水慢性治疗对自发性高血压大鼠血管功能障碍的保护作用及其机制。持续腹腔注射 3 个月后发现，富氢盐水治疗可通过减轻氧化应激、恢复压力反射功能、抑制炎症、保护线粒体功能和提高一氧化氮生物利用度来减轻血管功能障碍，包括主动脉肥厚和内皮功能。虽然对血压无显著影响，但能显著改善高血压大鼠的压力反射功能。

3. 氢分子对高血压动物肾损伤的研究　2014 年，第二军医大学报道了给自发性高血压大鼠饮用富氢水的研究。干预 3 个月后，发现富氢水治疗对动物血压没有显著影响，但可降低活性氧的形成，增强抗氧化酶的表达，抑制 NADPH 氧化酶的活性，并通过抑制 NF-κB 的激活来抑制促炎细胞因子的表达，从而预防高血压导致的肾脏和小血管等靶器官损伤。作为抗高血压治疗的补充，富氢水饮用有望成为一种缓解肾损伤的潜在策略。

4. 氢分子对高血压动物血脑屏障和神经功能的研究　在自发性高血压卒中易发大鼠（SHRSP）中，氧化应激增强，在血脑屏障（blood-brain barrier，BBB）破坏中起重要作用。2015 年，日本学者研究了长期氢治疗是否可以改善 SHRSP 模型的神经功能，以及氢对 BBB 功能的影响，特别是在该模型中对氧化应激和基质金属蛋白酶（matrix metalloproteinase，MMP）活性的影响。将 56 只动物随机分为两组：用富氢水（hydrogen-rich water，HRW）处理 SHRSP（HRW 组，$n=28$）；对照组（$n=28$）。结果发现，HRW 治疗可改善神经功能，并倾向于改善总体生存率，但无显著差异。HRW 组皮质和海马出血、梗死的发生减少。与对照组相比，HRW 组海马中 8-羟基 -2′-脱氧鸟苷阳性细胞和外渗白蛋白血管的数量明显减少，MMP-9 活性降低。研究提示，摄入 HRW 可以改善 SHRSP 模型的神经功能结果。这种有益效果可能是通过减少海马中的活性氧物种和抑制 MMP-9 活性来减弱对 BBB 的破坏。

5. 氢分子对高血压动物心脏肥大的研究　2018 年 6 月，日本中部大学 Hiroki Matsuoka 和名古屋大学 Seiko Miyata 等发表论文报道了 H$_2$ 对高血压和左心室肥厚的影响。结果发现，大鼠长到 12 周时，氢气吸入可显著减少室间隔壁厚度、左心室后壁厚度和左心室重量，从而显著改善心脏肥大。虽然对盐敏感性高血压大鼠没有直接降压作用，但慢性吸入 H$_2$ 可能有助于预防高血压 Dahl 盐敏感大鼠的左心室肥厚。

6. 氢分子改善高血压的动物实验研究　2020 年 12 月《科学报告》发表了来自日本庆应义塾大学医学院的一项报告。给 5/6 肾切除大鼠每天吸入 H$_2$（1.3%H$_2$+21%O$_2$+77.7%N$_2$）或对照（21%O$_2$+79%N$_2$）气体混合物 1h。4 周后发现，H$_2$ 可显著抑制 5/6 肾切除术后血压升高。即使在肾脏切除后 3 周再进行吸入氢气治疗，仍然表现出一定的降压效果。为了研究 H$_2$ 对高血压的具体影响，研究者进一步使用置入遥测系统来持续监测血压。发现 H$_2$ 无论在白天休息时，还是在夜间活动时都对大鼠有降压作用。对血压变异性的光谱分析表明，H$_2$ 可改善自主神经失衡，被有效输送到大脑的氢气能抑制交感神经系统的过度活跃，降低血压。该研究为氢气干预高血压的临床研究提供了重要基础。

7. 氢分子对轻症高血压人群的临床试验　2022 年，山东第一医科大学秦树存教授团队做了一项临床研究，探究低流量氢气吸入对高血压患者的作用效果。研究招募了年龄为 50 ～ 70 岁、四肢血压检测中右上臂收缩压高于 120mmHg 的成人共 56 名，分为氢氧干预组（29 名）和安慰剂对照组（27 名）。氢氧干预组每天吸入氢氧混合气（66% H$_2$/33% O$_2$，流量

30～60ml/min）4h，安慰剂对照组采用外观相同的装置吸入空气。试验前后，检测四肢血压、24h 血压、血浆标志物。参与者保持原有饮食、作息习惯及药物干预方式不变。干预 2 周后，四肢血压监测发现氢氧干预组右上肢及左上肢收缩压显著降低（与干预前相比均值分别降低约 4.8mmHg 和 5.0mmHg），且 60～70 岁组右上肢收缩压降低值显著大于 50～59 岁组。24h 动态血压监测发现氢氧干预组夜间舒张压显著降低（与干预前相比降低约 2.7mmHg），而安慰剂对照组血压无显著变化。血浆检测数据发现，与干预前相比，氢氧干预组血管紧张素 Ⅱ 水平、醛固酮水平、皮质醇水平，以及醛固酮与肾素的比值显著降低，而安慰剂对照组以上数据无显著变化。结果提示，低流量氢氧混合气吸入对于高血压可以起到改善作用，可能与改善肾素 - 血管紧张素 - 醛固酮系统的作用有关。若能开展多中心大样本对照试验证实上述结果，将造福中老年高血压患者。

8. 氢分子对新型冠状病毒感染导致血压异常的病例报道　2022 年 10 月，首届欧洲氢分子生物医学会议在斯洛伐克举办，来自阿拉伯联合酋长国大学的 MA Manal 报告了一例富氢水对新型冠状病毒感染诱导的血压昼夜节律紊乱和杓型血压节律丧失的病例。一名 77 岁新冠病毒感染患者血压昼夜节律紊乱，每天 2 次饮用富氢水 1 周后发现，与白天血压相比，夜间收缩压、舒张压和心率显著降低，且氧饱和度有所回升，改善了新冠病毒感染后并发症。结果表明，富氢水治疗能够降低夜间血压，有助于生理性杓型血压的恢复。

三、氢与高血脂

（一）脂质代谢及其生物学意义

机体内的脂类主要包括脂肪、磷脂、鞘脂和胆固醇酯，其代谢是体内重要且复杂的生化反应，它是指生物体内的脂类，在各种相关酶的作用下，消化吸收、合成与分解的过程。脂肪的消化主要在小肠上段，经各种酶及胆汁酸盐的作用，水解为甘油和脂肪酸等。对中短链脂肪酸构成的甘油三酯乳化后即可吸收，最后经由门静脉入血；长链脂肪酸构成的甘油三酯在肠道分解为长链脂肪酸和甘油单酯，再吸收后由肠黏膜细胞内再合成甘油三酯，与载脂蛋白、胆固醇等结合成乳糜微粒，最后经由淋巴入血。脂类是身体储能和供能的重要物质，也是生物膜的重要结构成分。正常的脂质代谢最终会将脂肪加工成机体所需要的物质，保证正常生理功能的运转。如果脂质代谢出现异常，会使各组织中脂质过多或过少，从而影响身体功能的情况，如脂质在真皮内沉积引起黄色瘤、在血管内膜沉积引起动脉粥样硬化等。

（二）血脂分类和高脂血症、脂毒性病理损害

血脂是血浆中全部脂质的总称。临床上为了诊治方便，将与疾病相关的血脂分为甘油三酯（triacylglycerol，TG）、总胆固醇（total cholesterol，TC）、低密度脂蛋白胆固醇（low-density lipoprotein cholesterol，LDL-C）和高密度脂蛋白胆固醇（high-density lipoprotein cholesterol，HDL-C）4 种。高脂血症是指由于体内脂代谢紊乱引起的 TG、TC 和 LDL-C 高于正常值或者 HDL-C 低于正常值的代谢性疾病。血脂水平过高，可直接引起一些严重危害人体健康的疾病，如动脉粥样硬化、冠心病、肾病、肝病等。此外，血脂异常是中国人群心血管病的重要危险因素之一。中国多个前瞻性队列研究已证实，高胆固醇血症是动脉粥样硬

化性心血管疾病（atherosclerotic cardiovascular disease，ASCVD）最重要且有因果关系的危险因素，血清 LDL-C 水平升高可预测冠心病发病危险。《中国心血管健康与疾病报告2021》显示，包括 LDL-C 在内的血脂升高是我国心血管疾病死亡的第二大危险因素，仅次于高血压。因此，控制血脂，尤其是低密度脂蛋白保持在合理水平，已经成为心血管疾病防治的核心。

（三）高脂血症干预方法和药物防控现状

目前，除生活方式的干预外，市场上还有多种降血脂药物，包括他汀类、胆固醇吸收抑制剂、贝特类、PCSK9 抑制剂、烟酸类、鱼油类等，可通过抑制肝脏胆固醇合成、抑制肠道胆固醇吸收、激活脂代谢的过氧化物酶体增殖物激活受体（peroxisome proliferators-activated receptors，PPARα）等作用来降低体内胆固醇或甘油三酯。其中，他汀类药物是高血脂治疗的基石药物，如果使用后胆固醇水平不达标，则要考虑叠加依折麦布与其他类型降血脂药联用。目前，国内降血脂药物市场也主要以他汀类药物为主。但他汀药物长期使用也会引发系列副作用，如横纹肌溶解、肝肾损伤、新发糖尿病等。另外，家族性高胆固醇血症因清除 LDL 受体功能缺陷，尚无适当的药物治疗办法；一些新的胆固醇代谢关键蛋白不断发现，期待成为新的高脂血症治疗靶点。近十年来，脂蛋白脂质成分易于氧化修饰导致脂蛋白功能受损，进而导致易发动脉斑块的病理现象愈益受到重视，成为防治动脉粥样硬化心脑血管疾病的新策略。

（四）氢分子对脂质代谢异常的防治作用

长期高脂血症对机体最重要的损害就是发生动脉血管粥样硬化的病理改变。而高脂血症导致动脉粥样硬化的分子机制主要是脂毒性造成血管内皮细胞损害，使得血浆 LDL 穿过内皮细胞进入内皮下层，在那里 LDL 被氧化修饰后被巨噬细胞吞噬，吞噬大量 LDL 的巨噬细胞变成了泡沫细胞留在内皮下层，逐渐形成脂质斑块。氢分子体积很小又没有极性，可以很容易进入内皮下层阻止 LDL 氧化。因此，氢分子在高血脂造成的组织损伤中很可能发挥保护作用，吸引人们做了诸多相关研究。氢分子在血脂异常及其疾病中的作用受到广泛关注。

1. 氢分子对血脂异常和脂蛋白功能损伤的改善作用　2010 年开始，山东第一医科大学秦树存团队聚焦氢分子在脂蛋白功能损伤和动脉粥样硬化中的作用，进行了持续十余年的研究。

（1）在 2012 年 Song 和 Tian 等发表的文章中，该课题组通过普通和高脂食物喂养血脂异常小鼠，观察氢分子对血浆脂蛋白和动脉内膜斑块易感性的作用。结果发现，氢分子可以改善 LDL 的氧化易感性，恢复 HDL 的诸多抗动脉粥样硬化活性，包括 HDL 的抗氧化、抗炎症、保护细胞以及逆向转运胆固醇的能力。同时发现血清 ApoB、血清脂质氧化、non-HDL 胆固醇水平和动脉壁炎症因子水平皆明显下调，而胆固醇逆转运（reverse cholesterol transport，RCT）中涉及的转运基因表达上调。

（2）仓鼠的血脂谱表型比较接近于人类，因此，该课题组的 Zong 和 Song 等用仓鼠研究氢分子对血浆脂蛋白含量、组成和生物活性的影响。结果发现，在高脂饮食喂养的仓鼠中，4 周腹腔注射氢饱和盐水能有效降低血浆 TC、LDL-C 水平和载脂蛋白 B（apolipoprotein B，ApoB）水平，并改善高脂血症损伤的 HDL 功能，包括增强细胞胆固醇流出和提高抗氧化性能，提示氢分子在控制脂质代谢异常中可能是一种新型有效制剂。

（3）低密度脂蛋白受体敲除（low density lipoprotein receptor，LDLR-/-）小鼠模型模

拟人家族性高脂血症的 LDL 受体缺陷。Song 等利用 LDLR-/- 小鼠进一步观察氢分子对脂蛋白功能的影响。结果发现，氢分子能显著改善 LDL 的氧化易感性和 HDL 的抗动脉粥样硬化能力。

2. 氢分子对脂蛋白脂质氧化及其相关生物酶的作用研究　2021 年，秦树存团队又进一步评估了氢气对体内氧化磷脂（oxidized phospholipids，OxPL）（图 5-3）的影响及其潜在机制。

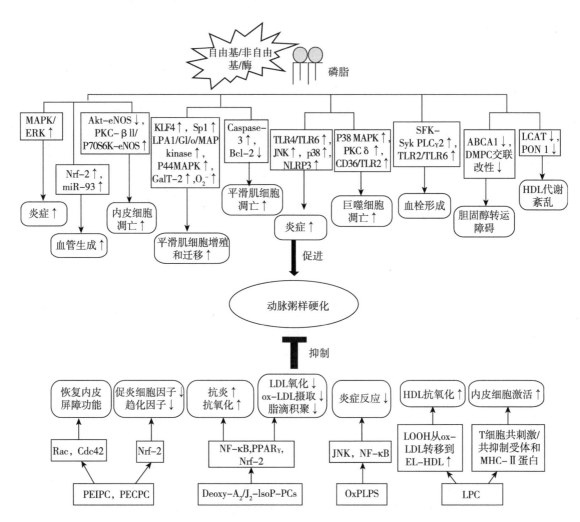

图 5-3　氧化磷脂通过各种信号通路影响动脉粥样硬化的发生与发展
（引自：赵敏，刘伯言，秦树存. 生理学报，2020）

Liu 等通过给饲喂高脂肪食物的大鼠吸入 4%H₂ 治疗，10 周后使用液相色谱 - 质谱法分析肝脏和血浆中的 OxPL，并对超速离心分离的 HDL 进行蛋白质组学分析以揭示 HDL 蛋白质组成的变化，并通过 LDL 氧化实验测试 HDL 的抗氧化能力，测定 HDL 相关酶的活性或表达。结果发现，吸入 4%H₂ 可减少大鼠体内 OxPL 的积累，改变高脂饮食大鼠的 HDL 成分并增强其抗氧化能力，显著调节脂蛋白相关磷脂酶 A2、对氧磷酶 -1 的活性和卵磷脂 - 胆固醇酰基转移酶的表达。体外试验显示，不同浓度的 H₂ 不会抑制非酶氧化介导的 OxPL 的形成。研究结果表明，H_2 可能通过影响可作用于 OxPL 的 HDL 相关酶来降低 OxPL 水平（图 5-4），这提示 H_2 可用于缓解与氧化应激导致的脂质过氧化相关的疾病。

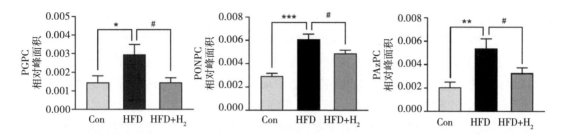

图 5-4　氢气吸入可降低肝组织氧化磷脂（PGPC、PONPC、PAzPC）水平

PGPC. 1- 棕榈酰 -2- 戊二酰 - 磷脂酰胆碱；PONPC. 1- 棕榈酰 -2-（5- 氧 - 壬酰）- 磷脂酰胆碱；PAzPC. 1- 棕榈酰 -2- 壬二酰 - 磷脂酰胆碱；Con. 正常对照组；HFD. 高脂饮食组；HFD+H_2. 高脂饮食氢气干预组。* 表示 HFD 与 Con 相比 $P < 0.05$，** 表示 HFD 与 Con 相比 $P < 0.01$，*** 表示 HFD 与 Con 相比 $P < 0.001$；# 表示 HFD+H_2 与 HFD 相比 $P < 0.05$。（引自：刘伯言等 . Life Sciences，2021）

3. **氢分子对载脂蛋白缺陷引起主动脉内膜脂质沉积的干预作用**　载脂蛋白 E（apolipoprotein E，ApoE）缺乏小鼠是常用的血脂异常和自发动脉粥样硬化动物模型。日本医科大学 Ohsawa 等学者于 2008 年发表文章，探究富氢水对 ApoE 缺乏小鼠血脂异常和动脉粥样硬化的作用。他们给 ApoE 缺乏小鼠从 2 周龄开始喝富氢水，6 个月后观察动脉粥样硬化病变。结果显示，主动脉切片的油红 O 染色显示富氢水可显著减少脂质沉积面积，减少巨噬细胞聚集，并降低主动脉氧化应激水平，减缓动脉粥样硬化病变。结果表明，至少在动物模型上，富氢水可减少氧化应激，防止动脉粥样硬化形成。氢分子抑制动脉粥样硬化的分子机制受到重视，2011 年，Song 等发现氢分子能在转录和翻译水平减少炎症因子介导的凝集素样 ox-LDL 受体 1 的表达，抑制核因子 κB（nuclear factor-κB，NF-κB）的核转位，表明氢分子可能通过抗炎症作用抑制动脉粥样硬化的发生、发展。

4. **氢分子对主动脉内膜脂质斑块稳定性的干预作用**　血管壁上动脉粥样硬化斑块破裂是导致心脑血管病急性发作的直接原因，稳定动脉粥样硬化斑块、防止其破裂是预防急性心脑血管事件发生的重要策略。基于此，Song 等利用 LDLR$^{-/-}$ 小鼠模型发现，氢分子能减少斑块内部脂质成分、MMP-9 表达、巨噬细胞和树突状细胞数目，增加斑块稳定分数。这种稳定性增加可能通过对泡沫细胞凋亡的抑制，对内质网应激途径的抑制和核因子 E2 相关因子 2（nuclear factor erythroid 2-related factor，Nrf-2）抗氧化途径的激活而起作用。

5. **氢分子对牙周炎引起的主动脉脂质沉积的作用**　机体在发生牙周炎过程中会启动系列炎症反应和氧化应激，而动脉粥样硬化的发生也由氧化应激介导。牙周炎可能会造成体内脂质的蓄积。2012 年，Ekuni 等提出氢分子可借助其抗氧化作用防止牙周炎引起的主动脉脂质沉积。通过给牙周炎大鼠饮用富氢水 4 周后发现，血清活性氧和 ox-LDL 水平显著降低，主动脉硝基酪氨酸和己基赖氨酸表达水平显著降低，脂质沉积较少。结果表明，摄入富氢水可通过降低血清 ox-LDL 水平和主动脉氧化应激来防止牙周炎诱导的大鼠主动脉脂质沉积。

6. **氢分子对以脂代谢异常为主的代谢综合征人群的临床试验**

（1）2010 年，匹兹堡大学医学中心外科研究所 Atsunori Nakao 研究团队进行了一项开放性试验研究，选取 20 名代谢综合征患者，每天饮用富氢水 1.5～2L，持续 8 周后对相关指标进行检测。结果发现，富氢水饮用后代谢综合征患者抗氧化酶超氧化物歧化酶活性增强 39%，脂质过氧化产物硫代巴比妥酸反应物质减少 43%，血清中好胆固醇 HDL 增加 8%。结果提示，富氢水可增强机体的抗氧化能力，从而有望成为代谢综合征潜在的新的治疗和预防策略。

（2）2020 年斯洛伐克医学实验中心心脏病研究所 Slezak 研究团队对 60 名印度裔代谢综合征患者进行了随机、双盲、安慰剂对照试验，干预组给予饮用高浓度富氢水每天 3 次、每次 250ml，安慰剂组给予没有氢气的纯净水。干预 24 周后发现，高浓度富氢水组血液中胆固醇和血糖水平显著下降，血清 HbA1c 下降，炎症和氧化平衡相关指标都有明显改善，且体重指数和腰臀比也有改善趋势。此试验更有力地证明，富氢水作为一种减轻代谢综合征危险因素的治疗方式，具有很好的效果。

7. 氢分子对脂代谢异常人群的脂蛋白功能和结构的改善作用

（1）2013 年，秦树存团队在社区征集 20 名代谢综合征患者，探索饮用富氢水对脂蛋白含量、组成及功能的影响。患者每天 2 次饮用富氢水共 900ml，10 周后发现，饮用富氢水后血浆 TC、LDL–C 水平明显降低，HDL 功能增强，血清抗氧化酶含量升高，脂质过氧化标志物水平降低，ApoB 和 ApoE 显著降低。总之，饮用富氢水能改善血脂异常，减少氧化应激，在改善代谢综合征方面起到潜在的有益作用。

（2）2015 年，秦树存团队针对某社区 68 例未经治疗的高胆固醇血症患者进行了一项双盲、随机和安慰剂对照试验。患者被随机分为干预组和对照组，干预组每天饮用 900ml 富氢水（氢含量 0.55mmol/L，每次 300ml，每天 3 次），对照组给予同剂量的安慰剂水。10 周后发现，干预前后血浆 TC 明显改善，血浆 LDL–C 和 ApoB 也明显降低，而 ApoM 水平显著提高。进一步分析 HDL 的结构和功能，发现富氢水可以改善 HDL 的结构和功能，使其对 LDL 氧化的抵抗力显著增强。同时，饮用富氢水也改善了血浆氧化和炎症指标。由此可见，在高脂血症的治疗过程中，饮用富氢水具有一定的潜在价值。

四、氢与高尿酸

（一）嘌呤代谢及其代谢异常的高尿酸血症

高尿酸血症属于一种代谢性疾病，指机体内嘌呤代谢紊乱，尿酸分泌过多或肾脏排泄功能障碍，使尿酸在血液中聚集的状态。血液中的尿酸主要由两部分产生，20% 来源于富含嘌呤的食物，如动物内脏、肉汤等，嘌呤代谢后产生尿酸，其余 80% 则是由细胞代谢分解产生的。当血尿酸超过其在血液或组织液中的饱和度时，会在关节等局部组织形成尿酸钠晶体并沉积，诱发局部炎症反应和组织破坏，即痛风。因此，高尿酸血症是痛风的发病基础。高尿酸血症不仅与痛风密切相关，还与慢性肾病、终末期肾病、心血管事件的发病和进展风险增加相关。随着中国饮食结构的变化，过量的高嘌呤食品摄入导致高尿酸血症和痛风的发生率呈现出上升和年轻化的趋势。2022 年 *Frontiers Immunology* 报道了一项中国人群研究，结果显示，2018～2019 年中国成人的高尿酸血症患病率为 14.0%，相比 2015～2016 年增加了 2.9%。男性、18～29 岁年轻人、高学历以及高收入的人群，高尿酸血症的患病率更高。

（二）高尿酸血症的病因和防治现状

在高尿酸血症及痛风的众多诱因中，遗传因素、年龄构成、性别差异等客观因素对痛风均有不同程度的影响。从生活饮食习惯来说，喜欢海鲜和肉类等高嘌呤荤食、饮酒、吸烟、肥胖和作息不规律，容易增加高尿酸血症及痛风的患病风险。体内尿酸合成过剩和尿酸排泄障碍是高尿酸血症和痛风的发病机制。尿酸过量合成型主要是由于磷酸核糖焦磷酸合成酶和鸟嘌呤磷酸核糖转移酶等单基因突变、高嘌呤饮食、乙醇和果糖的摄取等直接或间接地影响嘌呤合成代谢。而尿酸排泄阻碍型则是由于参与尿酸排泄和重吸收的转运蛋白发生改变引起血液中的尿酸排泄障碍。所以，除饮食和运动以外，根据尿酸形成的原因，目前治疗高尿酸血症的药物主要有三类：减少尿酸生成的黄嘌呤氧化酶（xanthine oxidase，XO）抑制剂，如别嘌醇和非布司他；促进肾脏尿酸排泄的尿酸盐阴离子转运体1（urate anion transporter-1，URAT-1）抑制剂，如苯溴马隆；促进尿酸分解的重组尿酸氧化酶。但就目前来看，现有的高尿酸血症及痛风治疗药物普遍存在安全性问题。从约0.4%的别嘌醇（XO抑制剂）新使用者中能够观察到与药物相关的皮肤严重不良反应，其中超敏综合征严重者可导致死亡，而非布司他则存在心血管风险，2019年被美国食品药品监督管理局（FDA）黑框警告，约30%的痛风患者因潜在心血管疾病风险无法服用非布司他。而URAT-1抑制剂中，苯溴马隆因安全性问题未获FDA批准上市，在欧洲上市后因肝脏毒性被撤市；丙磺舒在患者服用初期会显著降低肾脏中尿酸含量，可增加肾结石和其他肾脏疾病的风险；雷西纳德2015年经FDA获批上市后由于肾毒性被黑框警告，并于2019年撤市。因此，新型安全的促尿酸排泄药物具有强烈市场需求。

（三）氢分子对高尿酸血症的研究

氢气是一种安全、没有副作用的潜在药物分子，其在高尿酸血症的防治中有广阔的应用前景。

1. 氢分子对晶体关节炎动物模型的研究　2014年，上海长征医院风湿免疫科利用尿酸盐晶体混悬液注射大鼠踝关节建立踝关节肿胀的大鼠痛风模型。提前让动物自由饮用饱和富氢水或使用氢饲料2周后造模，72h后检测相关指标。结果发现，干预组大鼠的关节肿胀起始时间、肿胀程度、持续时间均显著减少。同时，血清炎症因子肿瘤坏死因子α（TNF-α）、白细胞介素1β（IL-1β）及过氧化因子丙二醛水平也显著下降。实验结果表明，氢分子可通过抗炎及抗氧化功能改善大鼠急性痛风性关节炎，为痛风的辅助治疗提供了新途径。

2. 氢分子对大鼠痛风性关节炎的研究　2017年，一项富氢生理盐水对大鼠痛风性关节炎的保护作用得以报道。研究连续每日给药2次，持续4周后，采用尿酸钠右踝关节腔注射法进行大鼠痛风性关节炎造模。于造模前后分别测量相关指标。结果发现，与模型组比较，富氢盐水组及阳性药物（秋水仙碱）组大鼠步态有明显改善，受试关节周径明显缩小，血清中TNF-α和IL-1β表达水平显著降低，右踝关节滑膜炎症反应显著降低。研究表明，富氢生理盐水能减轻痛风性关节炎大鼠的炎症反应，对大鼠痛风性关节炎具有一定的疗效。

3. 氢气对男性高尿酸血症治疗人群的试验研究　2017年，中国人民解放军总医院开展了一项氢分子对高尿酸血症患者疗效的随机对照双盲实验，试验将高尿酸血症男性患者分为试验组和对照组。试验组持续给予每次200ml、每日3次的富氢水，对照组给予相同剂量的安慰剂水。3个月后获得了67例高尿酸血症患者的数据。结果发现，饮用富氢水组患者的TC、舒张压和尿酸水平均显著下降，尤其是试验组调理后尿酸水平显著下降，而对照组观察前后没有明显变化。研究表明，长期饮用富氢水对男性高尿酸血症有一定的治疗作用，同时可改善患者的自我感觉。

（薛俊莉　秦树存）

第四节　氢医学与辐射损害防控

环境中存在多种不利于健康的辐射（如核辐射、X线、空间辐射、紫外线、电磁辐射等），可以诱导机体产生大量有害自由基，以氧化损伤为突出方式作用于机体产生多种危害，轻则影响机体健康，重则危及生命。如何从医学上预防或减轻辐射对健康的不利影响，始终是一个国际难题。氢分子抗辐射的作用被发现，被美国国家航空航天局（NASA）列为近年来国际辐射防护研究领域重大研究进展之一。围绕氢分子的辐射损伤防护作用研究已经取得系列成果，氢医学在抗辐射保健方面的广泛应用值得期待。

一、辐射生物学效应及其分类

辐射所致生物学效应有许多形式，从生物大分子、细胞、组织，到各个器官，损伤各异。人体长期暴露于辐射环境，受到较大剂量照射时，会发生免疫低下、抵抗力下降、急慢性放射病、内照射损伤、皮肤放射损伤、辐射致癌等。通常根据照射剂量、照射方式、效应表现等情况，在实际工作中将辐射生物学效应作如下分类。

（一）按照射方式

按照射方式的不同，辐射生物学效应可分为外照射损伤与内照射损伤。外照射损伤是指辐射源由体外照射人体所致的损伤，主要由穿透力较强的 γ、X、中子照射等所导致。内照射损伤是指放射性物质通过各种途径进入机体所致的辐射生物学效应，主要由穿透力较弱但电力能力很强的射线所致，如 α 粒子等。

（二）按照射部位

按照射部位的不同，辐射生物学效应可分为局部照射损伤和全身照射损伤。局部照射损伤是指射线照射身体某一部位引起局部组织反应，例如，肿瘤放射治疗通常采用肿瘤所在部位的局部照射。全身照射损伤是指全身均匀地或非均匀地受到照射而产生全身效应，多见于电离辐射事故或核袭击。

（三）按照射剂量率

按照射剂量率的不同，辐射生物学效应可分为急性效应和慢性效应。急性效应是指高剂量率，短时间内达到较大剂量时迅速表现出的效应。慢性效应是指低剂量率长期照射，随着照射剂量增加，效应逐渐积累，经历时间较长。

（四）按效应出现时间

按效应出现时间的不同，辐射生物学效应可分为早期效应和远期效应。早期效应是指照射后立即或数小时后出现的机体变化。远期效应又称远后效应，是指照射后经历约 6 个月以上表现出的变化。

（五）按效应出现的个体

按效应出现的个体不同，辐射生物学效应可分为躯体效应和遗传效应。躯体效应是指受照射个体本身所发生的各种效应。遗传效应是指受照射个体生殖细胞突变，而在子代表现出的效应。

（六）按效应的发生和照射剂量的关系

按效应的发生和照射剂量的关系不同，辐射生物学效应可分为确定性效应和随机性效应。确定性效应是指效应的严重程度（不是发生率）与照射剂量的大小有关，存在阈值剂量，效应的严重程度取决于细胞群中受损细胞的数量或百分率，与剂量成正比。随机性效应是指效应的发生率（不是严重程度）与照射剂量的大小有关，这种效应在个别细胞损伤（主要是突变）时即可出现，不存在阈值剂量，主要包括遗传效应及辐射致癌。

二、氢分子对辐射损伤的防治作用

中国人民解放军海军军医大学（原第二军医大学）蔡建明教授领衔的科研团队是国际上最早开展氢分子辐射防护效应及其机制研究的团队，也是研究最深入、最系统的团队。他们第一个发现氢分子可以有效清除辐射诱导的有毒有害自由基，提高 SOD、GSH 等抗氧化物质的活性和抗氧化能力，减少 DNA 等生物大分子损伤，促进被自由基破坏的分子、细胞和组织的修复，能够有效预防自由基对全身组织器官的危害，并在研究解决辐射防护国际难题上取得重要突破。综合归纳现有研究成果，不难发现氢分子在保护全身各组织器官以及调理自由基相关疾病中具有重要作用。

（一）氢分子对造血系统辐射损伤的保护作用

造血系统对电离辐射非常敏感，射线可破坏造血干细胞、祖细胞和造血微环境，大剂量照射时可引起造血组织破坏，造血功能衰竭，导致机体全身性多发性出血，同时产生各种严重感染。研究发现，氢分子可以减轻电离辐射对骨髓的损伤，保护造血干细胞和祖细胞，增加造血细胞数量，提升外周血白细胞、血小板含量，可以有效预防造血系统辐射损伤。这一研究发现，不仅对防治急性放射病具有重要意义，在辅助治疗放疗患者造血系统损伤方面大有帮助，可以减轻射线对患者造血组织的危害，减少白细胞、血小板等下降；对防治造血功能不良的其他一些疾病（如再生障碍性贫血）也很有益。

（二）氢分子对胃肠道组织辐射损伤的保护作用

胃肠道上皮细胞对辐射也非常敏感，射线可损伤胃肠道干细胞，破坏肠黏膜组织屏障，引起恶心、呕吐、便血、毒素入血、食欲下降等症状。研究发现，氢分子可以减轻辐射对胃肠道组织的损伤效应，保护肠道干细胞，保护肠黏膜，促进受损肠道组织的修复，提高胃肠道系统功能，对防治自由基相关肠道疾病有重要价值。氢分子不仅可以防治由电离辐射诱导的胃肠道组织损伤，而且在改善胃肠道肿瘤放疗毒副作用方面也十分有益，可以减轻正常胃肠道组织辐射损伤，大大改善恶心、呕吐、食欲下降等症状，提高生命质量。

（三）氢分子对肺脏辐射损伤的保护作用

肺是人体最重要的呼吸器官，也是雾霾等各种有害物质攻击的主要目标。研究发现，氢分子可以减轻电离辐射造成的放射性肺炎以及后续的肺纤维化，减轻炎症程度，保护肺细胞，改善肺功能，其机制与氢分子抑制有毒有害自由基、减轻氧化应激损伤和炎症反应等有关。由此可见，氢分子在胸部肿瘤放射治疗患者中很有应用价值，因为放射性肺炎和肺纤维化是胸部放疗过程中常见的并发症，是制约肿瘤治疗效果的重要因素，氢分子则能保护正常肺组织，减轻并发症，减轻放射性肺炎和肺纤维化。氢分子保护肺脏对吸烟人群也有好处。因为吸烟会产生较多有毒有害自由基，对健康产生不利影响，氢分子可以通过清除有害自由基和减少氧化损伤等途径，减少吸烟的危害。

（四）氢分子对肝脏辐射损伤的保护作用

肝脏是人体重要器官之一，属于中等辐射敏感组织，在肝肿瘤及腹部肿瘤放射治疗时，不可避免地会伤及肝脏产生放射副作用，造成部分正常肝组织的损伤。研究发现，氢分子可以减轻辐射对肝组织的损伤效应，减少肝细胞死亡，促进受损肝细胞的修复；降低辐射诱导的谷丙转氨酶、谷草转氨酶升高，保护肝功能。这一结果不仅说明分子氢可以预防肝脏辐射损伤，在改善肿瘤放疗患者副作用方面也非常有益，可以保护正常肝组织，促进肝功能恢复。其保肝作用还可以用于减轻宿醉症状，减轻酒后不适。

（五）氢分子对雄性生殖系统辐射损伤的保护作用

辐射是现代社会育龄期人群不孕不育和生殖力下降的重要环境因素，生殖系统属于对辐射高度敏感的组织，寻找减少生殖系统自由基危害的方法，对提高生育质量有积极意义。研究发现，氢分子可以保护雄性生殖系统，减轻电离辐射对睾丸的损伤效应，促进受损组织修复；降低辐射诱导的精子变异，增加精子数量，提高精子质量。这些结果显示，氢分子在预防环境辐射对睾丸及精子的影响方面是有益的，有利于保护正常生殖功能，维护生育能力。

（六）氢分子对皮肤辐射损伤的保护作用

皮肤容易受紫外线和电离辐射的影响加速老化，皮肤放射损伤也是放射治疗中常见的副作用之一。研究发现，氢分子能够减轻电离辐射和紫外线造成的皮肤损伤，可以减弱皮肤炎症反应，减轻组织病变，促进皮肤细胞修复和毛发再生，加快受损皮肤组织的修复。全身使用、泡浴或局部喷涂氢分子产品，可对抗紫外线所致皮肤损伤，减轻紫外线对皮肤的伤害，预防效果显著。氢分子在日常护肤和预防皮肤组织辐射损伤方面也有积极意义。

（七）氢分子对免疫功能辐射损伤的保护作用

免疫系统对人体防御疾病极其重要，免疫功能低下的人群容易患各种疾病。免疫系统也是对辐射非常敏感的系统，容易受到辐射自由基的攻击。研究发现，氢分子可以保护胸腺、脾脏等重要免疫器官，减少电离辐射造成的淋巴细胞死亡，增加免疫因子分泌，改善血象，使外周血免疫细胞数量提高 1 倍以上。这一结果不仅说明分子氢可以预防免疫系统辐射损伤，而且提示它对防范其他有害因素对免疫系统的危害方面也是有益的，有助于增强机体免疫，维护身体健康。

三、氢分子抗辐射效应的应用

氢分子抗辐射损伤作用是全方位、系统性的，在防治各种辐射损伤中具有独到之处，研究成果正越来越多地被应用于疾病预防和辅助治疗。

（一）在特殊人群"治未病"中的作用

"治未病"就是强调对疾病应以预防为主，减少各种疾病的发生。中国传统医学历来大力倡导"治未病"的健康观念，早在两千多年前《黄帝内经》中明确提出"上医治未病，中医治欲病，下医治已病"，表明对疾病预防的高度重视。笔者认为，氢分子的最大应用首先应放在"治未病"上。为此，我们近几年通过对一些容易在体内诱发较多自由基的辐射环境、特殊职业和工作岗位人群的大样本比对分析研究，发现氢分子在"治未病"中大有作为。比对结果显示：使用富氢产品的人群总体发病率显著减少；特殊检查和生化分析发现淋巴细胞微核率下降，氧化代谢产物 MDA 减少，炎症因子 IL-6、TNF-α 水平降低，$CD3^+$、$CD4^+$ 和 $CD8^+$ 淋巴细胞百分比提高，球蛋白、胆红素减少，白蛋白、白球比和 HDL 增加。这一研究结果表明，长期或经常使用富氢产品的人员，机体抵御外界因素诱导自由基攻击的能力增强，氧化损伤程度显著减轻，免疫协调、脂蛋白代谢等得到较好改善，其综合的结果反映出机体抗病能力提高，疾病发生率显著下降。氢分子可用于各种放射职业人员和其他人员〔如飞行员、宇航员、核潜艇艇员、核电站工作人员、医疗照射人员（医生和患者）、核事故救援队员、核燃料开采和生产人员、长期操作电脑和电子产品的人员等〕的辐射防护。美国国家航空航天局也正在引用我们在这方面的研究成果以保护宇航员的身体健康。

（二）在减轻放疗副作用中的应用

放射治疗是肿瘤患者的主要治疗手段之一，但是，射线在杀死肿瘤细胞的同时，也不可避免地会伤及周围正常的组织，导致产生各种副作用。例如：造血系统辐射损伤，白细胞和血小板降低；胃肠道组织辐射损伤，恶心、呕吐、腹泻、食欲缺乏，皮肤和黏膜辐射损伤，疼痛和功能障碍等。已有越来越多的临床研究证明，氢分子在减轻放疗副作用、提高患者生活质量中大有作为。氢分子可用于减少放疗患者白细胞和血小板降低，减轻放疗带来的恶心、呕吐、腹泻，增加食欲等，显著减轻放疗所致的口鼻、食管黏膜以及皮肤放射损伤，大大改善放疗患者生活质量。上述研究成果已经在众多患者中推广应用，作为放疗辅助治疗手段颇受欢迎。

（三）在抗紫外线保护皮肤中的应用

紫外线可以导致皮肤细胞产生大量自由基。过多暴露于紫外线或强日光，可致皮肤出现红斑、瘙痒、光敏性皮炎等症状，后期会导致色素沉着；长期暴露于紫外线时，紫外线所致的自由基还可以增强皮肤细胞脂质过氧化，影响皮肤组织中的弹性纤维和胶原纤维，引起皮肤老化，出现皮肤粗糙松弛、表皮萎缩、皮肤暗淡变硬，毛细血管扩张，弹性组织变形和光化性紫癜等症状。研究表明，氢分子可抑制紫外线或强日光照射诱导的皮肤自由基，减轻氧化应激损伤，促进受损皮肤修复，具有保护皮肤的效应。因此，市场上已有多种氢分子护肤品出现，在抗紫外线损伤和保护皮肤中发挥作用。

（蔡建明　杜继聪）

第六章

氢医学理论与医疗实践

在过去十多年发表的千余篇文章中，氢医学效应的细胞和动物模型等基础实验研究，已经证实氢分子的医疗潜力，适用范围广泛。百余项人体试验研究，针对这些适用范围，或通过人群队列试验，或通过人群对照试验，或通过随机安慰剂对照试验，验证了氢分子的医疗效用，甚至已经验证某些特定的氢分子供体可以作为某些疾病的治疗选项。比如，氢气吸入对代谢旺盛的脑组织缺血损伤的改善作用催生了日本厚生省的认证，氢氧混合气吸入对肺部气血屏障损害的改善作用催生了中国国家药品监督管理局和国家卫生健康委员会医政医管局的认证。氢生物学效应作为医疗手段还处在起步阶段，尤其是对于慢性疾病，氢生物学效应的临床应用还必须经过漫长的大样本多研究中心的有力数据验证，还必须收集慢性毒副作用的阴性证据。氢分子通过对免疫系统的维护，可以避免细胞无限增殖，限制肿瘤的发生发展。本章在着重分析和解读已经进入医疗机构使用的氢气供体技术及其适应证的同时，还对氢医学已经开始临床试验性和研究性应用于脑组织和肺组织氧化应激损伤性疾病、某些病毒感染性疾病和肿瘤性疾病的防控进行比较详细的介绍。

第一节 氢医学与脑组织损伤疾病

脑组织内含有丰富的脂质，抗氧化酶的含量较其他组织少，使其极易受到氧化应激损伤。氧化应激是引起许多神经系统疾病发生、发展的关键因素。抗氧化疗法在不同动物模型的临床前研究中取得了普遍成功，但在人体临床试验中却因各种缺陷而失败。在百余项多系统多疾病的临床实践中，氢疗法突出表现在神经系统疾病的治疗中（表6-1）。氢气作为一种选择性抗氧化剂，可以选择性抑制羟自由基和亚硝酸阴离子等有害自由基，却不影响在体内参与重要生理活动的有益自由基，如过氧化氢。氢气具有极强的扩散能力，能够跨越血脑屏障进入脑细胞，甚至线粒体，达到特别的治疗效果。氢气疗法安全性极高，2016年进入日本"先进医疗B类"，可用于心脏骤停后的治疗。氢气的安全剂量范围大，使用高浓度氢气（66.7% H_2）也不会产生毒副作用。脑卒中是我国成人致死、致残的首位病因。随着社会人口老龄化及城镇化进程的加速，卒中疾病负担日益加重。防治高发高致残的脑卒中是重大社会需求。氢疗法对多种脑组织损伤疾病有一定的治疗作用，特别是脑卒中（缺血性卒中和出血性卒中）。本节着重介绍氢气的安全性认知及其在脑组织损伤疾病中的临床实践。

表 6-1 脑损伤人群试验详情列表

疾病类型	给氢方式	参考文献
急性缺血性脑病	吸入 4% 或 3% H_2	Ono et al. Medical Gas Research，2012
新生儿缺氧缺血性脑病	口服富氢水	刘建华 等 . 中国妇幼健康研究，2021
心脏骤停后综合征	吸入 2% H_2	Tamura et al. Circulation Journal，2016
脑干梗死	静脉注射富氢注射液 吸入 2% H_2	Ono et al. Medical Gas Research，2011 Ono et al. Journal of Stroke Cerebrovascular Diseases，2017
帕金森病	饮用富氢水	Yoritaka et al. Movement Disorders，2018
术后谵妄和认知功能障碍	吸入 66.7%H_2 和 33.3%O_2	Lin et al. Journal of Personalized Medicine，2023
蛛网膜下腔出血	静脉注射富氢注射液	Takeuchi et al. Stroke，2021
恐慌症	饮用富氢水	Fernández-Serrano et al. Health Psychology Research，2022

（陈微制作）

一、脑组织的重要生理作用和抗损伤手段

（一）脑组织的重要构成和生理作用

脑和脊髓共同构成中枢神经系统，构成机体的"指挥中心"，它整合来自整个身体的信息，并指挥和协调整个生物体的活动。其中，大脑是人体最复杂的器官，是人体的中枢司令部。总共约有 1000 亿个神经元和 10 000 亿个神经胶质细胞（支持细胞）组成了人脑。大脑是身体的中央控制模块，它控制着思想、记忆、情绪、触觉、运动、视觉、呼吸、温度、饥饿，以及调节我们身体的每一个过程。虽然大脑和脊髓有坚韧的被膜包围，还包裹在颅骨和脊椎骨中，并通过血脑屏障进行化学隔离，但如果受到损害，它们也非常容易受到影响。

（二）脑组织损伤的治疗手段

创伤、感染、衰老、结构缺陷、肿瘤、自身免疫功能障碍、心血管因素都会引起脑组织系统结构和功能的异常。脑组织系统损害是全人类面临的非常严重的问题和主要健康问题。脑组织系统损害有多种治疗手段，其中大多数脑组织损害疾病以药物治疗为主。尽管科研人员在脑组织系统活性药物研发方面付出了巨大的努力，但是用于防治脑组织损害疾病的批准药物的数量仍然很少，并且治疗成功率低。脑组织损害疾病治疗方法开发困难和治疗成功率低的最大难题之一是如何使足够量的药物穿过血脑屏障到达目标作用位点。血脑屏障是脑毛细血管壁与神经胶质细胞形成的血浆与脑细胞之间的屏障，它通过控制脑组织系统和血液之间的物质交换来帮助维持大脑微环境中的稳态。血脑屏障在预防大分子、感染性物质和潜在的神经毒素进入大脑方面发挥着重要作用。超过 98% 的小分子药物和近 100% 的大分子治疗药物在治疗脑组织损害疾病方面是无效的，因为血脑屏障严格限制了治疗药物的递送。因此，寻找开发容易通过血脑屏障的活性药物分子或研发高效的药物递送策略，是治疗脑组织损害疾病的新兴战略。

二、氢气对脑组织的安全性

（一）氢是安全的食品添加剂

生物安全性是作为脑保护物质的重要前提。日本是最早研究氢气和将氢气产品投放市场的国家。氢气在日本被称为水素，早在 20 世纪 90 年代水素水就进入日本市场，而且已经颇具规模。日本厚生劳动省明确规定氢气可作为食品添加剂，在 2015 年修订的添加剂列表中，氢气依然出现在其中，第 168 号即为氢气。在欧盟的食品添加剂列表中，氢气分别出现在第三部分"酶"和第五部分"营养成分"里。在我国，氢气作为食品添加剂也正式颁布国家标准，并于 2015 年 5 月 24 日开始实施。由此可见，氢气的安全性得到了多国认可。

（二）氢气作为一种药物开展研究的官方认证

2016 年 11 月 30 日，日本厚生劳动省将"吸氢治疗心脏骤停后综合征"纳入"日本先进医疗 B 类"。日本"先进医疗"的认定是以被纳入日本健康保险适用的医药品体系为前提的处于研发试验阶段的治疗方法。日本厚生劳动省是日本负责医疗卫生和社会保障的主要部门，在卫生领域，其涵盖了医疗服务和药品价格管理、医疗保险、医疗救助和国境卫生检疫等相关职能。这是首个关于氢气作为一种药物开展研究的官方认证，这一举动意味着氢气在医学用途方面的探索前进了一大步。

（三）人群安全性试验证据

2012 年，日本西岛医院神经外科研究团队募集了 13 例急性缺血性脑疾病患者，给他们吸入低浓度 H_2（4% 或 3%）。在吸氢前、吸氢后及吸氢过程中，采用气相色谱法测定其中 3 例患者动脉和静脉血中的氢浓度，同时监测其生理参数，以评估氢分子的安全性。监测的生理参数包括体温、血压、脉搏率、氧浓度相关参数、二氧化碳相关指数和碱基过剩相关参数，均在吸氢前后基本维持稳定。一致性研究结果显示，吸氢 30min 后，10 例患者静脉血中氢分子浓度差异较大，若静脉给予富氢盐水溶液后，患者静脉血中氢分子浓度一致性得到改善。大多数患者没有感觉到异味，也没有任何形式的主观变化，他们的满意度非常高。该项研究结果表明，吸入 30min 低浓度氢气即可给血液中提供足够的氢分子浓度，而且安全性较高。该研究仅仅初步证明急性脑缺血患者吸入低浓度氢气是安全的，但是并没有就其疗效进行评估。

鉴于氢分子有可能用于脑保护的重大需求，其生物安全性获得了更多临床专业机构的关注，并通过设计前瞻性试验获得了一些关键数据。在早期临床试验中已经有大量的临床 H_2 人体摄入报告。虽然这些研究中关于不良事件的报道很少，但 H_2 的剂量和持续时间在这些研究中差别很大，通常限于每天几个小时。此外，由于这些受试者都是患有疾病的，与 H_2 相关的改变可能会被疾病本身的变化所掩盖或混淆。为研究未来用于临床功效研究的剂量和持续时间下 H_2 人体摄入的相关不良反应，来自哈佛医学院的研究团队在经过严格筛选的健康受试者中进行了一项前瞻性单臂研究。8 名年龄在 18～35 岁的健康受试者被分为 3 组，通过高流量鼻导管分别持续吸入 2.4% H_2（15L/min，21% O_2，N_2 平衡）达 24h、48h 和 72h。定期对受试者进行体征和症状筛查，并根据临床不良事件通用术语（CTCAEs）进行分级。研究结果显示，所有受试者均未发生临床显著症状或不良事件。具体而言，没有关于呼吸窘迫、胸闷和喘息或呼吸急促的任何呼吸异常迹象或症状；随着时间推移，神经系统检查和简易精神状态评分没有发现临床显著变化；在随访期间或之后，没有关于头痛、不适、疲劳或其他全身症状的主诉。与基线测量相比，生命体征、神经系统检查、肺功能检查或心电图结果没有临床显著变化。实验室检查结果表明，长时间吸入 H_2 没有明显的白细胞抑制现象；血清生化谱、肝酶或胰酶、凝血功能或心肌肌钙蛋白也没有显著变化，即健康受试者长期接触 H_2 不会导致任何临床上显著的器官损伤。由此可见，持续吸入 2.4% H_2 似乎具有良好的耐受性，不会对健康成人造成临床上显著的不良反应。

三、氢气对脑组织损伤的保护作用及其临床实践

脑组织缺血性损伤危害极大。血管病变导致脑组织缺血 / 缺氧性损伤是目前公认的死亡率较高的成人生命危险因素，也是人类首位致残因素。大脑的重量仅为体重的 2% ～ 3%，而大脑血流量却占整个心排血量的 15%。大脑耗氧量约为机体总耗氧量的 23%。由于大脑组织细胞的能量主要来源于葡萄糖的有氧氧化，而大脑内葡萄糖和氧的储备量很少，因此脑对缺氧极为敏感。脑部供血不足必然会造成脑缺氧，从而产生一系列精神及神经症状。一般情况下，大脑组织完全缺氧 15s 即可引起昏迷，完全缺氧 3min 以上可致昏迷数日，完全缺氧 8 ～ 10min 可导致大脑组织细胞出现不可逆的损伤。缺血 / 缺氧可直接损害中枢神经系统。急性缺血 / 缺氧可出现头痛、情绪激动、思维力、记忆力、判断力降低或丧失及运动不协调，严重者可出现惊厥、昏迷，甚至死亡。慢性缺氧时精神、神经症状比较缓和，临床表现有注意力不集中、易疲劳、嗜睡及精神抑郁等。

（一）氢气对新生儿脑组织缺血性损害的保护作用

随着围产期系统保健管理的实施和新生儿学的进步，早产儿生存率明显提升，但新生儿缺氧 / 缺血引起的脑损伤发生率仍然很高，目前我国新生儿缺氧 / 缺血性脑病的年平均发病率为 0.77% ～ 8.00%。约 25% 的缺氧 / 缺血性脑病患儿因永久性脑损害（如脑瘫、癫痫、智力低下、视听障碍等）临床后遗症导致不同程度的残疾，给家庭和社会造成了极大的负担。当前治疗新生儿缺氧 / 缺血性脑病的有效方式依然有限。2014 年山东第一医科大学附属医院陈淑英团队探讨了富氢水作为辅助方法在新生儿缺氧 / 缺血性脑病治疗中的作用。研究者选择了 40 例临床缺氧 / 缺血性脑病患儿，采用随机方法分为治疗组和对照组。治疗组在常规治疗的基础上于出生后第 2 天每日口服 5ml/kg 富氢水，疗程为 10 天。在常规治疗的基础上给予富氢水，可显著降低患儿前张力、意识障碍、肌张力、原始反射恢复时间和惊厥控制时间，提高 NBNA 评分，缩短患儿的住院时间。此外，富氢水治疗组患儿，血清神经元特异性烯醇化酶、白细胞介素 -6 和肿瘤坏死因子 -α 水平也明显降低。2021 年，黄石市妇幼保健院针对 60 例新生儿缺氧 / 缺血性脑病患儿开展了的类似研究。结果表明，富氢水可促进脑损伤的康复，改善患儿的临床症状，并且富氢水可能通过降低新生儿缺氧 / 缺血性脑病炎症水平发挥脑保护作用。氢气作为辅助疗法为新生儿缺氧 / 缺血性脑病临床研究和治疗提供了新思路。

（二）氢气对成人脑组织缺血性脑卒中的保护作用

脑卒中（stroke）又称中风或脑血管意外，是指因各种因素诱发引起脑内动脉狭窄、闭塞或破裂而造成的急性脑血液循环障碍。脑卒中分为缺血性脑卒中和出血性脑卒中两种类型。缺血性脑卒中又称急性脑梗死，是指脑供血障碍、缺血、缺氧引起的局限性脑组织缺血性坏死或脑软化，具有高发病率、高致残率、高致死率的特点。主要原因是大脑血管的动脉粥样

硬化和血栓形成，管腔变窄甚至闭塞。脑梗死的药物治疗主要包括改善脑血循环、他汀类和神经保护药物这三个方面。血管再通治疗法，如使用组织型纤溶酶原激活剂是急性脑梗死最有效的治疗方法，但治疗需要在脑梗死发生后 3h 内开始，并且必须满足严格的标准。因此，除少数幸运患者能采取组织型纤溶酶原激活剂治疗外，目前大多数急性脑梗死患者需要使用多种药物治疗，包括活性氧（ROS）清除剂。羟自由基对组织具有高度破坏性，可加重脑梗死。依达拉奉作为羟自由基的清除剂和神经保护剂，是用于急性期脑梗死患者的首选药物。H_2 作为治疗性抗氧化剂，在多个动物实验中，对改善脑梗死显示了显著效果。对于实际应用，需要通过随机对照临床研究来评估 H_2 的干预效果。日本西岛医院神经外科团队用依达拉奉和富氢注射液静脉给药治疗 34 例急性期脑干梗死患者，持续治疗 7 天，通过连续观察和分析脑干梗死部位磁共振成像（magnetic resonance imaging，MRI）指标来评估 H_2 的有益效果。单独使用依达拉奉治疗组患者脑干梗死部位 MRI 指标得到改善；依达拉奉联合富氢注射液治疗后该指标改善更加显著，假性正常时间明显缩短，没有产生任何副作用。随后该研究团队招募了 50 名急性期脑梗死患者进行随机对照临床研究，评估低浓度 H_2 吸入对急性脑梗死的治疗效果。H_2 组除使用 B 级药物奥扎格雷外，每日吸入 3% H_2 2 次，每次 1h；对照组每日接受常规药物静脉注射。所有患者连续治疗 7 天。H_2 吸入改善了患者的血氧饱和度，但对生命体征和血液检查指标没有明显的不良影响。随着治疗的进行，两组的梗死部位 MRI 指标、神经功能状态相关的 NIHSS 评分和日常生活自理能力均有改善，但是 H_2 组改善更为明显。在中国江苏大学昆山医院神经内科开展的一项更大规模（200 例急性脑梗死患者）的随机对照试验中，氢气治疗方式、对照组设置和评估手段与 2017 年日本的研究基本相似，得出了与日本研究团队一致的结果，即急性脑梗死患者吸入 3% 氢气是有效和安全的，并且治疗效果优于标准治疗。以上研究提示，注射富氢注射液或吸入 H_2 对急性脑梗死患者是安全的，在脑梗死急性期联合使用 H_2 可获得比单独使用药物更好更显著的疗效。因此，H_2 疗法作为一种新颖而安全的治疗方法，在急性脑梗死中具有实际应用的潜力。

（三）氢气对成人脑组织出血性脑卒中的保护作用

出血性脑卒中是指非创伤性自发性颅内出血，出血可来源于脑内动脉、静脉或毛细血管破裂，但以动脉出血最多见，占脑卒中病例的 30% ～ 40%。常见病因包括脑动脉硬化、颅内动脉瘤、血管畸形、脑淀粉样血管病变、烟雾病及凝血障碍性疾病等。重度蛛网膜下腔出血引起的脑卒中预后较差。脑池内注射硫酸镁联合静脉注射富氢水疗法为治疗出血性脑卒中提供了新的治疗策略。37 例重度蛛网膜下腔出血（Hunt 和 Kosnik 分级为 4 或 5 级）患者被随机分为对照组、硫酸镁组和硫酸镁联合氢气治疗组。硫酸镁组：2.5mmol/L 硫酸镁以 20ml/h 的速度连续脑池内输注 20 天；联合治疗组在接受上述硫酸镁治疗之外，连续静脉输注 200ml 富氢溶液 14 天。结果显示，联合治疗组的血清 MDA 浓度在治疗第 3 ～ 14 天显著低于对照组，在第 3 ～ 7 天显著低于硫酸镁治疗。联合治疗组血清神经元特异性烯醇化酶（neuron-specific enolase，NSE）水平在治疗第 3 ～ 14 天显著低于对照组；脑脊液 NSE 水平在第 3 ～ 7 天显著低于对照组。血管造影和经颅多普勒检查结果显示，硫酸镁治疗组和联合治疗组脑血管痉挛发生率分别为 8% 和 25%，均显著低于对照组（62%）；迟发性脑缺血发生率分别为 8% 和 17%，也均显著低于对照组（54%）。改良 Rankin 量表（modified Rankin scale）等级评分用于评定脑卒中患者的独立生活能力，分数越高，患者的预后越差。

治疗 1 年后，硫酸镁治疗组和联合治疗组的改良 Rankin 量表评分≤ 2（转归良好）的患者比例分别为 67% 和 75%，显著高于对照组的 23%。在另一项用于评估老年患者日常生活体能的巴氏指数（Barthel index）评分中，联合治疗组的得分也显著高于对照组。另外，硫酸镁治疗组和联合治疗组患者未见与硫酸镁相关的并发症，如心动过缓或低血压；也未见与给氢相关的并发症，如心力衰竭和腹泻。该研究结果提示，对于重度蛛网膜下腔出血，术后立即进行脑池内注射硫酸镁可降低脑血管痉挛和迟发性脑缺血，改善临床预后，且无并发症。脑池内注射硫酸镁联合静脉氢疗法可进一步降低血清 MDA 和 NSE 水平，改善巴氏指数，提示氢疗法可能有额外的优势。

四、氢分子对脑组织再灌注损伤的保护作用及其临床实践

（一）脑组织缺血 / 缺氧后再灌注损伤有极其复杂的病理机制

已知充足的血流供应是保证组织器官正常功能和代谢的物质基础；而一定程度的缺血性病因（如冠心病、血栓形成、血管痉挛或休克等）往往会导致相应组织器官发生缺血性损伤。发生组织缺血后，尽早恢复血流灌注是防治缺血性损伤的基本措施；在大多数情况下，血液重新灌注后可使缺血组织器官的功能、结构得以修复。但是，也有异常病理状况发生，组织器官缺血后恢复血液供应不但不能使其功能得到恢复，反而进一步加重其功能障碍和结构损伤的病理过程，称为缺血 / 再灌注损伤。不同器官对缺血时间的耐受性不同。一般来说，心、脑等需氧量较高的器官更易发生再灌注损伤。缺血 / 再灌注损伤是一个复杂的病理生理过程，包括许多环节，如炎症反应、细胞内钙失稳态、自由基生成、线粒体功能障碍、兴奋性氨基酸释放增加和凋亡基因激活等。凡是能引起组织器官缺血后恢复血液供应的因素都可能成为再灌注损伤的原因，如休克时微循环的疏通、冠状动脉痉挛的缓解及心脏骤停后心、肺、脑复苏等。此外，由于新医疗技术和治疗方法的应用，如溶栓疗法、动脉搭桥术、经皮腔内冠状动脉成形术、体外循环下行开胸直视手术以及断肢再植、器官移植等，通过这些技术恢复血液供应的组织器官都可能发生再灌注损伤。

（二）脑组织再灌注损伤重要病症

心脏骤停后综合征（postcardiac arrest syndrome，PCAS）是一种病理生理学炎症状态，发生在患者心脏骤停复苏后。当心脏处于骤停状态时，身体会经历一种独特的整体缺血 / 缺氧状态。这种缺血导致代谢废物的积累，从而刺激炎症介质的产生；在心肺复苏术后实现自主循环恢复（return of spontaneous circulation，ROSC），则发生再灌注损伤，导致机体出现多器官功能紊乱或障碍。虽然 PCAS 具有独特的原因和后果，但它最终还是被认为是整体缺血 / 再灌注损伤的类型。近年来，心肺复苏和心脏骤停后护理水平有所改善，但院外心脏骤停（out-of-hospital cardiac arrest，OHCA）仍然是引起死亡的主要原因。每年，北美、欧洲和日本分别有大约 35 万、27.5 万和 10 万人会发生院外心脏骤停。心脏骤停后被及时发现的患者一般预后较好，但是即使是这种情况下，患者的生存率也仅为 8%，康复率仅为 4%。

（三）氢气摄入的脑保护作用缓解心脏骤停后综合征的实验证据

在早期积极引入的以保护大脑为重点的治疗方法，对于防止导致大脑功能障碍的病理性

级联反应非常重要。目标温度管理（targeted temperature management，TTM）作为心脏骤停后的护理已经被应用实施，但它并不是那么有效。为了保护大脑，需要一种新的疗法来代替TTM，或者与TTM联合。由于心脏骤停后综合征是由自发循环恢复后全身缺血器官再灌注引起的病理状态，H_2 是否可以改善这一病理状态？日本庆应义塾大学医学院急危医学系研究团队通过经皮心外膜电刺激大鼠心室纤颤致心脏骤停模型，探索 H_2 对该模型的治疗作用。自体循环恢复后给予大鼠吸入 1.3% 的氢气或进行目标温度管理。心肺复苏后第 7 天，对照组大鼠的存活率为 38.4%，H_2 吸入和目标温度管理组均为 71.4%，H_2 吸入和目标温度管理联合治疗组为 85.7%。单用目标温度管理和单独 H_2 吸入均可抑制脆弱脑区的神经元变性和小胶质细胞激活，其中联合治疗效果最好。

（四）氢气摄入的脑保护作用缓解心脏骤停后综合征的临床实践

东京庆应义塾大学医院开展了一项开放标签、单组、前瞻性干预试验，将 H_2 吸入疗法应用于心脏骤停后仍处于昏迷状态的患者。2014 年 1 月至 2015 年 1 月，107 例院外心脏骤停患者中有 21 例实现了自主循环恢复，排除 16 例不符合特定标准的患者后，5 例患者行吸入氢气合并目标温度管理。该 5 例患者从心脏骤停到恢复自主循环的时间间隔为（16±4.7）min，恢复自主循环后（4.9±1.2）h 开始吸入 2% H_2，并持续吸入 H_2 18h。由于这些患者需要进行插管和机械通气，因此 H_2 必须通过呼吸机给予。在 H_2 干预过程中使用的是预充 4% H_2 和96% N_2 的气瓶。从气瓶和呼吸机排出的气体在呼吸机回路的吸入管中以 1∶1 的体积比混合，在指定的潮气量中形成 2% 的 H_2 和滴定的 O_2。为确保安全，在电路中分别安装了监测潮气量和 H_2 浓度的装置。H_2 在体积比 ≤ 4% 时是不可燃的，该系统使用的是预混合 4% H_2，消除了燃烧的风险。同时所有的患者接受全面的 PCAS 护理，并成功接受 33～36℃ 的 TTM 治疗。心脏骤停后的 7 天内每天记录预定义不良事件。虽然发生了许多不良事件，但独立数据监测委员会的结论是，这些事件与 PCAS 的临床过程一致，没有任何不良事件可归因于氢气吸入。1 例因肺炎引起的败血症继发心脏骤停在住院 3 天后死亡。其余 4 例心源性心脏骤停患者均出院，神经系统预后良好，无神经系统后遗症。由此证实了 H_2 吸入联合 TTM 治疗 PCAS 的安全性、可行性和有效性。

（五）氢气摄入的脑保护作用缓解心脏骤停后综合征的分子机制

东京庆应义塾大学医院从抗氧化及抗炎症方面进一步探究了氢气对人群心脏骤停后综合征缓解作用的分子机制。他们测定了吸氢前后不同时间点动脉血中氢气浓度，血浆及尿液中氧化应激指标和炎症因子。结果发现，动脉血中氢气浓度最高值接近 2%，与吸入浓度相当，停止吸氢后，氢气浓度下降。活性氧代谢物衍生物及生物抗氧化能力测定结果显示吸入氢气后两者数值均有所下降，血浆中 DNA 损伤标志分子 8-OHdG 水平下降，脂质过氧化分子 N^ε-己酰赖氨酸显著下降。尿液中上述标志物分子有所下降或基本维持相对稳定。炎症检测结果显示，炎症因子（IL-6 和 TNF-α）水平在各心脏骤停患者中相当，吸氢前后无明显差异，但对其中一位患脓毒症的患者而言，吸氢后炎症因子表达显著下降。上述结果表明，氢气可通过减轻氧化应激缓解患者的心脏骤停后综合征。虽然此项研究规模较小，但对以后开展针对此疾病更大规模的临床研究提供了坚实的基础。为了进一步评估吸入 H_2 用于神经保护的疗效和安全性，日本该团队于 2017 年对心脏骤停后综合征患者进行了一项规模更大的 II 期临床试验（多中心、随机、双盲、安慰剂对照试验），计划在 3 年内纳入 360 名院外心脏骤停后将被复苏的昏迷（格拉斯哥昏迷评分小于 8）患者。但是比较遗憾的是，截至目前，尚未有关于该 II 期临床试验的进展报道。

五、氢气对代谢性脑组织损伤的保护作用

（一）代谢性脑组织损伤

帕金森病又称震颤麻痹，是一种运动障碍性疾病，是中老年人群常见的神经变性疾病，60 岁以上人群发病率约为 1%。该病起病隐匿，缓慢进展，临床主要表现为静止性震颤、运动迟缓、肌强直、姿势步态异常，可伴有神经精神症状、睡眠紊乱、自主神经功能紊乱等非运动症状。帕金森病突出的病理改变是中脑黑质多巴胺能神经元变性缺失、多巴胺的合成减少和路易小体的形成。多数帕金森病患者病情会持续进展导致生活质量受损，并给患者自身、家庭甚至整个社会带来巨大的经济负担。目前尚未开发出能完全治愈帕金森病的方法，通过补充外源性多巴胺能和多巴胺受体激动剂、手术和跨领域整合治疗能改善症状，但尚不能阻止病情的进展。药物治疗是帕金森病最主要的治疗手段，但有明显的局限性，如药物治疗在开始时可能有效，但随着时间推移药效下降，而长期使用多巴胺能药物还会引起一些并发症及非运动症状。

（二）氢气对帕金森病的临床试验

日本顺天堂大学医学院神经内科 Nobutaka Hattori 教授带领的团队尝试用新型生物活性分子——氢气进行治疗试验，但结果并不理想。他们于 2013 年发表了研究成果，针对应用左旋多巴治疗的帕金森病患者（病情处于 Hoehn 和 Yahr 分级 I～IV 级），进行随机、双盲、安慰剂平行对照的临床试验研究，每日饮用富氢水 1000ml，连续饮用 48 周。结果显示，9 名饮用氢水的帕金森病患者在统一帕金森病评定量表（UPDRS）中的得分情况明显改善，并且没有出现任何不良反应；而 8 名安慰剂组的患者在 UPDRS 中的评分出现恶化。2015 年，日本顺天堂大学越谷医院神经内科 Asako Yoritaka 教授主导了另一项试验研究。他们针对 178 名帕金森病患者（其中 24 名患者未使用左旋多巴药物）进行了大规模随机、双盲、多中心试验，试图评估更长时间饮用富氢水对帕金森病的疗效。遗憾的是，结果未能证明连续 72 周、每日饮用 1000ml 富氢水能够改善左旋多巴治疗和非治疗帕金森病患者的症状，但是证实饮用富氢水是安全的。这两项研究结果提示，富氢水的使用是安全的，但富氢水联合左旋多巴药物治疗对帕金森病患者是否可以起到改善作用尚无结论。

（三）氢气辅助其他疗法治疗帕金森病

多种发病机制参与了帕金森病的发生和发展，因此临床试验中的单靶点治疗方法很难改善帕金森病患者的病情。从理论上讲，靶向多个发病机制的联合治疗方法可以解决上述问题，但是联合治疗可能会发生由于相互作用而导致的意外不良反应。无创或微创方法更适合联合治疗，因为其良好的耐受性。一些动物研究已经确定，红光到红外光或光生物调节（photobiomodulation，PBM）对帕金森病患者具有神经保护作用。低电平 PBM 已在全球范围内临床应用于许多需要组织愈合和再生以及组织死亡预防的疾病。由此，来自中国台湾台北医科大学双合医院神经内科的研究团队开展了一项小规模、开放标签、单臂，I / II a 期研究，评估 PBM 和 H_2 的联合能否在治疗帕金森病中发挥协同效应。18 例病情处于 Hoehn 和 Yahr

分级Ⅱ～Ⅲ级的患者，每天饮用富氢水和接受光生物调节治疗，连续治疗2周。这些患者在治疗前后2周及整个研究期间，正常服用抗帕金森药物及抗氧化补充剂。研究人员注意到，UPDRS总评分从治疗第一周开始显著下降，这种改善一直持续到治疗结束。此外，没有不良事件的记录。停止治疗1周后，UPDRS评分略有增加，但仍然优于治疗前。对UPDRS子项目进行分析又发现，治疗组患者在认知、抑郁、跌倒和震颤方面有明显的改善。这一初步研究结果表明，PBM联合H_2治疗是安全的，对帕金森病有一定的治疗效果。当然，有必要进行更大规模的临床试验来全面探讨这种H_2联合疗法对帕金森病的疗效。

六、氢气对术后谵妄的预防作用

术后谵妄（postoperative delirium，POD）是老年人手术后常见的并发症，是一种以精神状态波动为特征的急性脑功能障碍状态，以注意力、意识、认知和行为障碍为特征，每年影响数百万患者。超过1/3的谵妄病例发生在65岁及以上因手术住院的患者中。术后谵妄会使患者出院后再住院和死亡的风险增加1倍，使痴呆风险增加10倍。术后谵妄和认知能力下降不仅会导致患者活动困难，增加跌倒风险，甚至会造成创伤后应激障碍，增加医疗成本，给家庭带来巨大的挑战。鉴于未来人口的老龄化趋势，预防和治疗谵妄至关重要。天津医科大学总医院进行了一项随机、双盲、对照临床试验，发现吸入氢氧混合气可以预防老年患者术后谵妄。153例65岁以上非心脏手术患者被随机分为对照组和氢气吸入组。氢气吸入组患者术后立即送入麻醉复苏室，经鼻插管吸入氢氧混合气（66.7% H_2和33.3% O_2）1h; 对照组患者术后吸入1h 33.3% O_2。结果显示, 对照组70例患者术后发生谵妄17例（24%），氢气吸入组83例患者术后发生谵妄10例（12%），氢氧混合气的吸入显著降低了谵妄的发生率。氢气吸入组第1天疼痛数值评定量表评分（4.08±1.77）显著高于对照组（3.54±1.77）；但两组之间疼痛评分的平均差异很小。两组患者的疼痛在7天后都逐渐减轻。另外，两组患者术后住院时间无差异；在术后1天、3天和7天的睡眠质量也没有显著差异，并且在术后7天睡眠质量都逐渐恢复。该研究提示氢气可以预防老年患者术后谵妄，且基本没有副作用。术后氢气组患者血清C反应蛋白水平明显低于对照组，提示氢气可能通过降低机体炎症反应来预防术后谵妄。谵妄的发生机制复杂，可能与神经递质系统的缺陷或功能障碍、异常的应激反应和神经炎症有关，氢气在预防谵妄方面的作用和机制还有待进一步研究。

（陈　微　秦树存）

第二节　氢医学与肺组织损伤疾病

一、氢气疗法在肺组织损伤疾病中的推广应用

大量的研究已经证明，H_2具有抗氧化、抗炎、抗凋亡和调控能量代谢等诸多等有益作用，

对机体多种病理改变具有明确的预防和治疗作用。已有的临床试验也证明，应用含氢疗法未见毒副作用和不良反应。对于应用于人体的新医疗方法和新的药物，毒副作用越少越好。无毒副作用甚至是某些新器械和新产品临床试验注册和市场接受的强制性要求。2014～2015年，H_2 先后被美国、日本、欧盟和我国政府相关部门认证为安全的食品添加剂。2014年5月14日，美国食品药品监督管理局发布的 GRAS（Generally Recognized as Safe）第520号文件中提到"氢分子溶解在水中是安全的"，认可氢气作为食品添加剂。在欧盟的食品添加剂列表中，氢气分别出现在第三部分酶和第五部分营养成分里。2015年日本厚生劳动省明确规定，氢气可作为食品添加剂，同年修订的添加剂列表中，第168号即为氢气。2015年5月24日，在我国，氢气作为食品添加剂也正式颁布国家标准。2016年2% H_2 吸入作为心脏骤停的治疗手段被日本纳入医疗器械先进医疗设备B类；2020～2022年，"氢氧治疗机"和"氢气治疗仪"被国家药品监督管理局界定为Ⅲ类医疗器械，被允许在医疗机构和家庭护理环境中使用；2021年"氢氧混合气吸入疗法"先后被山东省和吉林省列入省级医保范围。基于 H_2 具有高度的生物安全性和有效性，氢气医学一步步从临床前研究、临床研究走入真正的临床医疗体系。

二、氢气治疗慢性阻塞性肺疾病研究证据

（一）慢性阻塞性肺疾病

1. 慢性阻塞性肺疾病及其健康危害　慢性阻塞性肺疾病（chronic obstructive pulmonary disease，COPD）是指由慢性支气管炎和肺气肿引起的慢性气道阻塞，简称慢阻肺。其特征是管径小于2 mm 的小气道阻塞和阻力增高，通常与显著暴露于有害颗粒或气体引起的气道和肺泡异常有关。CPOD 可引起持续和进行性呼吸道症状，包括呼吸困难、喘息、咳嗽和痰液产生。COPD 的病情进展是多变的，一些患者病程相对稳定，而另一些患者则持续进展，导致严重呼吸困难，频繁发生急性加重（acute exacerbation of chronic obstructive pulmonary disease，AECOPD）。AECOPD 反复发作是导致 COPD 疾病发展的重要因素，也是导致 COPD 患者死亡的主要原因。世界卫生组织公布 COPD 是全球第三大死亡原因。在2019年，全球 COPD 患病人数达到4.6亿人左右，造成约323万人死亡。年龄越大，患病率随着年龄阶梯的增长而增长。由于吸烟、空气污染等风险因素增加和人口老龄化趋势，预计到2024年，患病人数将达到5.3亿左右。我国 CPOD 患者人数接近1亿，40岁以上 CPOD 高危人群占比20.5%。CPOD 严重危害人类健康，严重影响患者的生命质量，是导致死亡的重要病因，给患者及其家庭以及社会带来沉重的经济负担，是"健康中国2030"行动计划中重点防治的疾病。

2. 慢性阻塞性肺疾病的病因和危险因素　COPD 的发生通常由多种危险因素共同导致：①主动吸烟或被动接触二手烟导致的烟草暴露，吸烟是 COPD 最重要的致病因素；②接触职业性粉尘（二氧化硅、煤尘、棉尘和蔗尘等）、烟雾或化学品；③空气污染，空气污染物中的颗粒物质（PM）和有害气体物质（二氧化硫、二氧化氮、臭氧和一氧化碳等）对支气管黏膜有刺激性和细胞毒性作用；④感染，呼吸道感染是 COPD 发病和加剧的重要因素；⑤早期生活事件，如婴儿子宫内生长不良、早产及儿童期频繁或严重的呼吸道感染，

影响了肺的生长发育；⑥哮喘；⑦遗传因素，如 α_1 抗胰蛋白酶缺乏症，可在年轻时引起COPD。

3. 慢性阻塞性肺疾病的发病机制和治疗现状　氧化应激、持续炎症反应及蛋白酶/抗蛋白酶失衡等多种途径参与了 COPD 发病。烟草烟雾等有害颗粒或气体使呼吸系统和肺部暴露于活性氧（ROS），导致氧化应激和损伤。这会引发其他 ROS 和脂质过氧化的产生以及随后的肺部炎症。烟雾暴露还可使内源性抗蛋白酶失活，以及触发急性肺炎症反应，激活常驻肺泡巨噬细胞并促进中性粒细胞流入肺部。COPD 的主要病变特征是以淋巴细胞、单核细胞、中性粒细胞和巨噬细胞浸润为主的气道炎症。激活的炎症细胞释放的多种炎症介质作用于气道上皮细胞，诱导上皮细胞杯状化生和气道黏液高分泌。慢性炎症刺激气道上皮细胞释放生长因子，使血管生成和组织纤维增生，导致气道重塑狭窄。巨噬细胞和中性粒细胞释放多种蛋白酶，包括中性粒细胞弹性蛋白酶、蛋白酶 3、基质金属蛋白酶和组织蛋白酶等，破坏肺结缔组织中的细胞外基质、弹性蛋白纤维和胶原蛋白；Tc1 淋巴细胞释放颗粒酶穿孔素损伤肺泡上皮，导致不可逆性肺损伤，引发肺气肿。COPD 标准治疗主要包括支气管扩张剂、无创通气和氧疗。目前药物治疗逆转这些患者严重呼吸衰竭的能力有限。通常，氧疗可能会诱发 COPD 患者的危险事件，如高碳酸血症。

（二）氢气治疗慢性阻塞性肺疾病的临床试验

1. 氢分子治疗慢性阻塞性肺疾病的科学依据　炎症和氧化应激参与了 COPD 加重的发病机制。氧化应激和抗氧化能力之间的不平衡被认为在 COPD 的发展和进展中起重要作用。因此，抑制炎症反应、氧化应激和抗氧化治疗是治疗 COPD 合乎逻辑的方法。基于氢气抗氧化应激、抗炎症反应和快速扩散的特点，2011 年有学者首次指出 H_2 可能成为一种新型有效的 COPD治疗方法。随后在多项 COPD 动物模型中，验证了 H_2 这一治疗效果。吸烟是慢性阻塞性肺疾病最重要的致病因素之一。在通过烟熏建立的 COPD 动物模型中，研究人员发现腹腔注射富氢盐水或吸入氢气可以减少气道黏液产生，消除慢性支气管炎，改善 COPD 模型动物的肺气道阻力、潮气量和肺顺应性，从而抑制 COPD 的发展。这些早期的动物研究成果，为氢气治疗慢性阻塞性肺疾病临床研究提供了前期基础。

2. 氢分子治疗慢性阻塞性肺疾病的临床实践　从 2007 年，氢气的抗氧化效应被发现以来，氢气医学作用相关人体试验研究也超过百项，但仍旧缺乏高质量的临床研究证据。所谓高质量临床研究一般是指多中心、双盲、对照临床试验。广州医科大学附属第一医院、广州呼吸健康研究院呼吸疾病国家重点实验室、国家呼吸医学中心钟南山院士团队率先组织开展了多项氢气治疗多中心、随机、双盲对照研究，其中慢性阻塞性肺疾病急性发作的氢气辅助治疗成果于 2021 年发表在国际著名期刊 *Respiratory Research* 上，标志着氢气医学阔步迈向临床实践。

（1）氢气治疗慢性阻塞性肺疾病多中心试验：钟南山院士团队组织的这项前瞻性、随机、双盲、对照临床试验在 10 个中心招募了呼吸困难、咳嗽和痰量表（BCSS）评分至少为 6 分的 AECOPD 患者。符合条件的受试者按 1 : 1 的比例随机分配至试验组（$n=54$）和对照组（$n=54$），试验组接受氢氧气雾化机（总产气量为 3L/min，H_2 为 2.0L/min，O_2 为 1.0L/min）的辅助治疗；对照组接受医用制氧机（总产气量为 3L/min，空气为 2.0L/min，O_2 为 1.0L/min）的辅助治疗。每组受试者每天累计吸气 6 ～ 8h，治疗周期为 7 天。主要研究终点是第 7 天 BCSS 评分与基线相比的变化，同时记录不良事件以评估安全性（图 6-1）。

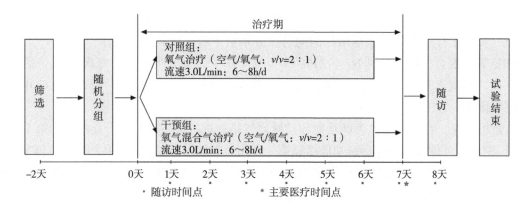

图 6-1　慢性阻塞性肺疾病急性加重的氢气辅助治疗研究方案 *
（引自：Zheng, et al. Respiratory Research，2021）

　　研究结果表明，治疗后接受氢氧混合气和氢气治疗患者的呼吸困难、咳嗽和痰液 BCSS 评分从第 1 天开始显著下降，并呈现连续下降的趋势。与氧气组相比，氢氧混合气组 BCSS 评分有更显著的改善（图 6-2）。有意思的是，在整个研究过程中，没有观察到症状改善趋势的平台期，提示如果继续进行氢氧混合气的治疗，患者的症状很可能进一步改善。根据症状逐渐改善的趋势，研究人员推测氢氧混合气的治疗效果可能与吸入氢气的总时间和剂量有关。另外，与氧气组相比，氢氧混合气组在第 7 天的咳嗽评估测试（cough assessment test，CAT）评分值也显著降低。CAT 作为咳嗽特异性生活质量问卷，是慢性阻塞性肺疾病治疗中常用的评分量表，包括咳嗽、咳痰、胸闷、睡眠、精力和情绪六项主观指标和运动耐力、日常运动影响两项耐受力评价指标。以上结果说明，氢氧混合气对慢性阻塞性肺疾病急性加重有治疗作用，并且治疗效果优于单纯吸氧。

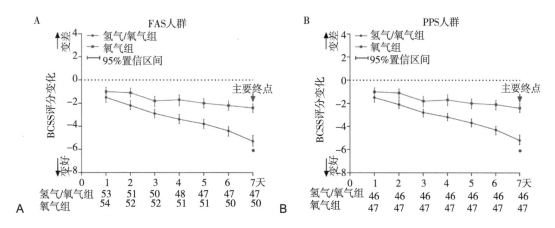

图 6-2　FAS（A）和 PPS（B）人群中呼吸困难、咳嗽和痰的量表 *
*BCSS 评分与基线的 7 天变化：红色箭头表示 BCSS 评分在第 7 天与基线相比的变化是主要疗效终点。
（引自：Zheng，et al. Respiratory Research.，2021）

（2）氢气治疗慢性阻塞性肺疾病单中心试验：2020 年《中南医学科学杂志》也发表了一项氢气吸入治疗对慢性阻塞性肺疾病的临床疗效观察研究报告。在该项研究中，150 例急性期的中重度 COPD 患者被分为氢气吸入治疗组（75 例）和对照组（75 例）。对照组和氢气吸入治疗组在给予基础治疗的同时，分别给予吸入氮氧混合气体（79% N_2：21% O_2）和氮氧氢混合气体（77% N_2：21% O_2：2% H_2），每天吸 1 次，每次吸 1h，治疗周期为 2 周。研究人员还发现，在对症治疗的基础上，增加氢气吸入同样可以缓解 COPD 患者的呼吸困难。

有意思的是，在对两组患者肺功能和动脉血气指标进行分析时发现，在治疗的第 1 周和第 2 周，两组在气体吸入治疗后肺功能指标第一秒用力呼气量（FEV1）、用力肺活量（FVC）、深吸气量（IC）和第一秒用力呼气量占用力肺活量百分比（FEV1%）均有显著增加；动脉血气分析指标动脉血氧分压（PaO_2）和血氧饱和度（SaO_2）均有明显提高，动脉血二氧化碳分压（$PaCO_2$）明显降低，且氮氧氢混合气体吸入治疗后各项指标改善程度优于氮氧混合气体。但是，在钟南山院士团队的研究中，两个治疗组患者的这些参数没有显著差异。两项研究中不一致的结果可能与吸入 N_2、吸入 H_2 的浓度和时间以及其他因素有关，值得进一步通过细化和优化试验方案进行验证。

（3）氢气治疗慢性阻塞性肺疾病急性加重的副作用探讨：在开发新治疗方案时，治疗相关不良事件是一个主要关注的领域。在钟南山院士团队的研究中，氢氧混合气组和氧气组分别有 63.0% 和 77.8% 的患者报告了不良事件，但两组间的不良反应无统计学差异。常见的不良事件包括上呼吸道感染（氢氧混合气组 5.6% vs 氧气组 5.6%）和低钾血症（3.7% vs 5.6%）。在研究期间，没有报告死亡和设备缺陷。这些不良事件大多数是已知的，而且是慢性阻塞性肺疾病治疗中常见的，并非氢氧混合气治疗所独有。所有不良事件都是可控的、可耐受的，并且随着治疗中断和对症治疗而很快消退。另外，体格检查、生命体征、肝肾功能无明显变化，与既往研究结果一致，即氢气吸入对生命体征没有影响。总体而言，氢氧混合气吸入具有可接受的安全性和耐受性，可以作为 COPD 的新的有效的治疗方法，甚至可以成为家中长期氧疗的替代方案。

（三）氢气治疗慢性阻塞性肺疾病的优化方案和机制探讨

氢氧混合气为什么在 COPD 治疗中优于单独的氧气吸入治疗？氢氧混合气在改善 COPD 关键症状方面的优越性可能归因于其物理特性及抗炎、抗氧化和快速细胞扩散特性。首先，氢气与氦气具有相似的物理特性（将在本节后续内容"氢气在潜水医学中的防护机制和应用进展"中详细介绍）。由于氦气的低密度和低黏度，氦气通过气道比空气或氧气湍流更小、更顺畅。在气道阻力增加的情况，通过将大气道内密度依赖性的湍流转换为层流，吸入氦氧混合气可以提高肺活量、改善通气和减少呼吸的阻力功。因此，吸入比氦气更低密度和更低黏度的氢气将会对降低气道阻力产生类似的影响。有报道，吸入氢氧混合气可以迅速减少急性重度气管狭窄患者的气道阻力。COPD 患者症状的早期改善可能主要是由于 H_2 的物理性质，H_2 密度低，可以降低气道中的流动阻力，从而减少呼吸功。随后，H_2 的生物功能（包括抗炎和抗氧化作用）进一步促进症状改善。

在一项针对氢气吸入对环卫工人雾霾暴露的肺保护作用的随机、对照、双盲试验中，氢氧混合气（H_2/O_2：67%/37%）治疗组环卫工人咳嗽等呼吸系统症状明显改善的同时，痰上清液中金属基质蛋白酶 12、超氧化物歧化酶 3、丙二醛和 IL-2 水平降低，IL-10 水平升高；血清超氧化物歧化酶 3 和 IL-2 水平降低，IL-10 水平升高。在一项评估氢气吸入对 COPD 影响的小规模人群试点研究中，发现单次吸入 45min 2.4%H_2 后 COPD 患者外周血中的促炎介质单核细胞趋化蛋白 1（monocyte chemoattractant protein-1，MCP-1）显著降低，呼出气体冷凝液中可溶性 CD40 配体（soluble cluster of differentiation-40 ligand，sCD40L）升高，IL-4 降低。以上研究表明，吸入氢气有助于降低气道的氧化应激和炎症水平，从而缓解 COPD 呼吸系统症状。

三、氢气在潜水医学中的防护机制和应用进展

（一）潜水和潜水医学简介

1. 潜水及其风险　　潜水作为人类与自然界斗争的一种手段，已发展成为一种专门的技术门类。潜水技术在经济建设、国防建设及科学研究中能解决许多重要任务，如沉船（物）打捞、水下勘探、水下施工、航道清扫、水下侦察、水下爆破、援潜救生、水产养殖、水底资源开发、海洋科学考察等。潜水作业是在高压、低温、能见度差、水阻力大、呼吸高分压气体、有水中生物袭击等复杂多变环境中进行的强劳动。与常压下的其他作业相比，潜水存在着一定的潜在危险性。如果各种因素的作用超过了机体的生理耐受限度，便可对潜水人员机体健康产生不利的影响，导致疾病和伤害（潜水职业病），甚至残疾或死亡。

2. 潜水风险的解决办法　　在潜水的过程中，由于水中的巨大静水压力，潜水员在潜入水中时必须呼吸与所处深度压力相等的高压气体，以保证正常呼吸。高压氧具有毒性，因此潜水员使用的呼吸气体是含有氧和其他惰性气体的混合气。一般的浅水潜水活动常用氮氧气混合气体（压缩空气）。在正常气压下氮气对人体并没有什么影响，但在高压下，氮气在神经组织内溶解度增加而造成不同程度的麻醉性。氮气的这种麻醉作用称为氮麻醉（nitrogen narcosis）。氮麻醉患者会失去正常的工作能力，动作失调，失去控制能力。为了解决潜水尤其是深海潜水遇到的诸多问题，诞生了潜水医学。为了解决氮麻醉作用，研究者首先想到了氦气。氦气密度低于氮气，没有麻醉效应，因此氦氧混合气成为深海潜水的常用混合气体。但是，当呼吸氦氧气混合物，潜水深度超过 150m 时，机体神经、心理和脑电图容易发生异常，出现高压神经综合征（high pressure neurological syndrome，HPNS），也被称为氦震颤。另外，氦气稀缺，价格昂贵，这些因素均限制了氦氧混合气在潜水中的广泛应用。因此，迫切需要寻找新的气体作为深海潜水的潜水气体。自 1940 年以来，氢气就被用于潜水和高气压作业的研究和应用，并得到了迅速发展。

（二）氢气在潜水医学中的应用优势

氢气理化特性和生物学功效是其被用于深海潜水的科学依据。

1. 氢气的小分子量和低密度可以减少呼吸阻力　　氢气的分子量为氮气的 1/14，氦气的 1/2；氢气的密度为氮气（0.967）的 1/14，氦气（0.138）的 1/2（表 6-2）。随着潜水深度的增加，即使是氦氧混合气也会变得足够稠密而阻碍呼吸。氢气密度最小，氢气吸入可以减少潜水时的呼吸阻力，从而最大限度地减少深海潜水对呼吸的限制。早期的一项研究结果显示，受试者在 7.06 个绝对大气压（atmosphere absolute，ATA）下吸入氢氧混合气

（97% H_2 和 3% O_2）的最大通气量（maximal voluntary ventilation，MVV）比在水面上吸入空气时高14%，比在7.06ATA时吸入氦氧混合气（97% He 和 3% O_2）和氮氧混合气（97% N_2 和 3% O_2）分别提高了40%和171%。第1秒用力呼气量、第2秒用力呼气量、最大呼气流速（peak expiratory flow rate，PEFR）和最大吸气流率（peak inspiratory flow rates，PIFR）指标也有类似的发现。在深海潜水中，氢氧混合气替代氦氧混合气和氮氧混合气，可以提高潜水员的肺功能。

表 6-2　不同气体的物理特性和麻醉效力

名称	摩尔质量（g/mol）	摩尔体积（L/mol）	范德瓦耳斯力	37℃脂溶性（ml/L）	辛醇/水分配系数	麻醉效力
氦气（He）	4	21	0.035	15	1.7	< 0.07
氖（Ne）	20.18	13.23	0.21	19	2.1	0.3
氢气（H_2）	2	11.42	0.25	50	2.3	0.6
氮气（N_2）	28.01	13.54	1.36	67	3.5	1
氩（Ar）	39.94	22.56	1.36	140	4	2.3
氪（Kr）	82.8	27.99	2.35	430	7.35	10
一氧化二氮（N_2O）	44.01	34.5	3.18	1400	3.2	28.1
氙（Xe）	130	35.92	4.15	1700	14.5	34.5

（引自：Alf Brubakk and Tom Neuman. Physiology and Medicine of Diving. 5th Ed.，2002）

2. 高压氢气的麻醉作用可减轻高压的过度兴奋效应　高压氢气与氮气一样，具有一定的麻醉效应，称为氢麻醉（hydrogen narcosis），对高压神经综合征有一定的对抗作用。从气体的物理特性参数表可以看出，麻醉气体或麻醉气体对脂质的亲和力与其麻醉效力之间存在着平行关系。氢气的脂溶性居于氮气和氦气之间；氢气的麻醉效力约为氮的60%，但远高于氦气。潜水员吸入含49%～56% H_2 的氢氦氧混合气潜至450～500m海域时，没有出现震颤、运动障碍、肌阵挛和嗜睡神经症状，或者仅有轻中度高压神经综合征，但工作能力不受明显影响。传统麻醉脂质理论认为，麻醉剂溶解在细胞膜的脂质双分子层中，使其体积扩大。当疏水部位的体积因吸收麻醉气体分子而扩大到超过临界量时，就会发生麻醉；如果这个部位的体积通过增加压力恢复，那么麻醉将被解除。麻醉气体可以通过将神经系统细胞膜的结构恢复到其原始形式来改善高压神经综合征的临床表现（图6-3）。这就是为什么在深潜时在氦氧混合气中加入氮气或氢气等麻醉气体，以逆转高压对机体所致的过度兴奋作用。与在氦氧呼吸气体混合物中添加氮气相比，加入氢气在改善高压神经综合征的同时还能减少呼吸阻力，且不用担心出现氮麻醉。

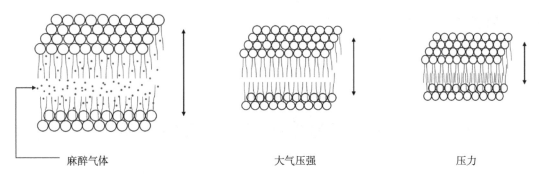

麻醉气体　　　　　　大气压强　　　　　　压力

图 6-3　麻醉气体缓解高压神经综合征机制假说
（引自：Rostain，et al. Undersea Hyperb Med，2006）

3. 氢气在潜水减压中发挥积极作用　减压病（decompression sickness，DCS）又称潜水员病、沉箱病、气压障碍症等。潜水员潜入深海以后或在潜水箱中工作时，有相当多的气体溶解于潜水员的血液和组织中，在潜水员从水中升起时，上升的速度必须相当缓慢，以便血液和组织中的气体能扩散出来。在从深海逃难或深海潜水中快速上浮时，压强从几个大气压突然下降，因减压速度过快，幅度过大，体内原已溶解的气体超过过饱和界限而释放出来，在血管内外及组织中形成气泡。这种气泡在小血管中形成栓塞，阻止血液流过，引起肌肉和关节疼痛；如果中枢神经系统发生栓塞，会出现麻痹，甚至瘫痪或死亡。氢气的饱和与脱饱和时间介于氮气和氦气之间。在相同的压强和时程条件下，氢气暴露比氦气暴露需要更长的安全减压时间。按照常规方法，人类潜水员在下潜到 600m、持续时间超过 24h 后，需要大约 2 周的时间进行安全减压。H_2 生化减压（H_2 biochemical decompression）可以降低发生减压病的风险和缩短深潜时 H_2 减压时间。这一过程的基础是通过肠道氢代谢微生物将 H_2 和 CO_2 代谢转变成水和甲烷，消除储存在呼吸高压氧的动物组织中的 H_2，加快氢氧潜水减压。

4. 氢气克服减压病的肠道菌群证据　有动物（猪）实验研究表明，采用氢气进行潜水的猪的肠道原生菌群氢代谢活性较高，其减压病发病率也相对较低。通过向肠道内注入额外的产甲烷微生物，氢气潜水模型动物内的甲烷释放率显著增加，减压时间明显缩短，且减压病的发生率低于对照动物。一些氢代谢微生物属于正常肠道细菌，正常情况就能在一定程度缩短减压时间。通过提高肠道微生物对 H_2 的利用效率，从而潜在地增加 H_2 生化减压的效益，可能是将来潜水医学研究中的一个重要方向。通过促进肠道氢代谢微生物对 H_2 的利用，可以降低减压病的发生率；而在潜水前和减压结束后额外补充 H_2，也可以预防潜水减压病的发生和缓解减压病带来的组织损伤。在一项大鼠减压病模型实验中，研究人员发现，减压前 24h 和 12h、减压时和减压后分别腹腔注射 0.86mmol/L 富氢生理盐水可以使大鼠减压病的发病率从 67.57 % 降至 35.14%。与对照组相比较，氢生理盐水注射组大鼠肺支气管肺泡灌洗液总蛋白含量和髓过氧化物酶（MPO）明显下降，肺组织 MDA 和 8-OHdG 水平明显降低；脊髓 MDA 含量明显下降；肺、脑和脊髓等组织损伤明显改善。然而这些研究结果仅仅局限于动物实验，缺乏有效的临床证据。

虽然氢气的一些缺点（如爆炸的风险、需要更长的减压时间等）限制了氢气在潜水领域的广泛应用，但是高压氢气降低了潜水呼吸混合物的密度，可以缓解高压神经综合征，从而改善了潜水员水下生活和工作的舒适度。另外，氢气预防和治疗潜水减压病的作用在潜水医学也具有重要的临床意义。

（陈　微　秦树存）

第三节　氢医学与病毒感染性疾病

一、病毒与病毒感染

（一）病毒分类

病毒是一种结构简单，内含核酸（DNA 或 RNA），外围蛋白质外壳，必须在活细胞内寄生并以复制方式增殖的非细胞生物。病毒感染者可以无症状（无明显症状），也可有一系列症状，甚至导致严重疾病。根据病毒在复制时采用的是 DNA 复制还是 RNA 复制，可将病毒分为 DNA 病毒和 RNA 病毒。DNA 病毒包括疱疹病毒、痘病毒、腺病毒和乳头瘤病毒等。RNA 病毒包括流感病毒、丙型肝炎病毒、埃博拉病毒、冠状病毒等。

（二）病毒感染部位

病毒通常感染某一特定种类的细胞和组织，出现特定部位的感染。如最常见的感染呼吸系统的病毒，这些病毒可导致鼻腔、咽喉、上呼吸道和肺部感染。呼吸系统的病毒感染在婴幼儿、老年人、合并心肺疾病者更易引起严重的症状。病毒也可感染身体其他特定部位，比如胃肠道、肝脏、神经系统、皮肤、胎盘和胎儿等。

（三）病毒防御系统和防控措施

人体具备对层次抵抗病毒的防御体系。首先是物理屏障，如皮肤，可阻止病毒进入机体；接续下来是身体的免疫防御系统，可攻击病毒。当病毒进入机体后，可触发机体的免疫防御机制。这些防御机制开始于白细胞，如淋巴细胞和单核细胞，它们会学习攻击和杀伤病毒或被病毒感染的细胞。人为干预可以增强机体的病毒防御能力，比如，通过一般常识性卫生措施、疫苗接种和注射免疫球蛋白等，可以预防许多病毒感染。病毒感染的治疗通常是对症治疗和使用抗病毒药。很多病毒感染的应对并不存在特效治疗药，需要诸多辅助措施缓解特定症状，度过应激期，帮助机体免疫系统清除病毒及其带来的组织毒害。

二、氢气在带状疱疹后神经痛中的治疗作用

（一）带状疱疹后神经痛

1. 带状疱疹及其病症　带状疱疹（herpes zoster，HZ）是由水痘 – 带状疱疹病毒（varicella zoster virus，VZV）侵犯神经节和皮肤引起的急性感染性皮肤病，其特征是局部区域出现疼痛性皮疹伴有水疱。皮疹和疼痛通常在 3～5 周消退，但大约 1/5 的患者疱疹消退后仍然存在被侵犯部位神经痛，可能持续数月甚至数年，称之为带状疱疹后神经痛（postherpetic neuralgia，PHN）。年龄越大，带状疱疹后神经痛的发病率越高，故老年人多发。带状疱

后神经痛治疗较为困难，持续的疼痛影响患者的睡眠质量，甚至引起心理情绪问题，从而影响患者的生活质量和心理健康。

2. 带状疱疹后神经痛的治疗现状　带状疱疹后神经痛目前尚无有效的对因治疗手段，临床上的治疗主要是基于缓解症状。药物治疗是带状疱疹后神经痛的首选，如非甾体抗炎药、阿片类药、抗惊厥药、局部麻醉药和抗抑郁药等。虽然药物治疗方面国际上有了指南和共识，但这些药物有不可避免的副作用。带状疱疹后神经痛症状可能持续数年或终身，所以患者通常在很长时期内均需服用药物。另外，带状疱疹后神经痛主要影响老年人群，药物治疗的安全性和耐受性是需要考虑的重要问题。带状疱疹后神经痛的治疗是临床的一大难题，亟须安全性更高、对人体损伤更小的治疗手段缓解病痛。

3，带状疱疹后神经痛的病理机制　其病理机制比较复杂，可能与病毒感染后神经组织损伤和炎症反应有关。潜伏于神经元中的水痘－带状疱疹病毒病被激活后通过轴突运输，导致神经、神经节及神经根炎症浸润；这种严重的神经炎引起神经内小动脉的强烈交感刺激和血管收缩，由此引发神经缺血，损伤神经，从而导致中枢敏化，并最终引发神经痛。

（二）氢气缓解带状疱疹后神经痛的临床探讨

1. 开展临床试验的基础研究证据　已有动物实验研究报道，腹腔注射富氢生理盐水可以帮助清除脊髓中的 $ONOO^-$，降低背根神经节中炎症介质 $TNF-\alpha$、$IL-1\beta$ 和 $IL-6$ 的表达，从而来缓解瑞芬太尼引起的痛觉过敏。鞘内注射或腹腔注射富氢生理盐水也可以抑制脊髓星形胶质细胞和小胶质细胞的激活，抑制炎症因子的释放，降低氧化应激水平，缓解由慢性收缩性损伤导致的大鼠神经性疼痛。另外，静脉注射富氢生理盐水减少了血清 $IL-6$、金属基质蛋白酶3（matrix metalloproteinase-3，MMP-3）和 C 反应蛋白（C-reactive protein，CRP）及尿液 8-羟基脱氧鸟苷（8-hydroxydeoxyguanosine，8-OHdG）水平，缓解了类风湿关节炎患者的疼痛症状。

2. 人群试验和实践　H_2 通过发挥抗神经炎和抗氧化应激效应发挥对神经的保护作用，缓解由上述多种因素引起的神经病理性疼痛。但是 H_2 是否对带状疱疹后神经痛同样有治疗作用？来自天津医科大学第二医院疼痛科的王慧星博士的一项相关人群试验验证了 H_2 对带状疱疹后神经痛的镇痛效应。在该试验中，60 例带状疱疹后神经痛患者被随机分为 3 组（$n=20$）。对照组为基础药物 +100%O_2 以 3L/min 的速度吸入 30min，每天吸 1 次；低频率 H_2 组为基础药物 + 氢氧混合气（67%H_2+33%O_2）吸入 30min，每天吸 1 次；高频率 H_2 组为基础药物 + 氢氧混合气（67%H_2+33%O_2）吸入 30min，每天吸 2 次。所有组均连续治疗 7 天。治疗前后进行门诊疼痛评估，采集静脉血进行血常规和肝肾功能检测以评估其安全性。三组患者生命体征平稳，血常规、肝肾功能未见异常，说明吸入氢氧混合气是安全的。与对照组相比，低频率 H_2 组和高频率 H_2 组的疼痛评估指标视觉模拟评分、简式 McGill 疼痛问卷评分和睡眠评分分别在治疗 5 天和 3 天后明显改善，镇痛药曲马多和抗癫痫药物加巴喷丁的用量也分别在治疗 5 天和 3 天后开始时明显减少。与低频率 H_2 组相比，高频率 H_2 组在治疗 5 天后的效果明显优于低频率组。说明吸入氢氧混合气可以改善带状疱疹神经痛患者的疼痛、情绪和睡眠质量，降低药物用量，且每日 2 次的氢气吸入效果更佳。该研究还对吸入氢氧混合气缓解带状疱疹神经痛的机制进行了初步探索。治疗 7 天后，与对照组相比，H_2 组血清 SOD、LC3 Ⅱ 和 Beclin-1 水平升高，血清 MDA、IL-6 和 $TNF-\alpha$ 水平降低。以上结果说明 H_2 的镇痛效应可能与减少氧化应激、抑制炎症反应和激活细胞自噬有关。该项人群试验结果与以往动物实验结果相一致，为吸入氢氧混合气的临床镇痛应用推广奠定了理论和实践基础。

三、氢气在病毒性肝炎中的治疗作用

（一）病毒性肝炎

1. 病毒性肝炎及流行现状　肝炎是一种肝脏炎症。肝脏是处理营养、过滤血液和抵抗感染的重要器官。当肝脏发炎或受损时，其功能会受到影响，可导致一系列健康问题，甚至致命。大量饮酒、毒素、某些药物和某些疾病会导致肝炎。日常生活中，通常所说的肝炎多数指由肝炎病毒引起的病毒性肝炎。目前认为肝炎病毒至少有 5 种，包括甲型肝炎病毒、乙型肝炎病毒、丙型肝炎病毒、丁型肝炎病毒和戊型肝炎病毒。甲型肝炎和戊型肝炎多为急性发病，一般预后良好；乙型肝炎和丙型肝炎病程复杂，迁延成慢性后可发展为肝硬化或肝癌。病毒性肝炎是全世界主要的公共卫生问题之一。据世界卫生组织估计，全球目前有 3.25 亿人患有乙型或丙型肝炎，每年有 140 万人死于病毒性肝炎相关肝硬化和肝癌。许多病毒性肝炎患者没有症状，也不知道自己被感染了。对大多数人来说，检测和治疗仍然遥不可及。

2. 病毒性肝炎治疗现状　甲型肝炎和戊型肝炎绝大多数是急性病毒性肝炎，经及时规范治疗，多数患者 6 个月内可完全康复。接种乙肝疫苗是预防乙型肝炎最安全有效的措施。乙型肝炎容易转为慢性，目前尚无针对乙型肝炎病毒的特效药，但规范的抗病毒治疗可最大限度地抑制病毒复制，缓解肝脏损伤，降低肝硬化、肝癌及其并发症的发生率，改善患者生活质量和延长患者生命。当前，我国长期积累的慢性病毒性肝炎患者基数较大，国内仍有极高的乙型肝炎发病率。因此，寻求控制和治疗乙型肝炎的治疗方法仍然是巨大的挑战。

（二）氢气缓解病毒性肝炎的临床探讨

氧化应激在肝炎的发病机制中起重要作用。活性氧（ROS）和 ROS 诱导的脂质过氧化参与病毒性肝炎的病理过程，被认为是肝损伤的主要原因。H_2 作为一种抗氧化剂，可以中和体内有害自由基；H_2 在各种损伤模型中表现出抗炎活性，并且高压 H_2 可以明显缓解寄生虫引起的肝炎。因此，理论上推测氢气应该对病毒性肝炎也有一定的缓解作用。为此，有研究团队开展了一项随机对照临床试验探讨氢气对乙型肝炎患者的氧化应激、肝功能和病毒载量的影响。

60 例慢性乙型肝炎患者被随机分为常规治疗组和氢气治疗组。氢气治疗组患者除接受常规治疗外，每天饮用 3 次富氢水（总计 1200 ～ 1800ml/d），连续饮用 6 周。治疗前后检测血清氧化应激指标、肝功能指标和肝炎病毒载量。同时招募 30 名健康志愿者作为对照。结果显示，与治疗前相比，饮用氢水后血清超氧化物歧化酶（SOD）和谷胱甘肽 –S– 转移酶（GST）活性显著增加，丙二醛（MDA）和黄嘌呤氧化酶（XOD）活性显著降低；与常规治疗组相比，氢气治疗组 SOD 和 GST 活性显著增加，MDA 和 XOD 显著降低。值得注意的是，饮用氢水后的血清 SOD 和 GST 活性高于对照组。慢性乙型肝炎患者经治疗后谷丙转氨酶（GPT）和总胆红素（TBIL）降低，胆碱酯酶（ChE）显著增加。虽然与常规治疗组相比，氢气治疗组肝功能指标和病毒载量在统计学上没有显著的差异，但 ChE 略有升高，ALT、TBIL 和病毒载量有降低趋势。以上结果初步表明，饮用富氢水可以改善慢性乙型肝炎患者机体的氧化应激；常规治疗联合氢水治疗可能改善肝功能并降低乙型肝炎病毒载量，需要进一步通过延长氢气治疗时间和加大样本量来证实氢气对肝炎患者的保肝作用。

（陈　微　秦树存）

第四节　氢医学与肿瘤防控

肿瘤是机体在理化环境等多种因素长期作用下引起的机体细胞异常增生的一类疾病。根据肿瘤有无侵袭性的特点，可以将其分为良性肿瘤和恶性肿瘤两类。良性肿瘤由于增殖缓慢，一般经外科手术切除即可治愈。而恶性肿瘤细胞具有独特的生理性改变，包括免疫逃逸、无限增殖性、低氧耐受、新血管生成、组织侵袭性和远处转移等。由于无限增殖和远传转移的特性，恶性肿瘤已经成为世界范围内仅次于心血管疾病的第二大致死性疾病。根据2021年发布的全球癌症数据统计：2020年全球新发癌症病例超过1900万，新增癌症死亡人数1000余万人。尽管各种恶性肿瘤治疗方法（如外科切除、放化疗和免疫治疗等）发展迅速，但仍存在临床疗效欠佳、患者生存时间短等问题。而且放化疗往往会引起严重的毒副作用，使患者难以承受，从而导致抗癌治疗失败。传统观点认为，恶性肿瘤的发病机制主要包括物理化学损伤、病毒感染和遗传因素等。近年来，人们发现免疫系统失衡引起的氧化应激、炎症反应与恶性肿瘤的发生、发展密切相关，形成了对肿瘤生成分子机制越来越深入的认识，为寻找防治靶点提供了有效线索。

一、肿瘤生成的分子机制

人体免疫系统通过清除外来毒性物质或自身损伤、衰老的细胞来达到免疫调节并维持自身稳定的目的。在正常情况下，人体的免疫系统处于一种平衡的过程，当免疫力下降或者自身稳定功能遭到破坏时，容易引起氧化系统和抗氧化系统失衡，进而导致疾病的发生。氧化应激系统和抗氧化系统是人体重要的调节系统，两者保持动态平衡从而维持内环境的稳态。氧化应激是指机体在遭受各种有害刺激时，机体内具有高度活性的分子（如活性氧自由基和活性氮自由基等）产生过多，超出氧化程度，氧化系统和抗氧化系统失衡，从而导致组织损伤。事实上，人体几乎所有的器官都会遭受氧化应激带来的损伤。氧化应激可导致慢性炎症，进而可能导致各种慢性疾病。越来越多的实验和临床研究表明，氧化应激在糖尿病的发病机制中起着重要作用。氧化应激可引起动脉粥样硬化血管内皮细胞的损伤。此外，氧化应激还被认为参与许多其他疾病的发生，如恶性肿瘤、肺部疾病、心脏疾病、阿尔茨海默病、帕金森病和神经退行性疾病等。

（一）氧化应激与肿瘤生成

机体内的抗氧化系统主要包括两大类。一类是以具有将体内形成的有害过氧化物转换为低毒害或无害成分的能力的酶类，如超氧化物歧化酶、过氧化氢酶、谷胱甘肽过氧化物酶等。在正常生命活动中，人体自身会生成一系列的抗氧化剂酶等物质，这些抗氧化物能通过抑制或者清除氧自由基，平衡人体的代谢。第二类是非酶类的小分子有机抗氧化剂，如维生素 C、维生素 E、β 胡萝卜素、还原型谷胱甘肽等。活性氧（reactive oxygen species，ROS）是一类机体在有氧代谢过程中产生的具有高度反应活性的含氧原子或基团，可以修饰多种生物分子，改变它们的结构和功能。ROS 可以产生于许多生理活动过程中，如线粒体氧化磷酸化、内质网中蛋白质的折叠、各种内源性分子的分解等。常见的 ROS 包括超氧阴离子、羟自由基、过氧化氢、次氯酸、一氧化氮、超氧、单线态氧以及其他类型的化合物及中间体等，对绝大多数细胞具有不良反应。正常生理情况下，ROS 不断产生的同时被还原系统不断清除，二者处于一种动态平衡。适度的氧化应激可以促进细胞的抗氧化能力，而且 ROS 也参与一些生理功能，如代谢信号传导和防御感染等。当机体受到内部或外部因素刺激导致氧化与抗氧化稳态失衡时，会产生大量有毒性的活性氧，使机体局部或全身处于氧化应激状态，最终导致细胞和组织损伤。过量产生的 ROS 可以损伤 DNA、蛋白质、脂质等生物大分子，从而引发一系列病理生理学改变，如引起 DNA 链的断裂和遗传物质的改变，从而引起细胞肿瘤性分化。ROS 攻击蛋白质产生羰基衍生物，改变蛋白质的三级结构，导致蛋白质部分或全部伸展，并易于形成有害的蛋白交联产物，从而导致蛋白质生物学功能发生改变。ROS 攻击脂质时，可使其发生过氧化反应，从而产生脂氧自由基等代谢产物，改变细胞的功能同时引起 DNA 损伤。ROS 也可以导致癌基因的激活和抑癌基因的灭活，从而导致肿瘤的发生。以上这些被认为是 ROS 导致肿瘤发生的重要原因。

（二）炎症反应与肿瘤生成

炎症是机体对内源性损伤或侵入性感染（如细菌和病毒）刺激的反应，可保护机体免受损伤。炎症在免疫反应和病理学中的作用、机制和涉及的信号通路尚不完全清楚。但是关于炎症和肿瘤发生的致病性联系已被普遍接受。慢性炎症被认为是多种炎症相关性肿瘤的基本诱因。慢性炎症可导致免疫系统失调，进而引起 DNA 损伤并释放自由基、细胞因子等多种炎症因子，并激活转录因子诱导的信号转导通路。这些转录因子包括核因子 κB（nuclear factor κB，NF-κB）、信号转导子和转录激活子 3（signal transducer and activator of transcription 3，STAT3）和低氧诱导因子 -1（hypoxia inducible factor-1，HIF-1）等。肿瘤炎症微环境也称为肿瘤微环境，是肿瘤发生和发展过程中所处于的一种炎症环境。肿瘤炎症微环境由先天免疫细胞、适应性免疫细胞、恶性肿瘤细胞及其周围基质组成。先天免疫细胞主要包括巨噬细胞、中性粒细胞和肥大细胞，适应性免疫细胞通常指 T 淋巴细胞和 B 淋巴细胞，这些细胞相互作用，调节肿瘤的增殖。随着研究的不断深入，人们发现与肿瘤相关的微环境是一把双刃剑。在肿瘤初期，以肿瘤相关巨噬细胞为代表的免疫细胞浸润在肿瘤周围，起到杀伤和清除肿瘤的作用。同时，肿瘤炎症微环境也诱导刺激肿瘤产生一系列的炎症因子。这些炎症因子聚集在肿瘤细胞周围，干扰和打乱了细胞正常的生理功能和生物活性，进一步加重肿瘤周围的炎症程度。肿瘤周围炎症刺激导致细胞产生 ROS 和反应性活性氮（reactive nitrogen species，RNS）自由基，引起 DNA 损伤和遗传不稳定性，促进肿瘤免疫逃逸。因此肿瘤炎症微环境可以促进肿瘤的发生，是恶性细胞增殖、侵袭和转移不可缺少的成分。NF-κB 信号通路是重要的炎症相关性通路，NF-κB 在炎症和癌症之间提供了一种机械联系，是控制炎癌转化和恶性细胞抵抗凋亡的主要因素，在肿瘤的发生和发展中起着重要作用，可以通过改变各炎症相关细胞中细胞因子和趋化因子的表达水平和功能作用，来改变细胞的生物活性，引起细胞恶性增殖。

细胞因子激活导致机体关键基因的基因组不稳定，诱发肿瘤的发生，同时在低氧肿瘤炎症微环境中，肿瘤相关巨噬细胞又能促进血管生成和免疫抑制。正是各种免疫介质和调节剂的表达以及肿瘤炎症微环境中不同细胞类型的丰度和激活状态决定了炎癌转化平衡的倾斜方向，以及炎症是否会促进肿瘤生长或抗肿瘤免疫。

（三）免疫失调与肿瘤生成

与肿瘤炎症微环境相关的最重要的免疫细胞是肿瘤相关巨噬细胞。有证据表明巨噬细胞与肿瘤发生有关。巨噬细胞是来源于单核细胞的吞噬细胞和（或）抗原呈递细胞。它们可以是固定的或自由运动的，并通过释放诱导炎症反应的细胞因子和趋化因子，刺激 ROS 的产生和产生促进细胞迁移的蛋白酶及其他基质降解酶。巨噬细胞在先天免疫应答和炎症起始中的抗原提呈以及疾病的发病机制中发挥作用，有助于组织发育、内环境稳态和修复。在功能上，巨噬细胞通常分为离散的亚群，称为经典激活的巨噬细胞（M1 型）和交替激活的巨噬细胞（M2型）。简言之，M1 型巨噬细胞被一些促炎细胞因子识别，并促进 Th1 型反应。相反，M2 型巨噬细胞具有抗炎因子，并参与伤口愈合、肿瘤生长、抗感染和 Th2 型反应。肿瘤相关巨噬细胞不但可以促进肿瘤生长、侵袭和转移，而且是癌症治疗的重要药物靶点。同时，巨噬细胞还能通过激活 STAT3 和基质金属蛋白酶（MMP），进一步激活 STAT3 诱导血管内皮生长因子（vascular endothelial growth factor，VEGF）的分泌，破坏内皮钙黏蛋白、细胞外基质、黏附蛋白或基底膜血管的降解，促进癌细胞的侵袭和转移。

肿瘤发生的机制是致癌基因突变或抑癌基因失活，错配修复（mismatch repair，MMR）系统是机体重要的修复系统，其失活或抑制对肿瘤的发生和发展具有重要作用。错配修复系统是指在 DNA 复制时将发生错配的碱基修复成正确的碱基，使正常核苷酸序列恢复的修复方式，其主要作用是维持基因组的稳定性和完整性。一旦错配修复系统被破坏，机体 DNA 复制过程中产生的碱基错配修复能力就会丧失。这将直接导致炎症诱导的基因突变的增强，肿瘤发生的概率增大。因此，肿瘤的发生与免疫失调密不可分，可以说免疫失调是肿瘤发生发展的重要影响因素。

二、氢气抗肿瘤理论与假说

（一）氢气通过抗氧化抑制肿瘤

1975 年 Dole 研究团队发现高浓度（97.5%）的 H_2 可以有效治疗动物的皮肤肿瘤，并且认为氢气抑制肿瘤与其抗氧化作用有关，由此揭开了氢气生物学的研究。近几年，随着学者对 H_2 功能研究的深入，H_2 的医学生物学效应已经涵盖超过 30 多种疾病分类，涉及抗氧化、抗炎、抗凋亡、调节代谢及抗肿瘤等。而且越来越多的证据已经发现氢医学效应的大量下游途径或靶点，包括自噬、组蛋白修饰以及线粒体未折叠蛋白质应答、运动后的急性氧化应激等。H_2 选择性抗氧化的学说为肿瘤治疗提供了新的研究方向。因此，现对目前 H_2 抗肿瘤的生物学效应及其具体机制和参与的信号传导通路做概述，为今后进行该类研究提供参考。

（二）氢气通过抗炎症抑制肿瘤

氢气可以通过多种途径减轻炎症，降低炎症损伤。氢气可以通过减少神经元死亡及降低神经胶质酸性蛋白（glial fibrillary acidic protein，GFAP）的水平来降低氧化应激。NF-κB 是广泛存在于各种细胞中的一种具有多向性调节作用的转录因子，在细胞增殖与凋亡、肿瘤、癌症、炎症反应、免疫反应中发挥着重要作用。富氢盐水可以通过下调 NF–κB 来增加调节性 T 细胞的数量，从而发挥抗炎作用。氢气可以通过激活磷脂酰肌醇 3 激酶（phosphoinositide–3 kinase，PI3K）/ 丝 / 苏氨酸激酶（serine/threonine kinase，AKT）信号通路使 AKT 活化，磷酸化的丝 / 苏氨酸激酶（phosphorylated，serine/threonine kinase，pAKT）水平增加，进而抑制下游蛋白的表达，从而减轻神经细胞凋亡，保护缺血脑组织。耿文叶等学者证实氢气可以通过改善肺气道阻力、潮气量和肺顺应性来降低肺组织内肿瘤坏死因子 α（tumor necrosis factor，TNF–α）水平从而改善慢性阻塞性肺气肿的症状。并且，吸入氢气可显著减少支气管肺泡灌洗液中炎症细胞的数量，降低 TNF–α 和 MMP–12 蛋白的表达水平，但可增加 MMP–1 的组织抑制因子的表达，改善肺功能和心血管功能。

日本学者将血管内皮细胞暴露于 2，3，7，8- 四氯二苯并二噁英（2，3，7，8–tetrach-lorodibenzo–p–dioxin，TCDD）中，发现氢气可以明显增加 Nrf–2 信号通路相关的抗氧化酶的分泌，氢气处理暴露于 TCDD 中的内皮细胞 24h 后，即可恢复细胞的 NAD^+/NADH 水平。因此该学者认为氢气可以通过激活 Nrf–2 信号通路及其相关的抗氧化酶而发挥血管内皮细胞的抗氧化作用。血红素加氧酶 –1（heme oxygenase–1，HO–1）是血红素分解代谢过程中的限速酶，能够降低细胞因子的分泌，改善内质网氧化应激。氢气也可以通过促进血红素加氧酶 –1 的分泌，增强调节性 T 细胞活性，抑制内质网氧化应激，减少炎症性肠损伤。

（三）氢气通过免疫调节抗肿瘤

氢气抗肿瘤的机制还体现在对机体免疫系统的调节上。程序性细胞死亡受体 –1（PD–1）和其配体（PD–L1）是近年来肿瘤免疫治疗的热点。肿瘤细胞通过高表达 PD–L1 来抑制 T 细胞的功能，导致肿瘤逃逸机体免疫系统的杀伤。近日一项来自日本临床的研究证实：将 55 例晚期肠癌患者分为对照组和试验组，除常规接受化疗外，试验组患者在 3 个月的时间内每天吸入 3h 氢气。对两组患者血液学指标和总生存期进行分析发现，试验组患者血清中 PD–1$^-$/CD8$^+$ T 活性升高而 PD–1$^+$/ CD8$^+$ T 活性明显降低，且试验组患者生存时间显著延长。这项试验结果证明，氢气可以通过调节 PD–1$^-$/CD8$^+$ T 和 PD–1$^+$/ CD8$^+$ T 细胞的平衡来改善晚期肠癌患者的预后。单核吞噬细胞系统是机体重要的免疫屏障。巨噬细胞与病原体等抗原性异物结合后，通过吞噬或吞饮作用来杀灭肿瘤细胞和清除自身死亡的细胞碎片，并激活免疫细胞，启动免疫应答。有学者报道，氢气可以通过促进巨噬细胞向 M1 极化来调节巨噬细胞的极性进而促进乳腺癌细胞的凋亡，达到抑制肿瘤的目的。氢气调节免疫系统抗肿瘤的另一个证据是调节自噬。自噬是指将细胞内需要降解的细胞器、蛋白质等包裹起来，形成自噬体，并与溶酶体结合形成自噬溶酶体并降解以实现细胞稳态的过程。自噬是一种发生于细胞内的自我吞食的现象。大量研究已经证实，自噬具有明显的调节肿瘤增殖的作用。氢气对于自噬的调节也已见诸报道。一项来自国内的研究证明，氢气可以通过抑制自噬来保护创伤引起的脑微血管内皮细胞的损伤。无独有偶，有学者证实氢气也可以通过抑制自噬促进肺癌细胞凋亡。氢气对于细胞自噬调节的假说，使得氢气抗肿瘤的机制研究不断完善。而氢气通过调节 PD–L1、单核吞噬细胞系统和自噬等免疫相关的信号通路使得对氢气的研究不单单局限于传统的选择性抗氧化假说。

三、氢气抗肿瘤基础实验

（一）氢气抗皮肤肿瘤实验研究

1975 年美国贝勒大学的 Dole 等在 *Science* 上首次报道了氢气的抗肿瘤作用。研究者将异种移植的恶性黑色素瘤裸鼠模型持续暴露在高压氢气（97.5% H_2 和 2.5% O_2）环境中 14 天，发现高浓度氢气能明显抑制小鼠肿瘤的生长。由于如此苛刻的实验条件缺乏临床实用性，且没有氢气对体内和体外肿瘤细胞生理作用的直接证据，因此相关研究一度停滞不前。近年来，随着氢医学研究的不断深入，加上实验技术的不断进步，人们逐渐认识到肿瘤炎症微环境在肿瘤发生发展中的作用，氢气通过破坏肿瘤炎症微环境的氧化还原状态、激活非依赖性 caspase 凋亡途径和减少脂质氧化等方式来抑制肿瘤生长。因此，氢气抗肿瘤的作用可能与氢气改善肿瘤炎症微环境密切相关。

（二）氢气抗肠癌实验研究

氢气对肠癌作用的研究是近十年来的一大热点。国内外学者围绕氢气对肠癌细胞水平、动物模型、肠癌患者等多种研究对象进行了大量研究，包括不同浓度、不同给氢方式以及氢气联合化疗药物等方向。细胞和动物水平上已经证实，富氢水可干预 γ 干扰素（interferon-γ，IFN-γ）相关基因的表达从而抑制小鼠荷瘤结直肠癌细胞增殖、促进细胞凋亡、调节细胞内氧化还原环境而抑制直肠癌荷瘤小鼠肿瘤的生长。日本学者报道，富氢水可以通过激活 AMP 介导的蛋白激酶（AMP-activated protein kinase，AMPK）信号通路，增强含半胱氨酸的天冬氨酸蛋白水解酶 3（cysteinyl aspartate specific proteinase 3，caspase-3）的表达，增强氟尿嘧啶的作用，杀伤肠癌肿瘤细胞，而且通过口服富氢水能显著提高结直肠癌荷瘤小鼠的生存率。

Nrf-2 不仅对正常组织起保护作用，也能保护肿瘤组织避免氧化损伤，进而导致肿瘤对氟尿嘧啶化疗耐药，当抑制 Nrf-2 的作用时，肿瘤对氟尿嘧啶的敏感性显著增加。奥沙利铂是一种 DNA 拮抗剂，能拮抗 DNA 的复制与转录。奥沙利铂是肠癌患者氟尿嘧啶化疗耐药时的首选方案，但是氢气联合奥沙利铂对结直肠癌的作用还没有明确结论。氢气能保护细胞 DNA 免受 ROS 的损伤。根据已有文献推测，氢气对顺铂药物的影响会涉及 AMPK 和 Nrf-2 信号通路，至于氢气通过激活 AMPK 信号通路，增强顺铂的作用，还是氢气通过激活 Nrf-2 信号通路抑制顺铂对肿瘤组织的杀伤作用，还需要进一步的研究。

（三）氢气抗肺癌实验研究

近两年，有学者发现氢气可以通过增加有丝分裂阶段细胞染色体的泛素化，降低染色体稳定性，从而抑制肺癌肿瘤细胞的增殖和侵袭，且其机制与抑制 VEGF 表达有关。氢气还能通过下调 CD47 的表达来抑制肺癌细胞的增殖。放化疗是肺癌治疗的主要方法之一，然而化疗具有较大的不良反应，常见不良反应包括骨髓抑制、神经毒性、耳毒性、心脏毒性、胃肠道反应、肝肾功能损害等。而这些不良反应都是机体抗氧化系统失衡而导致 ROS 无法及时清除导致的，氢气能通过显著减少 ROS 而降低机体炎症反应，这为氢气改善放化疗的副作用提供了基础。大鼠肿瘤模型每天吸入 1% 的氢气或饮用氢水可明显降低顺铂引起的化疗死亡率和体重减轻，并改善肾损伤，同时氢气治疗组大鼠的血清肌酐及尿素氮水平较对照组明显下降，然而顺铂的抗肿瘤效果并未受到明显抑制。

另外，氢气对肺癌的作用具有明显的浓度依赖性，60% 的高浓度氢气联合 NK 细胞有助于抑制肺癌细胞单克隆生长和细胞的迁移能力，从而抑制肿瘤生长，但 40% 以下浓度的氢气对肺癌细胞的抑制能力有限，这个研究为今后进一步科学研究氢气联合 NK 细胞免疫治疗肺癌奠定了基础，也对适宜的氢气浓度进行了确认。基质金属蛋白酶（matrix metalloproteinase，MMP）是恶性肿瘤侵袭和转移的重要靶点。有研究显示，MMP-2 能影响肺癌细胞的侵袭，降低 MMP-2 的表达可激活使 NF-κB 蛋白信号通路，促进肺癌侵袭转移。而氢气能下调 MMP-2 蛋白的表达而发挥抗炎、抗氧化的作用。因此，氢气对肺癌的作用及机制是否与 NF-κB 信号通路相关也是将来的一个研究方向。

（四）氢气抗妇科肿瘤实验研究

氢气对子宫内膜癌和卵巢癌等妇科肿瘤也体现出了一定的治疗价值。来自国内的另一项研究显示，给卵巢癌皮下种植瘤小鼠吸入氢氧混合气体（33% H_2 和 66% O_2，每次 30min，每天 3 次）6 周，在吸氢治疗 5 周后，吸氢组小鼠移植瘤体积增殖明显降低。在随后的肿瘤石蜡免疫组组化学中，吸氢组 Ki-67 和 CD34 表达明显降低。因此，氢气能通过降低肿瘤细胞的增殖能力来抑制卵巢癌细胞的侵袭和转移。随着对氢气抑制癌症研究的不断深入，学者对氢气抗炎、抗氧化抑制肿瘤的机制提出新的观点。Yang 等提出了氢气促进肿瘤细胞焦亡的概念，证实氢气可以通过激活 ROS 介导的细胞焦亡信号通路，抑制子宫内膜癌的增殖。这项研究为氢气抑制妇科肿瘤的探索提供了新的思路，也为氢气治疗子宫内膜癌提供了理论依据。氢气在保护卵巢癌顺铂化疗损伤方面也体现了让人惊喜的价值，有学者对 120 例顺铂诱导的卵巢损伤雌性小鼠连续饮用富氢盐水（10ml/kg）14 天，发现与对照组相比，富氢水组小鼠化疗后雌激素水平没有明显变化，富氢水组卵巢损伤比对照组明显减轻。该学者进一步证实，富氢水能显著提高 Nrf-2 蛋白的表达，从而降低氧化损伤的水平，缓解顺铂化疗引起的卵巢损伤。

（五）氢气抗其他肿瘤实验研究

从 40 多年前科学家发现氢气对肿瘤有改善作用起，越来越多的实验研究发现氢气除对肺癌、肠癌和妇科肿瘤起作用外，对肝癌、脑癌等肿瘤也有明显的治疗效果。

氢气与非脂肪性肝炎相关的肝癌研究显示，氢气能明显降低非酒精性脂肪肝的胆固醇水平，减少炎症，缓解细胞凋亡，预防非脂肪性肝炎引起的肝癌。在氢气培养组的人舌鳞状细胞癌细胞株中，癌细胞克隆数较正常培养组减少 70%，氢饱和生理盐水培养对纤维肉瘤细胞同样具有抑制效果，其克隆数明显下降。氢气抗炎、抗氧化的特性在抗肿瘤方面有显著的效果，但是氢气抗肿瘤的具体机制还不十分明确。不管是通过直接与信号转导受体结合还是间接调节信号转导通路，都不能对氢气抗肿瘤的机制做出完美解释。我国学者 Liu 等认为氢气可以抑制脑胶质瘤的增殖，但是氢气抑制胶质瘤的作用不是通过清除过量的 ROS 来实现的。而是通过作用于辣根过氧化物酶、线粒体复合物 I 等生物酶并能促进乙酰胆碱酯酶活性，减少毒性自由基的产生，从而诱导胶质瘤细胞向胶质干细胞分化来实现的。这些都证明氢气对癌症细胞的抑制作用不是简单地通过调节 ROS 反应来实现的。因此，氢气抗肿瘤的具体机制还需要进一步的研究。肠道菌群是近年来新的研究热点，大量研究证明肠道菌群不但能够维持机体局部内环境稳态，还能调节机体代谢、炎症和免疫等生理过程。人体肠道菌群主要由梭杆菌属、真杆菌属、双歧杆菌属等厌氧菌组成。在生理情况下，肠道菌群与肠道黏膜和间质细胞相互作用，促进免疫系统的发育以及营养物质的消化和吸收。然而，在某些理化因素的刺激下，肠道菌群发生失调，引发多种肿瘤性疾病。近年来，随着高通量测序技术的发展，人们逐渐认识到肠道微生物不但能影响肿瘤的发生、发展，还能影响肿瘤逃逸及抗肿瘤药物的疗效。氢气对肿瘤患者肠道菌群影响的研究还比较少，氢气对不同肿瘤肠道的影响及其机制是未来研究的重要方向。

四、氢气抗肿瘤的临床实践

尽管已经有越来越多的研究者开展相关临床试验，但氢气的抗肿瘤临床研究尚处于起步阶段。氢气对肠癌的人体试验证实：接受 FXELOX 化疗的晚期结直肠癌患者每天吸入 3h 氢气，可以增加 $PD-1^-/CD8^+$ T 细胞活性，减少 $PD-1^+/CD8^+$ T 细胞活性，从而调节 $PD-1^-/CD8^+$ T 细胞和 $PD-1^+/CD8^+$ T 细胞的平衡，改善晚期肠癌患者的预后。无独有偶，氢气对化疗引起的机体损伤也有保护作用。国内一项研究对 80 名接受 FOLFOX6 方案化疗的结直肠癌患者饭后 0.5h 后饮用富氢水 250ml（每天 1000ml），且一直持续到化疗结束后 4h 停止。通过对试验组和对照组血清中谷丙转氨酶和谷草转氨酶的监测，发现饮用富氢水组谷丙转氨酶和谷草转氨酶没有明显变化，而对照组血清中谷丙转氨酶和谷草转氨酶明显升高。该试验证明氢气能有效保护结直肠癌患者 FOLFOX6 化疗后的肝功能损伤。

有学者报道，氢气可以改善肝肿瘤患者化疗引起的放射性损伤，从而改善患者的生存质量。给予接受放疗的 49 例肝癌患者饮用富氢水 6 周，发现富氢水干预组患者血清中的 ROS 代谢产物较对照组明显减少，并可以维持血液的抗氧化能力。相比于对照组，饮用氢水的患者在 1 周后评分即明显改善，这种改善在引用 3 周富氢水后基本维持恒定，但两组患者间的放疗效果并无明显差异。该试验证明富氢水能快速有效地清除放疗引起的 ROS。这为氢气抗放射性损伤，改善放疗患者生存质量提供了新的研究方向。

一项人体试验证实氢气能减轻化疗药物引起的机体损伤。给化疗肺癌患者按照 3L/min 的量吸入氢氧混合气（67% 氢气和 33% 氧气）4 周后，68% 的患者呼吸困难和食欲明显改善，患者血清学肿瘤指标 CA19-9 和 CA125 显著下降，且下降程度与吸氢时间呈正相关，证明高浓度氢气可以明显改善晚期癌症患者的恶病质，缓解化疗引起的副作用。这些研究都提示吸入氢气或饮用富氢水可改善肿瘤患者化疗引起的副作用，并有可能减轻顺铂的不良反应，但不影响顺铂的生物学疗效。

有学者提出氢气控癌的理念，即癌细胞是可控的，并提出如下氢分子控癌机制：①肿瘤细胞增殖过程中会产生大量的 ROS，氢气能通过消除 ROS，改造肿瘤微环境来抑制癌性；②氢分子通过保护线粒体来协助纠正缺氧微环境，抑制肿瘤增殖；③氢分子通过激活机体本身免疫能力来增强抗癌效果。暨南大学附属复大肿瘤医院徐克成教授将接受吸氢辅助治疗的 82 例癌症患者的治疗经过和预后编入《氢气控癌——理论和实践》一书中。

迄今，氢气对于癌症患者的人群试验数据仍然很少，尤其缺乏队列试验和对照试验数据。氢气在癌症患者中最佳给氢方式和最佳给氢剂量有待更多研究确认。我们相信，氢气对癌症的辅助治疗临床研究在不久的将来有望产生有分量的数据。

五、氢气抗肿瘤的给氢方式

人体摄取 H_2 的方式主要有气体、液体和固体 3 种途径，因此人们围绕氢气的物理性状开发出了不同的给氢模式。①气体吸入：是最常见的给氢途径，因为氢气对人体无毒副作用，纯 H_2 吸入安全性高，但吸入量过大会造成机体氧分压下降，可能会对人体产生不必要的危害。因此，给氢浓度是最近的研究热点。吸氢后通过对体内氢气的分布进行检测，发现氢气在肝脏中的浓度最高，这提示氢气可能更容易聚集到肝脏中。肿瘤治疗呈现出明显的氢气浓度依赖性，低浓度氢气没有明显的抑制肿瘤的效果，只有高浓度氢气才能抑制肺癌肿瘤，而且氢气的作用效果不仅与给氢浓度有关，也与给氢时间有关。②饮用富氢盐水：也是一种简单易行的给氢方式，富氢水对肿瘤的作用效果存在明显的争议。富氢水在子宫内膜癌细胞中体现出了明显的抑制作用，而低浓度氢气在肺癌中却没有明显的效果，这可能与肿瘤细胞的肿瘤异质性和代谢差异有关。③关节腔注射富氢水：关节腔注射氢水主要用于治疗关节炎症，对于骨关节肿瘤的作用效果还未见报道。高浓度氢气能对多种肿瘤产生明显的抑制作用，但是由于氢气是分子量最小的气体，其在体内局部定向释放成为限制氢气应用的一大瓶颈。随着医工结合的不断深入，纳米载氢材料的出现，使局部高浓度氢气治疗肿瘤成为可能。以深圳大学何前军教授团队为代表的纳米气体研发团队，开发出的新型纳米材料氢化钯对皮下种植小鼠有明显的抑制作用。纳米材料载氢直达肿瘤区域释放，或者直接定位在肿瘤部位，使原位产氢成为一种新的方向。

六、氢气抗肿瘤的未来展望

目前随着各疾病领域氢气临床试验的不断开展，其安全性和临床疗效已经得到验证。氢气的生物学效应从最初的选择性抗氧化学说到现在的生物酶学说，呈现百家争鸣的发展态势。氢生物医学效应涉及的分子机制主要有 Nrf-2 / HO-1、NF-κB/ Bcl-2、ROS-JNK-caspase-3、TNF-α/ NF-κB、AMPK/ TNF-α 等信号通路的调节，而且氢气也能通过调节 PD-1/CD8$^+$ T 细胞活性发挥抗肿瘤的作用。除了对肿瘤的直接杀伤，氢气在改善放化疗导致的机体毒性损伤方面也体现了很好的作用。所以，氢气在肿瘤中呈现出"多面手"的角色。随着各种产氢设备的标准化和产业化，供氢方式也从传统的气体吸入、饮用富氢水发展到纳米载氢、靶向释放等。多种供氢方式的发展很好地满足了不同人群的需要。同时，氢气治疗的剂量效应和时间效应不断完善。不同疾病对氢气浓度的需要为精准供氢治疗提供了可能。同时，不同肿瘤部位，对氢气的摄入也不尽相同，因此适宜的氢气递送装置，高效安全的氢浓度监测也需要不断探索实践，加之氢气在不同疾病治疗领域的不断探索，为氢气抗癌提供了越来越多的思路。随着医工结合的不断深入，各种载氢、产氢材料将定向释放氢气的构想从理论带到了实践中，这为研究者提供了更广阔的思路，希望对氢生物医学感兴趣的研究者利用好这一机遇，从机制到效应，从理论到实践，从基础到临床，不断完善氢生物医学的效应，造福百姓。总之，氢气在肿瘤防治方面体现出了很大的应用潜力，希望氢医学这一新兴的领域，会对改善人体生理状态和防控肿瘤疾病发挥更大的实质性作用。

（张翔雁　秦树存）

第七章

氢医学相关氢供体研发与应用

近十多年来，氢医学效应研究成果的市场转化进展迅速，氢分子供体的医疗和保健价值受到广泛关注和重视。一些氢供体技术日臻成熟，各种氢供体产品也走出实验室进入消费品市场，甚至进入保健品和医用品市场。

值得一提的是，最早期人们无意间使用的含氢气产品应该是某些天然的温泉，消费者被这些温泉吸引前往，开始只是为了自我保健或是病后康复，后来人们发现了温泉水里面富有氢气，方知道温泉保健是氢气在起作用。另外，有学者发现弱碱性电解水具有保健作用，开始人们把这些保健作用归因于这种水的弱碱性，故名弱碱性水；令人惊奇的是，弱碱性电解水与温泉水殊途同归，后来人们发现了这种水的富氢现象才是其有治疗效果的原因。而可吸入的氢供体最早是应用于潜水医学。那时候，氮气来源丰富、方便提取，是潜水者的常用气体。但下潜深度到一定程度，很容易出现氮麻醉现象，这对深海潜水者是致命的威胁。因此人们想到了其他惰性气体。可见潜水使用氢气不是使用它的生物学效应性质，而是认为氢气与氮气一样是惰性气体。1975 年，有学者发现 8 个大气压下 97.5% 氢气的抗氧化作用可以用于治疗皮肤癌。直到 2007 年，人们发现 2% ~ 4% 的氢气吸入也可以产生治疗疾病的生物学效应。这种常压下低浓度的氢气吸入可以通过中和有害自由基发挥抑制缺血／再灌注组织损伤的作用。这种低浓度的氢气不会遇到氧气爆炸，获得了安全剂量氢气的美誉。这一发现促使人们开始研发各种摄氢方式的氢供体技术，陆续推出了可用于吸入、饮用、食用、外敷、注射等多种氢供体产品（图 7-1）。

各种产品的标准化是消费和生产市场的共同要求，这些要求促进了数十项团体标准的制定和发布。另外，新兴材料的氢供体创新研究成果涌现，这将带动氢医学向个体化和精准靶向化发展。

氢气医学技术应用潜力广阔，预期市场巨大，社会经济意义深远。现已建立了多种机体摄氢产品和多种给氢方法，形成了各类产品研发平台、产品体系和市场推广队伍。为氢气的规模商业化推广积累了技术和人才基础。因此可以预测今后十年，氢医疗健康产业的爆发态势和专业规范步伐将推动氢医学向着服务大健康和健康老龄化的方向继续迈进。

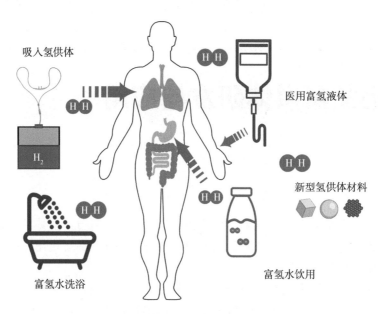

图 7-1　人体可能应用的部分氢供体产品

第一节　氢供体产品种类

一、氢供体吸入产品

（一）产品介绍及分类

吸入是医用气体常规的使用方法，也是氢气用于治疗和预防疾病的常用方法。吸入氢气是指通过呼吸将气体吸入人体，可以通过鼻管或覆盖口鼻的口罩，也可以结合雾化等方式。

氢气吸入设备一般是通过电解水技术，在阴极和阳极分别获得氢气和氧气，比例为 2 : 1。电解水相关技术已经在工业领域长期应用。氢气和氧气可以分离得到纯氢气，也可以直接给人吸入氢氧混合气。氢气爆炸极限是 4% ～ 75%（体积浓度），即空气里如果混入氢气的体积达到总体积的 4% ～ 75%，点燃时就会发生爆炸。利用电解水供氢可以消除氢气存储的安全隐患，但在使用气体状态氢气的过程中要考虑到使用的安全性。

按照设备产出供使用的气体种类，吸入氢气产品可以分为氢氧混合气产品和纯氢气产品。

氢氧混合气一般为 66.7% 的氢气及 33.3% 的氧气，与水电解后产生的氢气氧气比例相同。由于氢氧混合气中氧气浓度比空气中的高，因此高流量的氢氧混合气吸入不会引起缺氧。同时高流量的氢氧混合气可以使人获得很高的氢气摄取量。有学者认为，氢氧混合气氧气浓度高，有一定的补氧作用。氢氧混合气是一种可燃烧甚至能爆炸的气体，风险系数较高，对设备安全性和使用注意事项等方面有较为严格的要求。目前也有一些小流量的氢氧混合气吸入设备，具有易携带、安全性高的特点，可以提供低剂量的氢气吸入。

吸入纯氢气时，氢气与同时吸入的空气混合，会降低吸入气体中氧气的浓度。因此纯氢气吸入的供气量一般较低，一般不会超过每分钟 1L。考虑到安全性，4% 以下的氢气混合气体是最常见的吸入浓度。已有研究证明，2% 的氢气吸入即可对疾病发挥缓解作用，这给低剂量使用氢气提供了重要依据。

对于不同的人群，到底是氢氧混合气好还是纯氢气好，到底是多少剂量的氢气好，目前还缺乏足够的研究数据。

（二）代谢动力学特点

作为一种新的疾病防治手段，氢气使用的有效性与其他药物一样，也取决于给药途径、时间、剂量等。氢分子进入体内后，其分布情况如何？在不同组织器官内多久能达到饱和？停止氢分子摄入后，氢分子能保持多久？这些都是氢分子代谢动力学和氢生物医学的基本问题。

氢气在体内的运行首先符合生理学惰性气体相关规律。在潜水医学中，氢气与氮、氦、氖、氩、氙等气体都被认为是生理学惰性气体。氮气是最常见的生理学惰性气体，其在高气压下的饱和与脱饱和规律已有较全面的研究。目前认为，呼吸少量氢气与呼吸高压氮气有所不同，但基本规律类似。根据潜水医学中的气体扩散规律，惰性气体吸入后在血液中达到饱和浓度的一半大约需要 5min，达到接近饱和大约需要 30min。惰性气体在不同的组织中饱和速度不同，这主要与组织中的脂肪含量及血液灌流状况有关。惰性气体在脂肪中溶解度高，张力上升慢。因此，总体来说，脂肪多、血液灌流少的组织，半饱和时间长。当停止吸入特定惰性气体后，其在体内的分压超过外在呼吸气体中的分压，就会向体外扩散，称为脱饱和。饱和快的组织，脱饱和也快。

吸入的氢气在肺内扩散至血液，并经血液循环到达身体各部位。Ono 等研究显示，人体连续呼吸入 3% 或 4% 的氢气 30min，氢气在动脉血和静脉血中的浓度迅速升高，约 20min 到达稳定水平。吸入氢气的浓度越高，血液中氢气浓度也越高。吸入 4% 氢气，动脉血中氢气浓度可达 24μmol/L。在停止氢气吸入后，氢气浓度在开始阶段迅速下降，在动脉血和静脉血中分别约 6min 和 18min 降低至最高浓度的 10%，之后缓慢下降。同一学者的另一篇文章中检测了吸入 2% 和 4% 氢气后皮肤释放的氢气，发现皮肤周围空气中氢气浓度上升缓慢，即使停止吸入氢气后，氢气仍会继续释放一段时间，推测可能是皮肤组织处血流速度缓慢以及脂 - 水层渗透屏障阻碍了氢气的释放，抑或是皮肤本身具有蓄积氢气、延缓其释放的功能。

多项动物实验中也对吸入氢气后体内不同组织中氢气的变化情况进行了检测。大鼠吸入 2% 氢气，动脉血和心肌中氢气浓度 2min 后开始上升，约 5min 到达峰值。也有研究测定了大鼠吸入 4% 氢气前和吸入后第 30 分钟和第 60 分钟不同组织中氢气的浓度，在肌肉中测得的氢气浓度最高，其次是脾脏和肾脏。吸入氢气后肌肉中氢气浓度显著高于其他给氢方式。

2022 年秦树存教授团队中刘伯言等的一项研究，报道了大鼠吸入不同浓度氢气前后，不同组织器官中氢分子的饱和及脱饱和过程，为氢气代谢动力学和氢生物医学研究提供了基本数据。该研究首先研制出可以提供不同浓度氢气的供气装置，如图 7-2 所示。

该团队选择了高、中、低 3 种浓度的氢气，分别为 4%、42% 及 67%。采用氢电极法，实时检测了大鼠吸入 4%、42% 及 67% 氢气前后，脑、肝脏、脾脏、肾脏、骨骼肌、性腺脂肪、腹股沟脂肪中氢分子含量。文章首先比较了氢气在组织中的最高浓度。在生理温度及盐浓度下，4%、42% 及 67% 氢气的理论饱和平衡浓度分别约为 28.5μmol/L、299.0μmol/L 和

476.9µmol/L。研究发现，吸入一定浓度氢气后，大脑中氢分子平衡浓度最高，与理论饱和平衡浓度接近。骨骼肌中氢气平衡浓度最低，远未达到理论饱和平衡浓度（图7-3）。

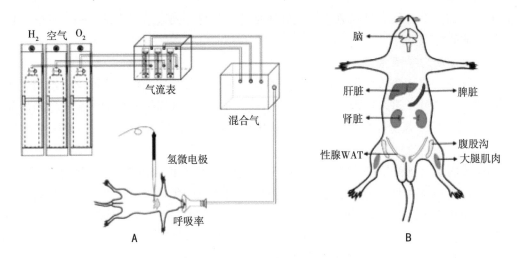

图7-2 实验动物吸氢装置

适时定量组织中氢气的含量。可以根据需要调节3种不同气体的混合浓度；可以应用微电极技术适时测定脑、肝脏、脾脏、肾脏、大腿肌肉（骨骼肌）、性腺（脂肪组织）和腹股沟脂肪组织的氢气含量。WAT. 白色脂肪。（引自：刘伯言，等 . Medical Gas Research，2021）

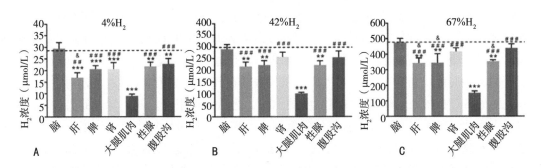

图7-3 3种氢气浓度吸入后在7种组织中的平衡浓度比较

WAT. 白色脂肪（引自：刘伯言，等 . Medical Gas Research，2021）

进一步通过吸入氢气后饱和曲线得出，在脑、肝脏、肾脏及脾脏中，氢气含量较快达到平衡，而在骨骼肌、性腺脂肪、腹股沟脂肪中达到平衡的时间较长。以4%氢气吸入为例，氢气在脑、肝脏、肾脏及脾脏中浓度约在前3min内迅速升高，之后缓慢升高并逐渐平衡；而在骨骼肌、性腺脂肪、腹股沟脂肪中上升速度较慢。各组织器官达到90%平衡的时间由短到长依次为脾脏（3.2min）、肝脏（3.9min）、肾脏（5.1min）、脑（6.9min）、性腺脂肪（21.7min）、骨骼肌（22.4min）及腹股沟脂肪（28.0min）。吸入42%及67%氢气的趋势与此类似。在停止吸入氢气后，氢气在组织器官中浓度开始下降。从脱饱和曲线可以看出，在脾脏、肝脏、肾脏和大脑中氢分子浓度迅速减少，而在骨骼肌、性腺脂肪及腹股沟脂肪中降低速度相对缓慢。以4%氢气吸入为例，停止吸入氢气后，各组织器官中氢气浓度降低90%所用时间由短到长依次为脾脏（2.7min）、肝脏（3.6min）、肾脏（4.8min）、脑（7.3min）、骨骼肌（11.8min）、性腺脂肪（16.2min）及腹股沟脂肪（24.6min）。停止吸入42%及67%氢气后趋势与此类似。该实验提供了吸入不同浓度氢气后体内氢气浓度的基本数据，但仍有以下限制：第一，该实验检测的组织深度为1mm左右，氢气浓度随组织深度变化的情况需要进一步研究。第二，该实验是在动物麻醉条件下检测，与清醒时吸入氢气后的实际情况可能有出入。第三，检测的组织器官数仍然有限。期待今后可以获得更加详细的检测数据。

二、氢供体饮用产品

（一）产品介绍及分类

富氢水为溶解有一定浓度氢气的饮用水，在标准条件（20℃、101.325kPa）下100ml水中可以溶解1.83ml氢气（0.8mmol/L、1.6mg/L或1.6ppm）。许多厂家采用纳米气泡溶氢技术，可制备2.5ppm以上的超饱和富氢水。

目前在市场上已经有一系列相关产品。按照产品类型，有富氢水机、富氢水杯、罐（袋）装富氢水等产品。按照富氢水的制作方法，可以分为电解水、物理混合富氢水、产氢材料制作富氢水等方式。

1. 电解水 电解水法源于工业中的电解水技术。电解水已有近百年的发展历史，但过去并不清楚其发挥生物学效应的主要成分。在2007年日本学者提出了氢气的生物学效应后，人们逐渐将电解水演变成电解富氢水产品。

将水置于装有正、负电极的电解槽内进行电解，在电场作用下，水电解成氢气和氧气。

阴极反应：$2H_2O+2e^- \rightleftharpoons H_2 \uparrow +2OH^-$

阳极反应：$2H_2O-4e^- \rightleftharpoons O_2 \uparrow +4H^+$

由此可见，在阴极会产生氢气及氢氧根离子，阳极会产生氧气及氢离子，在电解水的过程中阳极与阴极之间如果用一个特殊的膜隔开，就会产生碱性水与酸性水。最早在日本等国家的一些应用场景中，酸性水可以用作日常洗涤，碱性水可以饮用，对人体会产生益处，这可能就是氢气的效应。

电解水的过程中也可能发生副作用，会产生臭氧和氯。

产生臭氧：$3H_2O-6e^- \rightleftharpoons O3+6H^+$

产生氯：$2Cl^--2e^- \rightleftharpoons Cl_2 \uparrow$

有厂家通过滤芯来吸收余氯和臭氧，更好的方法是采用质子膜氢氧分离的电解方法，可以将阴极产生的氢气排到水中，而在阳极产生的氧气、臭氧、余氯等都排出杯体，不进入水中。

电解水技术存在一定安全风险，需要有严格的安全技术保障，同时电解用到的关键材料、水质等也都有严格的要求。

2. 物理混合富氢水 目前最为标准、应用也最广的氢水制备技术是物理混合法。此方法是采用物理方法将氢气和水进行充分混合，以达到溶氢的目的，并且不会产生化学副产物。富氢水中氢气浓度的高低取决于相关工艺技术。

氢气在水中溶解度小且易扩散，普通氢气气泡在水中会快速上升到表面并逃逸，因此在常温常压下，使用普通电解水技术很难制备超饱和富氢水。纳米气泡比普通氢气气泡表面积大、在水中上升速度慢、气泡表面电荷富集，且气泡稳定性好、寿命长，因此可以极大地促进气体的溶解。对于氢气来说，纳米气泡技术可以提高其溶解度并使其快速溶解。采用纳米气泡物理溶氢技术，将纯氢气与水通过纳米混合，并结合高压等手段，可以制备饱和甚至超饱和的富氢水，氢气含量可以到达 3ppm 以上。

3. 产氢材料制作富氢水　多种材料可以与水发生反应产生氢气。将这些材料与水放在一起，可以方便地制备富氢水。早期开始，人们就已经采用金属镁来制备氢水。例如，用镁做的氢水棒，放入装有饮用水的容器中，氢水棒周围就会产生氢气泡，可以随时制备富氢水；某些富氢水机制氢的原理也是将镁粒子加入滤芯中，反应产生的氢气随水流一起流出。金属镁方便经济，但不太稳定，因为镁易氧化，导致效果下降。此方法能快速方便地制造氢水，但为保持产氢效率，必须定期清洗或更换材料。氢化镁作为制备氢水的材料，可以提供更高的氢气产量，同时氢气稳定性高、使用更安全 $[MgH_2+2H_2O \Longrightarrow Mg(OH)_2+2H_2 \uparrow]$。相类似的材料还有氢化钙等。镁、钙本身也是人体需要的重要元素，显然对人体而言相对安全，但需要注意血液镁离子浓度过高产生的问题。

另外，还有其他形式的氢供体材料用于产生富氢水。比如富氢水瓷片，这类产品主要是由陶瓷、硅酸盐矿物等基础材料融合镁合金、锌合金压制成型的。富氢水瓷片可应用于功能水杯、功能水壶等。将富氢水瓷片置入杯内，倒入纯净水或白开水，通过与水反应，形成氢离子和氢氧根离子，氢离子结合后形成氢气释放并溶于水中形成富氢水。

（二）代谢动力学特点

饮用氢水后会通过消化道和门静脉系统进入血液循环，并到达全身各处。人体试验表明，饮用氢水后，呼出气体中氢气浓度迅速升高，10 ～ 15min 至最高浓度，此后氢气浓度下降，60 ～ 150min 降低至初始水平。Shimouchi 等研究认为，饮用氢水后氢气在上消化道的分压迅速增加，并扩散至消化道黏膜下血管中，并随后呼出。进一步的数据分析表明，饮用氢水中 72% 的氢气随呼吸排出体外，0.1% 的氢气通过全身皮肤排出体外，据此推测，至少 20% 的氢气被人体消耗。研究比较了不同的氢水饮用体积（100ml、200ml 和 300ml）、不同的氢气浓度（0.21mmol/L、0.41mmol/L、0.58mmol/L）等对呼出气体的影响。随着饮用氢水体积的增加，呼吸气中氢气峰值浓度增加；浓度越高，呼出气体中氢气浓度也越高。饮用 300ml 0.4mmol/L 氢水，呼出气体中氢气浓度可达 36ppm 以上。也有实验测得饮用 300ml 1.2mg/L（0.6mmol/L）氢水，呼出气体中氢气浓度可达 56.8ppm。饮用氢水后呼出气体中氢气浓度差异可能与体重、饮用氢水浓度和速度以及饮食或禁食情况导致的初始氢气基线水平不同等有关。

研究者们在动物实验中也测得了饮用氢水后的相关数据。大鼠灌胃 4ml 富氢水，5min 内心房血中氢气浓度达到最高值（4μmol/L），并于约 30min 回到基线水平；主动脉血中氢气最高浓度约为心房血的 1/10，而当在采血时夹紧气道，主动脉血中氢气浓度与心房血中基本一致。这说明大量氢气会通过呼吸排出体外。各组织中氢气浓度检测结果显示，肝脏中氢气的最高浓度远高于肾脏。另一篇文献显示，大鼠（体重约 230g）灌胃 3.5ml 0.8mmol/L 的氢水，3min 后心脏静脉血中氢气浓度可达 5μmol/L。Liu 等检测发现，灌胃氢水后氢气在大鼠脾、胰腺、肠道及肝中的浓度较高。

以上数据表明，饮用氢水会直接作用于消化系统，在胃肠道、肝等部位达到较高浓度。由此提示可能对这些部位的疾病会产生更直接的影响，也有可能对肠道菌群产生一定影响。

三、口服氢供体产品

（一）固化氢食品

口服的氢产品以固化氢食品为主。固化氢食品多以氢化钙、氢化镁作为产氢原料，辅以碳酸氢钠及其他食品添加辅料加工而成，一般为片剂。与需要溶于水的"产氢片"相比，固化氢食品可以直接食用。固化氢食品在常温、干燥的环境下稳定存在，当经口进入人体后，可与水或消化道内的消化液进行反应，在一定时间内稳定释放氢气。产生的氢气则可通过消化道进入循环系统，再进入全身各处。

有些氢产品使用"负氢离子固化技术"，将负氢离子固化在可食用珊瑚钙上，形成氢化珊瑚钙，口服之后可长时间持续稳定地释放负氢离子（或氢气）。固化氢食品的性状稳定，携带方便，是摄取氢分子的一种便捷方法。

研究人员对氢化珊瑚钙的氢气生成及其抗氧化能力进行了测定。将 1g 的氢化珊瑚钙放入 15ml 的蒸馏水中，室温摇匀，在 0.5ml 释放的气体中检测到氢气。在前 2h 内，氢化珊瑚钙可稳定产生 4mg/L 的氢气，2h 后，氢气浓度有所下降，但可持续释放至少 4h。在以实验动物为对象的研究中，研究学者比较了大鼠灌服饱和富氢水与氢化珊瑚钙后的呼出气体中 H_2 的浓度。在前 2h 内，服用氢化珊瑚钙大鼠呼出气体中 H_2 的浓度是服用富氢水大鼠的 3 倍。在 8h 的检测时间内，与饮用富氢水相比，服用氢化珊瑚钙产生了更多的 H_2。对于氢化珊瑚钙抗氧化的研究表明，服用氢化珊瑚钙能够延缓快速老化型小鼠（SAM-P/8 小鼠）的衰老进程，增加其内源性抗氧化能力，延长 SAM/P-8 小鼠的寿命。通过 DNA 阵列技术对大鼠大脑海马体进行检测，发现服用氢化珊瑚钙的 SAM/P-8 小鼠，基因网络上调最显著的是自由基清除反应和分子传递；而与细胞死亡、癌症和细胞周期相关的基因则被显著下调，说明服用氢化珊瑚钙能够从基因表达网络层面上进行调控，发挥抗氧化及延缓衰老的作用。另一项研究探讨了氢化珊瑚钙对非酒精性脂肪性肝病(non-alcoholic fatty liver disease, NAFLD)的抗病作用。研究学者将氢化珊瑚钙应用于高脂饲料饮食诱导的 NAFLD 大鼠模型，饲喂 13 周，发现服用氢化珊瑚钙显著缓解了 NAFLD 大鼠的体重增加，改善了糖脂代谢，并减轻了肝脏脂质蓄积。氢化珊瑚钙有效改善了 NAFLD 大鼠肝脏的线粒体功能障碍，减少了氧化应激。

此外，还有厂商将固态产氢材料制备成食品，例如氢素压片糖果。压片糖果是通过产氢材料与淀粉、麦芽糊精等各种食品辅料复合，经常规压片工艺制造而成的食品。其中的产氢材料遇水后可释放氢气，可经胃肠道摄入氢分子。

固化氢食品无疑是一种摄取氢气的便携方法，然而该类产品的有效性和安全性仍需进一步证实。首先，固化氢食品产生的氢气含量及生物医学作用，可参考的研究数据有限，更缺乏临床试验的证据。其真实的抗病效果，还需要更多的数据支撑。其次，因固化氢食品制作工艺的需要，通常包含了碳酸氢钠、碳酸氢钾等成分，长期服用是否会对机体产生副作用，都需要严谨的科学证据。当然，固化氢食品的前景依然光明，我们期待固化氢食品能够坚持工艺创新，为我们带来更便捷、更安全的氢气食品。

（二）肠道微生物产氢前体

我们知道，人体大肠内的某些微生物能够对那些不能被消化吸收的糖类进行发酵代谢而生成 H_2。能够产生氢气的菌群包括厚壁菌门（phylum Firmicutes）和拟杆菌门（phylum

Bacteroidetes）的某些菌属。那么，如果增加这些种类的肠道菌群，或者服用产氢菌的代谢前体，或许也是一种机体供氢的可行方法。据研究报道，一些糖类（如阿卡波糖、低聚果糖和半乳糖蔗糖等）可以通过肠道菌群发酵产生 H_2。

α- 葡萄糖苷酶抑制剂是一种通过抑制双糖消化来，减少小肠对葡萄糖的吸收，从而减少餐后高血糖的药物。α- 葡萄糖苷酶抑制剂治疗的主要副作用是肠胃气胀，这是由不能消化的糖类被结肠细胞发酵时产生的。太田成男教授检测了健康人群服用阿卡波糖（一种 α- 葡萄糖苷酶抑制剂）后产生气体的成分，发现气体中 H_2 的含量大幅上升。太田成男教授推测，α- 葡萄糖苷酶抑制剂对糖脂代谢及心血管的有益作用部分归因于它能够通过增加胃肠道中 H_2 的生成来提高氧化应激的能力。

乳果糖是一种人工合成的双糖，由果糖和半乳糖组成，食用之后不能够被人体吸收。据报道，食用乳果糖后，可在肠道微生物发酵的作用下产生大量内源性 H_2，对大鼠的肝脏再生和脑缺血再灌注产生有益影响。此外，乳果糖还可增加肠道短链脂肪酸和甲烷的产生，增加仔猪肠道菌群的多样性。如果同时食用富氢水和乳果糖，还能够对仔猪因真菌毒素导致的腹泻产生保护作用，降低回肠食糜中大肠埃希菌（ E. coli ），升高双歧杆菌（ Bifidobacterium ）的菌群数量。

L- 阿拉伯糖是一种天然的植物多糖，通常能够从植物胶、玉米秸秆或甜菜中提取获得。给实验小鼠灌服 L- 阿拉伯糖可立即使小鼠肠道产生 H_2，并对高脂饮食诱导的代谢综合征具有缓解作用，能够抑制体重增加、缓解胰岛素敏感性受损、降低肝脏脂肪变性和血脂异常。

（三）富氢水瓷片

这类产品主要是由陶瓷、硅酸盐矿物等基础材料融合镁合金、锌合金压制成型的。富氢水瓷片可应用于功能水杯、功能水壶等。将富氢水瓷片置入杯内，倒入纯净水或白开水，通过与水反应，形成氢离子和氢氧根离子，氢离子结合后形成氢气释放并溶于水中形成富氢水。

四、氢注射产品

（一）饱和氢气注射液

饱和氢气注射液的制备与饮用氢水类似，但要求更为严格。因是注射所用，需要达到无菌无热源的注射用品要求，也需要通过规范严格的临床安全性验证。饱和氢气注射液应用于临床的优点：①因注射品的审查严格，能够保证产品的质量及含氢量，同时注射由专业人员操作，能够保证氢气确实摄入机体内。②能够较准确地控制氢气摄取量，保障了定性、定量的研究及应用。在以实验动物为对象的研究中，注射饱和富氢生理盐水是常用的给氢方法之一。研究表明，注射饱和氢生理盐水在缺血 / 再灌注损伤、NAFLD、哮喘、放射线损伤等疾病中均起到缓解保护作用。

我国较早进行注射富氢生理盐水方面研究与推广的是中国人民解放军海军军医大学孙学军教授团队。2009 年，该团队利用富氢生理盐水探讨了氢分子对新生儿缺氧 / 缺血性脑病的保护作用，并发表了相关文章。而后，在缺血 / 再灌注损伤、脑出血、肾结石、肝损伤、糖尿病等领域发表大量论文，证实注射富氢生理盐水的生物医学作用。

临床使用的饱和氢气注射液的研究来自日本的居多。日本 Miz 公司研制的无损加氢装置，是一种将氢分子从容器外部添加到诸如静脉注射溶液、透析液、液体药物或器官储存溶液等溶液中的装置。对于有严格质控需要的注射制剂而言，它的优点是可以在不破坏产品包装的情况下，直接将氢分子添加到溶液产品中（详见 http：//www.e-miz.co.jp/english/technology.html#non_destructive）。利用该技术，日本的研究学者开展了一系列临床试验。一项开放标签、前瞻性、非随机的研究对 38 例急性缺血性脑卒中住院患者的研究显示，静脉注射富氢葡萄糖电解质溶液对急性脑卒中患者是安全的；对同时接受纤溶酶原激活物治疗的患者而言也是安全的。对于脑干梗死急性期的患者，同时注射饱和氢生理盐水和依达拉奉联合治疗，比单独使用依达拉奉的效果更好。另一项随机、双盲、安慰剂对照研究表明，对于类风湿关节炎患者而言，静脉滴注饱和氢生理盐水是安全的，并能够显著降低关节炎评分。

（二）富氢透析液

除静脉注射的富氢注射液外，利用渗透原理，还可制备富氢透析液，应用于血液透析和腹膜透析。来自日本东北大学的 Nakayama 团队招募了 21 名透析患者使用富氢透析液，进行了为期 6 个月的连续使用（每周 3 次），发现富氢透析液对患者没有产生任何副作用，且患者透析后的收缩压明显下降，并改善了炎症。而后，他们对 140 例患者进行富氢透析液（30 ~ 80ppb）治疗 12 个月后，发现富氢透析液可减少每天的降压药物需求剂量，缓解透析所造成的疲劳和皮肤瘙痒，提高慢性透析患者的生活质量。富氢透析液能够缓解患者的系统性氧化应激，改善高血压，缓解疲劳和皮肤瘙痒，改善透析患者的生活质量。

五、其他氢供体产品

（一）氢水沐浴或局部涂抹

从富氢水中摄入氢气的途径不止有饮用一种。由于氢气的扩散性强，利用富氢水进行沐浴或者局部涂抹，可以使氢分子经由皮肤摄入体内。氢水沐浴需要对浴缸内大体积的水（150 ~ 300L）进行加氢处理，单次处理水量较大，技术要求较高，但氢水沐浴对一些过敏或者皮肤病患者而言是最佳的摄氢方法。氢水沐浴能够显著改善皮肤状态。日本广岛大学生命与环境科学系与日本 Chugoku 电器制造株式会社招募了 6 名受试者参加了一项为期 3 个月的氢水沐浴试验，通过第 90 天与试验前颈和背部皮肤的比较，发现其中 4 名受试者颈和背部皮肤皱纹明显减少。研究提示，氢水沐浴可通过清除活性氧缓解紫外线对皮肤的辐射损伤，并具有抗皱效果。此外，氢水沐浴还可缓解运动后的肌肉酸痛，改善毛细血管血液循环，促进全身血液循环。氢水沐浴缓解皮肤病的研究较多，结果较为显著。研究显示，氢水沐浴对银屑病和银屑病旁斑、斑疹、扁平苔藓及黄褐斑均有一定的治疗或辅助治疗作用。

泡浴所需加氢处理的水量较大，若使用专门的氢浴机或氢水机难免有所困难。可使用产氢片制作富氢水供沐浴所用。市面上现有的产氢片遇水可迅速溶解，并在一段时间内持续释放氢气。虽然其实际释放的氢气含量有待检测，但不失为一种氢水浴方便快捷的方法。此外，多个厂商开发研制出氢花洒等产品，通过浴室的结构在水管处放置氢气发生器进行制氢，制好的氢水直接通过花洒进行沐浴，或者对花洒的结构加入制氢模块，使进入到花洒的水能够瞬间产生高浓度氢气，大大提高氢水沐浴的便捷性。氢花洒的研制对技术要求比较高，能否保证氢水中的氢气稳定在一定浓度范围，并在浴室环境内安全使用，是该类产品广泛推广的必要条件。

（二）氢美产品

除了氢水沐浴，利用氢水局部涂抹也是一种具有针对性的皮肤氢疗法，由此开发研制了"氢足浴""氢面膜"等产品。韩国崇实大学的研究人员利用化妆用氢粉进行临床试验。结果发现，与对照组相比，使用氢面膜的志愿者皮肤弹性增加了 15%，皮肤下垂减少了 4.53%，肤色改善了 4.86%。这些结果表明，氢面膜具有良好的抗衰老和美白效果，可被用作改善皱纹和皮肤美白的功能性化妆品成分。对于有"泡脚"习惯的国人，可以考虑使用氢水中药加氢泡脚片。该产品是将固态产氢材料与中草药结合，使用时通过放置温热水中泡脚，让身体透皮吸收同时吸收氢分子和中草药精华，实现保健养生的效果。

（三）氢舱

气态氢气也很容易被皮肤吸收。由此开发的"氢舱"产品，是将全身或局部密闭在一定浓度的氢气环境中，使氢气通过皮肤途径进入人体，能够实现对皮肤或全身的氢气治疗。氢舱设备的集成安全性要求高，方案成本高；因安全因素考虑，氢舱中的氢气浓度需要严格把控。因此，该类产品适用于美容养生馆等场所。有些产品在制氢的基础上，配置了近红外线加热模块，能够同时进行全身红外线理疗和氢气干预，例如氢分子免疫健康舱，结合了氢分子、近红外线理疗、音乐疗法、光疗法。通过近红外线等理疗方式打开人体微循环，提高氢气吸收的效率，从而达到更优氢分子保健效果。

（四）局部黏膜滴注 / 灌洗

利用饱和富氢生理盐水进行鼻腔灌洗是一种局部黏膜给药的方法。我国的研究学者对此进行了随机、双盲自身对照研究。研究招募了 20 例中重度变应性鼻炎患者，先后采用生理盐水及富氢生理盐水灌洗鼻腔，做随机双盲自身对照研究，发现治疗过程中无不良反应出现，利用富氢生理盐水鼻腔灌洗能够缓解中重度变应性鼻炎的临床症状。

（刘伯言　陶鸽如　秦树存）

第二节　氢供体产品应用

一、内用氢供体产品

氢生物医学研究为相关产品的研发提供了依据，氢供体产品的完善和推广也为大众了解和接受氢医学提供了条件。目前来说，氢健康产业的发展才刚刚起步，氢健康产品被大众广泛接受和使用还需要一定时间。

目前已有不同种类的氢供体产品得到了应用，包括内用产品，使氢气通过吸入、饮用、注射等方式进入体内；外用产品，通过沐浴、外敷等方式，让氢气直接作用于身体表面。

（一）氢气吸入产品的应用

氢气吸入产品有吸氢氧机和吸氢机。根据产出气体的流量，吸氢氧机又可分为高流量吸氢氧机和低流量吸氢氧机。高流量吸氢氧机的流量一般为 3L/min。目前也有厂家推出了低流量的便携式氢氧仪，可产生 20 ～ 60ml/min 的氢氧混合气。

市面上的另一大类氢气吸入产品是吸氢机，机器将氢氧分离，只将纯氢气供人使用。因为吸入纯氢时氢气需要与空气混合，考虑到混合后氧气的浓度以及使用的安全性，一般流量较低。对于低流量的吸氢机，我们吸入的气体中氢气浓度如何呢？我们可以大致进行估算：每次吸气用时 2s，吸入 500ml 左右气体。吸氢机氢气流量为 60ml/min，即 1ml/s。当通过鼻管吸氢气时，每次吸气 2s，吸入了 2ml 氢气，共吸入 500ml 气体，即 0.4% 左右浓度的氢气。

吸入的氢气首先进入呼吸系统，因此被认为对多种呼吸系统疾病［如哮喘、冠状病毒感染性疾病（如 COVID-19）、慢性阻塞性肺疾病等］非常有益。此外，吸入氢气疗法也对缺血 / 再灌注损伤、肝脏相关疾病多种代谢性疾病可以产生有利作用。

2020 年 2 月，我国已有氢氧雾化机相关产品获批三类医疗器械，流量为 3L/min，辅助用于需住院治疗的慢性阻塞性肺疾病急性加重期成人患者的症状（包括呼吸困难、咳嗽、咳痰）改善。

2021 年 1 月 5 日，山东省医疗保障局根据《山东省新增医疗服务价格项目管理办法》规定，经组织专家评审论证，新增部分医疗服务价格项目，修订现行部分医疗服务项目价格，新增了氢氧混合雾化吸入的收费标准，且纳入山东省医保范围。

2021 年 11 月 26 日，吉林省医疗保障局在吉林省人民政府网站正式刊文，"氢氧混合气吸入治疗"被纳入 2021 年新增部分医疗服务，氢氧混合气体吸入治疗项目按次收费，项目内容为使用一次性鼻氧管吸入氢氧气雾化机（浓度：氢气 66.6%+ 氧气 33.3%），使用时长为 30min。

2022 年 5 月 17 日，国家药品监督管理局医疗器械标准管理中心官方网站发布了《2020—2021 年医疗器械分类界定结果汇总》。在建议按照三类医疗器械管理的产品中，第 85 条、第 86 条分别为"氢氧治疗仪"和"医用制氢机"。"（八十五）氢氧治疗仪：由电控系统、水箱（含水源离子交换树脂纯化滤芯）、氢氧生成模组、散热风扇、输送管道和壳体组成。通过电解纯水，生成氢气和氧气供患者吸入。氧气可用于帮助呼吸困难的病人进行自主呼吸，维持心肺功能，缓解病人的心肺负担。氢气可用于改善高氧导致的 II 型肺泡上皮细胞氧化损伤，从而对肺损伤发挥保护作用。分类编码：08-00"。"（八十六）医用制氢机：由电控模块、水电解槽模块、气水分离装置、水箱、湿化杯和呼吸管路组成。通过电解水生成氢气，氢气通过呼吸管路供患者吸入。用于慢性阻塞性肺疾病稳定期的成人患者的辅助治疗。分类编码：08-00"。

2022 年 7 月 13 日，国家药品监督管理局医疗器械标准管理中心官网发布了《2022 年医疗器械分类界定结果汇总》。在建议按照 III 类医疗器械管理的产品中，包括了"（十七）氢气治疗仪：主要由储水箱、电解槽、电解电源、体干燥过滤系统、控制及报警系统组成。通过电解槽电解水产生氢气供患者吸入，或产生富含氢气的水供患者饮用。用于脑缺血、肺缺血、风湿类关节、结肠炎、胰腺炎、牙周炎、急性肝损伤、脓毒症的辅助治疗。分类编码：09-08"。

管理部门也指出，"产品的分类界定结果是依据现有的监管政策、现行分类目录，基于现阶段科学认知和共识，根据申请人提供的资料，经研究综合得出。汇总公布的分类界定结果不代表对其产品安全性和有效性的认可，仅作为医疗器械产品注册或备案的参考。结果中产品描述和预期用途是用于判定产品的管理属性和类别，不代表相关产品注册或备案内容的完整表述"。

2022年12月14日，山东省卫生健康委员会下发《关于公布山东省第十四批适宜卫生技术推广项目的通知》，"氢氧气混合吸入在止痛中的诊疗应用"成为山东省第十四批适宜卫生技术推广项目之一。将氢氧混合气用于止痛开辟了氢气医学新的应用领域。作为一项创新技术，氢氧气混合吸入使用方便、简单，适合在社区卫生服务机构、乡镇卫生院和村卫生室推广应用，有利于促进县（市、区）级医疗卫生机构学科的高质量发展。

日本于2016年界定2%氢气吸入18h作为心脏骤停的治疗手段，并将吸氢机列入医疗器械先进医疗设备B类。

以上相关文件表明通过吸氢氧机进行的"氢气疗法"得到了越来越多的官方关注和认可。

（二）饮用富氢水产品的应用

饮用氢水是氢气应用于人体最常见、最方便的方法。目前市面上已经可以买到多种含氢包装饮用水。在氢水的制造方面，微气泡技术已成为气液混合技术的主流，溶解度高且稳定性好，同时也适合工业化生产分装。氢气分子量小，容易逸出，其包装一般使用铝制材料。在我国，氢气已被认可作为食品添加剂辅剂，出现在正式颁布的国家标准中，在日本、欧盟、美国，氢气也被列为安全的食品添加剂。氢气含量是富氢水的关键指标。有研究检测了目前市面上罐装富氢水中氢气的含量。对市面上7种罐装富氢水进行检测，结果表明不同产品中氢气含量相差较大，从0.8mg/L至6.2mg/L不等，能相差近8倍。

氢水也可以用氢水机或氢水杯随时制备。有的产品采用电解水机进行改进，或者利用金属镁产氢制作氢水。现在以物理溶氢为核心的氢水机已成为主要产品。也有新产品可以产出一定温度的氢水，方便不习惯饮用常温水的人群，甚至用于泡茶。

饮用氢水直接作用于消化道，同时氢气也可进入门静脉系统，通过肺循环进入肺部，随呼吸排出体外。因此，目前倾向于认为饮用氢水更容易对胃肠道系统产生影响，也可以作用于心脏和肝脏器官。通过摄入氢水，可以对消化系统疾病（如胃食管反流病、肠易激综合征）等起作用，也可以对代谢性疾病（如代谢综合征、脂肪肝等）产生有益影响。

（三）固态可食用氢产品

固态可食用氢产品目前的原料选择有氢化钙、氢化镁等。这些氢化物固态产品进入体内以后与消化液接触产生氢气，具有携带方便、缓释氢气等特点。目前日本有企业生产以珊瑚钙为原料制备的氢化珊瑚钙产品，可以在胃肠道产生氢气。

珊瑚氢化钙是一种由珊瑚钙制成的固体产氢产品。珊瑚的化学成分与骨骼成分非常相似。珊瑚钙主要由碳酸钙（$CaCO_3$）组成，并含有少量镁和其他微量元素。氢化珊瑚钙是由珊瑚钙制成的多孔粉末，在800～950℃的高温下与氢气反应2～12h，主要产氢成分为CaH_2。氢化珊瑚钙通过以下反应生成氢气：$CaH_2+2H_2O \rule[0.5ex]{1em}{0.4pt} Ca(OH)_2+2H_2\uparrow$。

固态可食用氢产品在消化道发生反应并释放氢气，被认为可以在消化系统各类炎症疾病中发挥重要作用，同时也可以改善肠道环境、调控肠道菌群等。厂家也已经推出了主打助睡眠、护肤、抗衰老等不同需求的产品。

（四）注射和透析等产品

在医疗机构中经常用到生理盐水、透析液等医用液体。在氢医学临床研究中有许多将氢气加入这些医用液体中的报道。氢气本身具有极大的生物安全性，这为其临床应用提供了先决条件。同时，与吸入氢气相比，将氢气加入医用液体中规避了实际应用中的爆炸风险。除此以外，与呼吸、饮用等摄入氢气的方式相比，富氢生理盐水注射等方式可以较为准确地控制氢气剂量。以上优点都适于氢气的临床应用。随着生产和储存技术的发展，医用富氢液体将会在临床中发挥更大作用。

二、外用氢供体产品应用现状

除了内用氢气产品外，外用氢气相关产品目前也以不同的形式在多个领域得到了应用。这些产品包括氢水洗澡产品、氢水洗脸产品、氢水泡脚产品、氢水鼻腔冲洗液等，他们具有不同的特点和优势。

（一）氢水洗浴（洗澡、洗脸、泡脚等）产品

氢水洗浴产品是得到富含氢气的水，将其用于身体表面。制备氢水的方法可以分为产氢制剂法、电解水法、物理混合法等，并由此衍生出众多产品。

氢水泡浴可以采用产氢制剂。把能产生氢气的制剂投放在浴缸中，制剂中所含的产氢物质可以和水迅速反应产生氢气，比如镁、氢化镁、氢化钙等材料。产品制剂为压片状或粉末状等。在实践中，产品也在不断改进，比如材料的稳定性、材料的保存、材料的成本、产氢速度是否适中、副产物对人体的安全性等。相信随着技术的发展，这种方便易用的制氢方式可以进入千家万户。

在日本等地，很早就采用电解水的方式制备泡浴用的氢水，这种方式技术上较为成熟，但产氢效率及制得的氢水中氢含量一般较低。

目前一些公司也开发出了微气泡混合氢技术的洗澡设备。这种设备可以与热水管路连接，通过微气泡技术混合，氢水产量较高，可以满足泡浴和淋浴的需要。这种技术在未来可能会得到更广泛的应用。

以上各种产品也可以用于洗脸、泡脚等。

（二）外敷产品

氢气有很强的扩散能力，能透过皮肤进入体内，除了富氢水洗浴外，局部外敷也是一种氢气外用方式。

富氢水直接用于外敷是最简单的应用方式。在日常生活及相关文献中，有很多将富氢水直接外敷的报道。此外，一些贴片中含有产氢材料，可以在局部逐渐释放氢气。这些产品可以长时间直接将氢气释放于作用部位，尤其为许多炎症性皮肤病提供了非侵入性的治疗方法。

（刘伯言　秦树存）

第三节　氢供体产品标准和市场准入

标准化是提高产品质量的保证，是推广新技术、新成果的桥梁，是组织现代化生产的重要手段和必要条件。标准的制定可以避免行业内的无序竞争，促进行业整体发展水平和产品质量的提升。根据制定主体及范围的不同，氢产品标准可分为国家标准、行业标准、团体标准等。国家标准和行业标准的制定主体是国务院有关行政主管部门，团体标准由来自民间的社会团体组织制定，相关市场主体共同参与团体标准的制定过程。在氢气生物医学产品方面，目前尚无专门的国家标准和行业标准，只有一些行业协会商会组织制定的团体标准。

一、国家标准

国家卫健委于 2014 年 12 月发布了氢气作为食品添加剂的国家标准，《食品安全国家标准　食品添加剂　氢气》（GB 31633—2014），并于 2015 年 5 月实施。本标准适用于裂解、电解后经提纯生产的食品添加剂氢气。在《食品安全国家标准　食品添加剂使用标准》（GB 2760—2014）中，将氢气归类为"可在各类食品加工过程中使用，残留量不需限定的加工助剂"。此标准中，食品工业用加工助剂的使用原则为：加工助剂应在食品生产加工过程中使用，使用时应具有工艺必要性，在达到预期目的前提下应尽可能降低使用量；加工助剂一般应在制成最终成品之前除去，无法完全除去的，应尽可能降低其残留量，其残留量不应对健康产生危害，不应在最终食品中发挥功能作用；加工助剂应该符合相应的质量规格要求。

目前含氢气的包装饮用水等产品应遵循此标准。同时，国家监管部门目前尚未颁布权威的对于富氢水产品生产销售许可的相关依据。

二、团体标准

近年来，国家大力推行标准化建设的进程，鼓励社会团体开展团体标准化工作。根据《中华人民共和国标准化法》的定义，所谓"团体标准"是指行业协会商会等社会团体协调相关市场主体共同制定，满足市场和创新需要的标准。越来越多高质量团体标准的制定为进一步发展成为行业标准、国家标准打下了基础。《中华人民共和国标准化法》规定，行业协会、商会作为社会团体可以向国务院标准化行政主管部门提出强制性国家标准的立项建议。团体标准在实践中取得了良好的效果，有助于行业协会商会推动其上升为强制性国家标准。

目前已经公布的氢供体产品主要团体标准见表 7-1。

表 7-1　氢供体产品团体标准发布情况

标准编号	名称	发布日期	团体名称
T/GDID 1007—2018	电解富氢水杯	2018-12-20	广东省企业创新发展协会
T/GDID 1008—2018	连续式电解富氢水机	2018-12-20	广东省企业创新发展协会
T/GDID 1009—2018	吸氢机	2018-12-20	广东省企业创新发展协会

续表

标准编号	名称	发布日期	团体名称
T/NAHIEM 16—2019	含氢包装饮用水	2019-12-05	全国卫生产业企业管理协会
T/NAHIEM 17—2019	氢水发生器	2019-12-05	全国卫生产业企业管理协会
T/NAHIEM 18—2019	纯水电解吸氢机	2019-12-05	全国卫生产业企业管理协会
T/HYBX 0011—2019	氢气外用贴敷包	2019-10-31	河南省营养保健协会
T/HYBX 0012—2019	多功能制氢机	2019-10-31	河南省营养保健协会
T/HYBX 0013—2019	便携式富氢水杯	2019-10-31	河南省营养保健协会
T/HYBX 0014—2019	氢浴包	2019-10-31	河南省营养保健协会
T/HYBX 0015—2019	富氢水喷雾器	2019-10-31	河南省营养保健协会
T/HYBX 0002—2020	氢气外用敷贴	2020-04-07	河南省营养保健协会
T/NAHIEM 34—2021	可食用固化氢粉	2021-09-09	全国卫生产业企业管理协会
T/SDJD 002—2022	家用氢气机	2022-10-10	山东省家用电器行业协会
T/SDJD 003—2022	饮用氢水机	2022-12-08	山东省家用电器行业协会

三、其他相关标准

2016 年 9 月，日本的 Shigeo Ohta，韩国的 Gae Ho Lee，中国的孙学军、秦树存，以及美国的 Tyler W. LeBaron 等共同发起成立了国际氢标准委员会（International Hydrogen Standards Association，IHSA），致力于制定氢医学相关国际产品标准，以促进国际氢医学的产学研发展。

2017 年 9 月 15 日，国际氢标准委员会公布了氢水推荐标准（IHSA comments on the world-wide certification of drinkable hydrogen water）。这是针对氢水产品的一项建议标准，没有强制性，可以作为学术研究和企业产品的重要参照。在此标准中，氢气浓度的检测方法推荐使用气相色谱法，前处理为在密闭容器中使氢气从水相释放到气体相。同时，也采用氢电极法作为第二种方法。

关于氢水中氢气浓度的单位，IHSA 使用 mg/L，这将有助于减少使用其他单位带来的混乱。对于人们习惯的 ppm 等单位，IHSA 认为并不严谨。

对于产品中氢气的含量，IHSA 建议 1L 最大体积的产品水或 500ml 饮料，至少应提供 0.5mg 氢气。

此氢水推荐标准也可以推广至其他产氢产品。

四、市场准入现状

在氢气的安全性数据和生物医学效应的基础上，结合氢气的物理、化学特性，以及剂量的需求，许多从业者相继研发和改进了不同种类的氢健康产品，并随着规模的逐渐扩大，形成了氢健康产业。目前氢健康产品市场准入门槛低，品质良莠不齐，许多人由于使用了低质量产品而遭受了损失，甚至对氢气的效果也产生了质疑，这对氢健康产业的发展极为不利。

期待更多有责任心的企业积极践行团体标准，制定更为严格的企业标准，对更多的产品进行国家医疗器械申报、保健食品申报，推进氢健康产品的规范化发展。

（刘伯言　秦树存）

第四节　氢供体产品应用展望

一、传统材料产品既要满足市场又要提质增效

（一）如何提高产品质量和效果

基于国家知识产权局专利数据库，检索 2008 ～ 2021 年的氢生物学相关产品的发明专利和实用新型专利，共检索出 3224 件，其中发明专利 1349 件，实用新型专利 1875 件（图 7-4）。我们可以看出，在 2010 年之前，只有零星的专利申请；之后到 2014 年，专利申请数量稳步增长；在 2014 年之后，申请专利数量进入迅速增长阶段；在 2017 ～ 2019 年虽然有些下滑，但之后又开始回升，处于较为稳定的状态，每年发明专利申请接近 200 件，实用新型专利 300 件以上。

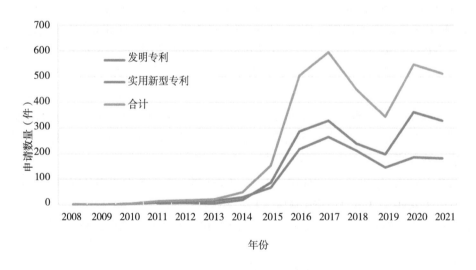

图 7-4　历年氢生物学相关专利申请数量

对实用新型专利整体情况进行分析，大致可以看出，氢生物学产品正在向提质、增效、产品多样化方向发展。最早只有富氢水杯、富氢水机等传统氢产品，如今已发展出富氢喷雾美容仪、足浴盆、沐浴花洒、面膜、口罩、敷眼贴等种类繁多的产品。在应用领域方面，已涵盖家用产品（如家用氢水机）、医用产品（如医用吸氢机）、实验室设备（如实验动物供氢装置、细胞培养供氢装置）、农业领域设备（如灌溉装置、植物水培装置）、食品领域设备（如果蔬保鲜箱）等。

对发明专利整体情况进行分析，可以看出，新的技术方案不断提出，如超饱和富氢水的制备方法、缓释氢气新材料的研发和应用、新型包装材料的研发和应用、氢气新应用领域的扩展（如减少采后蔬菜及水果中亚硝酸盐积累的富氢降解剂及其制备方法和应用），这些新进展和新应用为氢气产业发展的深度和广度奠定了基础。

（二）其他

很多氢生物医学相关的专家学者也提出了一些新产品的设计思路，可以为从业人员提供参考。

Pathik Sahoo 提出了一种含有释氢光催化剂的防晒霜产品构想，用于预防和治疗运动员的肌肉、神经和皮肤相关损伤。将产氢光催化剂掺杂在水凝胶中，接受阳光之后在催化剂存在情况下，把汗液中的水分解，产生氢气。这种防晒霜不仅能吸收紫外线，还能利用紫外线分解水分，产生的氢气对局部皮肤损伤具有预防和治疗作用，同时氢气也可以进一步扩散进入人体产生更多的全身效应。采用传统的吸氢气、喝氢水、沐浴等方式，氢气在体内停留时间较短，通过这种光催化的产氢方式可以持续获得释放的氢气。其直接作用于皮肤、肌肉等部位，尤其适合运动员等容易发生肌肉损伤的人群。

二、新型材料创新的研究方兴未艾

近年来，纳米药物技术是近年来药物制剂技术中比较热门的一类新兴领域，纳米材料制剂具有分子量小、体积小、穿透性强、能产生靶向效应、能够快速到达病灶的优点，已在许多疾病中取得了良好的治疗效果。由于纳米材料独特的物理化学性质，使其在氢生物医学领域大放异彩。通过对纳米材料储氢、释氢行为进行一定程度的控制和检测，结合材料本身的物理化学特性，纳米释氢材料在控制肿瘤、代谢性疾病方面的作用也得到了初步证实。此外，结合疾病特性，可采用不同策略以得到最优的治疗效果，包括持续产氢、酸反应产氢及氢热疗法等。可以说，纳米释氢材料具有最大限度地发挥氢医学效应（图 7-5）的特点，有望实现精准氢医学的灿烂前景。

（一）内用纳米材料

1. 持续释氢材料　金属镁（Mg）作为具有前景的骨科和心内科医用置入材料，主要是因为其具有较高的生物相容性和生物降解性。同时，Mg 在生物降解过程中可生产氢气。四川大学杨帮成教授团队将镁金属（P-Mg）经过阳极氧化和热处理，得到覆盖有 MgO 的 AO-HT-Mg 材料，MgO 层在生物降解过程中起保护作用，可减慢 Mg 的降解及氢气的释放，达到持续释氢的效果。在大鼠乳腺癌模型中，相比于 Mg 金属在初期的快速释氢，AO-HT-Mg 则表现出持续的氢气释放及对肿瘤更为长期的抑制作用。

2. 酸反应释氢材料　酸反应释氢材料是指纳米材料在 pH 较低的酸性环境中释放氢气，而在其他环境中保持稳定状态。酸反应材料具有一定的靶向性，例如，肿瘤微环境的一大主要特征是 pH 较低，因此，可以使用肿瘤微环境中的酸环境作为内源性刺激因素来控制纳米材料的释氢行为。氨硼烷（ammonia borane，AB）是以一种具有储氢及酸性释氢的材料。深圳大学何前军教授团队利用介孔二氧化硅纳米颗粒装载 AB，形成比表面积大、生物相容性好、强氢键吸附的释氢纳米颗粒 AB@MSN，可选择性诱导肿瘤细胞凋亡，而对正常细胞和组织无明显毒性，具有良好的特异性治疗和良好的生物安全性。

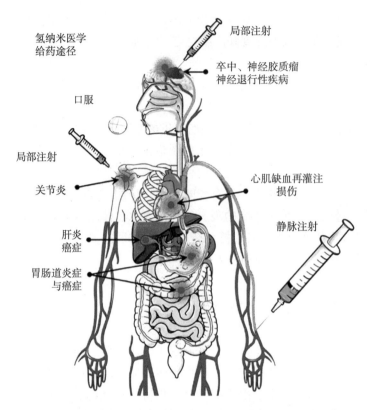

图 7-5　纳米供氢释氢新材料可以助力实现氢医学的精准给药

［引自：He QJ，Zhou G，Goshi E，et al. Micro/Nanomaterials - augmented hydrogen therapy. Advanced Healthcare Materials，2019，8（16）：1900463.］

与 Mg 相似，金属铁（Fe）纳米颗粒也具有酸反应产氢特性，但由于金属的生理稳定性差、反应速率高，需要增加其稳定性。利用羧甲基纤维素钠对 Fe 进行包裹制备形成的纳米颗粒 Fe@CMC 可在中性溶液中保持稳定，在弱酸性（pH=6.8）中与水发生反应释放氢气。在动物实验中，Fe@CMC 表现出良好的肿瘤靶向性及生物安全性。

除肿瘤微环境外，机体还拥有一处特征最为明显的酸环境，那就是胃。口服在胃酸环境中释放氢气的纳米颗粒，可在胃肠道局部持续产生浓度较高的氢气，对缓解治疗胃肠道疾病、胃肠道肿瘤及代谢性疾病更具优势。硼化镁（MgB_2）是一种高度稳定的惰性材料，但在酸性条件下能够水解生成 H_2。何前军教授团队以 MgB_2 为基础制备的纳米颗粒 MBN@PVP 在 pH=1.2 的环境中可持续释氢长达 8h。口服 MBN@PVP 联合静脉注射常规药物阿霉素，能够显著延长胃癌小鼠的生存时间；同时，氢化化疗不仅发挥了与化学治疗的协同作用，而且也减轻了化疗的毒副作用。另一种纳米释氢胶囊 AB@hMSN@PEG 是该团队设计并合成的一种氢纳米胶囊，将氨硼烷（AB）封装到中空介孔二氧化硅纳米颗粒中，进一步用聚乙二醇包覆成为药片，便于口服。这种口服纳米释氢材料能够实现在胃中持续和高浓度的氢气释放。动物实验表明，AB@hMSN@PEG 能够治疗早期代谢相关脂肪性肝病（metabolic associated fatty liver disease，MAFLD），缓解代谢功能障碍（如肥胖和糖尿病），且没有组织毒性。

3. 氢热疗法　金属钯（Pd）是一种氢化反应催化剂。其卓越的储氢能力、较高的近红外 -光热转换效率和良好的生物相容性，使得 Pd 具有氢医学新型材料的巨大潜力。何前军教授团队设计了一种氢化钯（PdH）纳米晶体，以实现氢医学与光热治疗的结合。Pd 纳米晶格约 $30nm^3$ 大小，可在 Pd 晶格中加入氢，形成 PdH。由于纳米材料较强的渗透性和保留效应，可以实现 PdH 被动肿瘤靶向。PdH 纳米颗粒在近红外区（near-infraed，NIR）具有较高的吸光度，可实现 NIR 响应的氢释放和光热治疗。氢热疗法具有比单一疗法（氢疗法或光热疗法）更优秀的协同效应，可显著抑制肿瘤细胞线粒体代谢，诱导肿瘤细胞凋亡，而对其他主要脏器不表现明显的毒副作用。为了获得具有更高载氢能力的纳米材料，何教授团队进一步开发了卟啉 -Pd- 有机骨架（Pd-MOF）纳米颗粒。Pd-MOF 的载氢能力升高，相当于 1 个 Pd 原子可装载 1 个 H 原子（Pd ：H=1 ：1）。PdH-MOF 纳米颗粒能够实现肿瘤靶向递送、光声成像引导和高负载氢的氢热治疗。在另一项研究中，武汉大学张先正教授团队也使用了氢温疗法治疗肿瘤和减轻炎症，他们利用聚多巴胺（polydopamine，PDA）和氨硼烷（AB）设计了一种协同纳米药物 mPDAB。聚多巴胺是一种具有生物相容性的光热剂，可有效地将光转化为热，可用于光热疗法。纳米药物 mPDAB 具有良好的光热疗效和抗炎作用，能够消除原发肿瘤，同时也减少了远端休眠肿瘤的复发。

（二）局部用药纳米材料

宋信文教授团队开发了一种局部氢分子递送系统，利用聚羟基乙酸共聚物［poly（lactic-co-glycolic acid），PLGA］微粒包裹 Mg，形成 Mg@PLGA MPs 颗粒。将 Mg@PLGA 颗粒在小鼠骨关节炎模型的膝关节附近进行肌内注射，可实现释氢材料的原位储存，并通过体液中 Mg 的钝化 / 活化循环介导，持续生成气态氢气，可有效缓解组织炎症，防止软骨破坏，并减缓骨关节炎的病理进展。

前述的 PdH 纳米颗粒，也可以通过局部给药的方式进行精准治疗。将 PdH 经双侧脑内注射于阿尔茨海默病（AD）模型的小鼠，可清除 AD 小鼠海马区羟自由基，改善线粒体功能障碍，促进细胞能量代谢，从而抑制 β- 淀粉样蛋白的生成和聚集，促进神经元能量代谢，进而改善 AD 小鼠的认知障碍。

（三）外敷纳米材料

如前所述，氢分子医学在预防皮肤相关疾病、美容护肤中取得了初步的成果。通常采用浸泡 / 氢舱的方式，使氢分子能够直接接触皮肤。然而，每日长时间浸泡氢水确实是费时且不方便的。由此也产生了利用新型纳米材料开发研制的"富氢面膜""发热消炎贴"等专利产品。这些专利产品通常包含产氢组分、控释组分及附加的营养组分。产氢组分由纳米化的产氢金属粉体和（或）金属化合物的混合物组成，遇水时会产生氢气，由控释组分控制产氢的反应速率，以达到氢气稳定释放的效果。

为获得更高效、更具针对性的氢纳米外敷材料，何前军教授团队研制了含氢氧化钛纳米棒（hydrogen-incorporated titanium oxide nanorods，HTON），并检测了其对糖尿病足部溃疡的外敷治疗效果。该材料采用金红石单晶结构，具有光敏催化性能，可实现利用葡萄糖的可见光催化功能。利用该材料外敷糖尿病足部溃疡时，可在局部消耗葡萄糖的同时产生大量氢气，抑制皮肤细胞的凋亡，促进其增殖和迁移，促进创面愈合。基于纳米材料制备的氢外敷材料，具有良好的临床转化前景。

　　虽然新型纳米释氢材料距离转化应用还有很长一段路要走，但纳米材料独特的物理化学性能，能够大幅提升氢分子的生物利用率。若能够解决材料的生物相容性以及生理毒性等重要的应用问题，那么基于纳米材料的氢生物医学将逐步成为靶向、可控及可持续的重要治疗手段。

（刘伯言　陶鸽如）

第八章

氢与中国传统医学

"气"是中医的灵魂，中医就是关于"气"的医学。"气"是总称，"炁（qi）"是"元气""真气"，"氣"是谷水产生的营卫气。《黄帝内经》说，"人有精、气、津、液、血、脉，以为一气耳"。人体有阳气阴精，阳主化气，阴主成形，人体阴阳为气、血、津、精、脉，气为阳气，后四者为阴，即阳气阴形（图 8-1）。

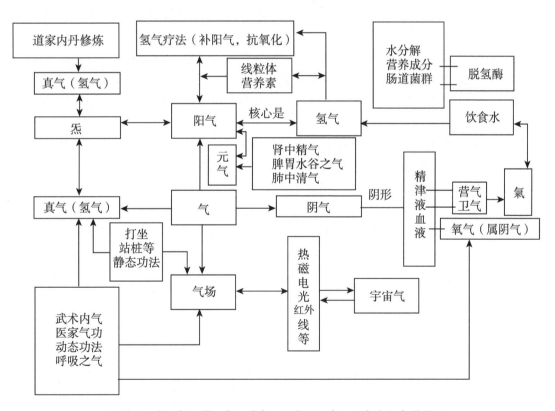

图 8-1　中医气、炁、氣、真气、元气、阳气、阴气与氢气的关系

笔者通过大量阅读分析气论学说，总结出气分三个层次：第一层次，气是阳气，核心是氢气；第二层次，气是阴形，精、津、液、血、脉，为阴气；第三层次，气是能量场，磁、电、热、光、红外线等看不见摸不着的气场，与身体外的宇宙能量场相互作用。

练功中体验到的"气"又与氢气是什么关系呢？道家内丹修炼的筑基是基础，打通任督二脉、奇经八脉、大小周天的气是氢气，主要是气的第一个层次。武术的外气、内气和医家气功动态功法为主的气是氧气、氢气、水等物理化学反应的综合体，是气的三个层次的叠加。打坐、站桩等静态功法的气是气的第三个层次（身体内外磁、电、热、光等）和第一个层次（氢气）的叠加。

氢气是连接中医和西医的桥梁，是沟通传统医学和现代医学的中介。

第一节 中医的"气"与氢气

一、中医的气

中国传统哲学概念的"炁"，有时也写作"气"，实际上与现代物理学意义上的气不尽相同。"气"是中国哲学、道教和中医学中常见的概念。在中医学中，气指构成人体及维持生命活动的最基本能量，同时也具有生理功能的含义。现代诠释"气"是流动的"信息－能量－物质"统一体。

《黄帝内经》中对中医"气"的解释："精化气"，"精"指天地之精，主要指大地产出的谷物中的精微，也包括天空大气中的精微。"化"是反应过程。"少火生气"，"火"同"热"，说明化气的过程产热，是化学反应。气是糖类等能量物质与空气中的氧产生化学反应的能量代谢。

气的物质基础包括生理体液及血液的走行，亦包括生命体所处环境中热光电磁场及其动态能量场，也包括大自然中宏观及微观（包括地球以及各个星系之间的相互作用）的力热光电磁场，这些所叠加在生命体生理心理基础上所形成的综合效应点、线、面、体，涵盖了时间以及空间的概念。

中医气的现代诠释：邓宇等在 1996 年指出，中医气是现代生物学已经发现和尚未发现的生命活性三要素，是"信息－能量－物质流的统一体"，广义波、多元混合物（体）。

二、氢气与中医的渊源

"炉心有氢气，人腹中亦有氢气，黄者能引氢气上达于肺，与吸入之氧气相合而化水，又能鼓胃中津液上行，又能统摄下焦气化，不使小便频数，故能治消渴，玉液汤，滋胰饮，皆治消渴之方，原皆重用黄芪"。论述中"黄者"指黄芪。这段话是近代中医泰斗张锡纯在治疗消渴症所创药方时推论出来的。他是近代中国第一个提出"人腹中有氢气"科学现象的中医，现在人都知道人体肠道会产生氢气，这也极大地论证了氢气的安全性。

黄芪是一种用途广泛且常见的中药材，在很多中医药方中都能看到它的身影，而对于它的描述，比如"常喝黄芪汤，防病保健康"，也暗示了它在老百姓心中的地位。黄芪一直被誉为补气"神药"，其补气（其实就是调动人体内氢气）的能力得到了中医界的一致认可。"气"就是器官组织的功能，气上来了，血脉就生发通畅，脏器就恢复正常运转。黄芪把人体小肠内的氢气调动起来，既促进气血运行，又调节内脏功能、加速新陈代谢，所以它可以强壮人的体质。

张锡纯认为，氢气在黄芪的调度下，"能鼓胃中津液上行，又能统摄下焦气化"，这句话中的两个动词，"鼓""统"都说明氢气对人体脏腑功能存在的积极作用。这是有记载的氢气和中医最早的渊源。

我国山东学者杜元伟在 2017 年，提出了人体存在组织液循环的假说，他结合"内功拳家"在修炼时产生的充气感和气流感，认为中医所讲的"真气与元气""正气和中气"，"既非实体，又非管道，仅是一种气的通道、髓道、间隙"，而在经络里运行的就是氢气。他认为，组织液或许就是中医所说的"气"，组织液循环的间隙通道就是经络，肌腱韧带筋膜也是运输管网。杜元伟提出了氢气主要沿着组织液传播的假说。气功状态下，全身温暖，血液快速运输到全身，氢气具有热能，氢气氧气充裕，全身热量充足。杜元伟采用了排除法，发现元素周期表中的气态元素中，只有氢气具有能量，化学性质上表现为易燃。氧气只是具有助燃作用，本身并没有能量。人类的能量代谢过程、葡萄糖等能源物质的释放，都是通过逐步脱氢实现的，因此他认为，由氢和氧气结合会生成水并释放大量能量，而水和氧气都是生命不可缺少的物质，可见氢气、氧气、水之间的关系是密不可分的。

氢气中医学应该研究的内容包括氢气中医药理学，氢气和其他药物的配伍方法，氢气治疗疾病效果的中医学解释，肠道内氢气和人体整体健康的关系，氢气和中医之"气"的关系，氢气分析在疾病诊断中的作用。

中医学有数千年的发展历史，阴阳学说是中医的基本理论，阴阳理论主要的内涵包括平衡和协调。而现代医学所描述的氧化和抗氧化平衡正是体现了这种观点。

以高血压为例，我们来看看中医的治疗思路：血压高了→为什么会高？→老中医"望闻问切"→到底哪里的毛病引起血压升高呢？（肝阳上亢？气阴亏虚？肾阴不足？气虚血瘀？痰浊阻滞？）→确定原因，开出中药配方（一般由十多种中药组成）→开始服用药物进行调理。可谓是"对因"治疗。

氢气是一种全方位的干预手段，针对高血压这个问题，根据研究成果我们知道，喝富氢水既可以减少血压升高对血管的伤害，及时保护血管，又可以纠正高血压引起的肝脏、肾脏问题以及血脂异常、肥胖，甚至精神焦虑问题。

很多研究证明，氢气也具有物质 - 能量 - 信息三重作用（图 8-2）。

三、氢气治疗就是补阳气

人体有阳气阴精，阳主化气，阴主成形，人体阴阳为气、血、津、精、脉，气为阳气，后四者为阴，即阳气阴形。《内经》记载"阴平阳密精神乃固"，"凡阴阳之要，阳密乃固"。也就是说，没有阳气就没有生命，万物生长靠太阳，因此，救阳，护阳，温阳，养阳，通阳，一刻也不能忘，名医李可救治 10 万患者，就是靠救阳。

《内经》说，"人有精、气、津、液、血、脉，余意以为一气耳"。

因此说，人体有阳气，气指的就是阳气，阴气指的是精、津液、血、脉等成形的组织。

阳气来源有二：一为先天性的，来自父亲和母亲，二为后天性的，主要由食物中吸收的水谷精气转化而来。而人的正常机体运转、工作、运动、性生活、情绪波动、适应气温变化、修复创伤等各项活动都是需要消耗阳气的。

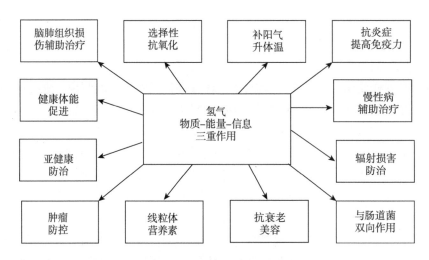

图 8-2 氢气的物质 - 能量 - 信息三重作用及其功效

阳气是人体物质代谢和生理功能的原动力，是人体生殖、生长、发育、衰老和死亡的决定因素。人的正常生存需要阳气支持，所谓得阳者生，失阳者亡。阳气越充足，人体越强壮。阳气不足，人就会生病。阳气完全耗尽，人就会死亡。它具有温养全身组织、维护脏腑功能的作用。阳气虚就会出现生理活动减弱和衰退，导致身体御寒能力下降。《内经》上称："人到四十，阳气不足。损与日至。"意思是随着年龄的增长，人的阳气会逐渐亏耗。

保阳气，益阴精。保养阳气和补益阴精，这是中医养生康复学的一条重要原则。万物之生由乎阳，万物之死亦由乎阳。人之生长壮老，皆由阳气为之主；精血津液之生成，皆由阳气为之化；所以，阳强则寿，阳衰则夭，养生必须养阳。但善养生者，又必须保其精。因为精盈则气盛，气盛则神全，神全则身健。

阳气作用，也可以对应氢气作用，因为阳气的核心是氢气，补氢就是补阳气。

1. 温养功能　阳气对于生命健康的重要作用，首先表现在其温养作用。阳气就跟太阳一样，太阳出来暖洋洋，人有阳气，身体才能暖暖和和的，这种温煦的功能，可以从人体中看出来，有些人就怕冷得很，甚至在夏天最热的时候都还觉得身上冷，我们通常就会说这种人"底火不够""阳气不足了"。相反，有些人就不怕冷，别人都穿两三件衣服了，他还只穿个单衣，这种人我们说他"阳气旺"，当然阳气上亢就不好了。

阳气可以温煦人体，还能温养人体。看看自然界，春天夏天，日照充足，气候温热，动物植物就活动能力强、生长迅速，但到了秋冬，天寒地冻，万事万物也就萧条萎靡，植物就枯枝败叶，动物就潜伏冬眠。人也是一样，《内经》将阳气这种温养功能高度地概括为"精则养神，柔则养筋"，人体阳气充沛，才能够精神饱满、充满活力、身手敏捷、身体强壮。相应地，如果成天精神萎靡，说话走路都费力，就是阳气不足，就不能起到阳气主导人体的作用。

2. 气化推动功能　阳气温养人体，这个养的作用到底通过什么方式实现的呢？这就涉及阳气对人体另外两个重要的作用，即中医所说的"气化"和"推动"作用。阳气的气化作用，简单地说，就是阳气有使物质发生变化的功能，在自然界最直观的例子就是在太阳光热的作用下，地上的水就被蒸发成水蒸气，水蒸气聚在一起，形成云，最后又可以变成雨降下来。

在我们人体，阳气的气化作用与之类似，用现代的话说就是新陈代谢，人体新陈代谢靠阳气气化作用来维持，吃进去的东西、吸进去的气，在气化作用下变成可吸收利用的物质进入人体，在人体内又在气化作用下合成人体有用的物质充养人体，同时分化出无用的代谢废物排出体外。

离开了阳气的气化作用，人体的新陈代谢就不能进行。人是由很多组织器官构成的，能活着依靠的是这些组织器官发挥正常的生理功能。那组织器官的功能又是靠什么来实现的呢？靠的就是阳气的推动作用。阳气这种推动作用，可以从自然界的潮汐形象理解，其根本原动力来源于日月。

3. 卫外固密功能　阳气还有"卫外"和"固密"的作用。中医很多概念很抽象，但又很容易从自然现象中形象地领会理解。中医说人的阳气"若天与日"，古人没有望远镜，肉眼能看到的天其实不超过大气层，大气层对地球的生命具有重要作用。一方面，有了大气层，外来的有害物质才不能够顺利到达地球，例如紫外线在大气层就被吸收了大部分，要是没有这层大气，光是紫外线就能导致地球生命灭绝，这种作用就是"卫外"；另一方面，大气层保护地球内部有用的物质不能随便流散，最典型的就是氧气、水分、热量，这种作用就是"固密"。阳气足就能防御大自然的风、寒、暑、湿、燥、热"六气"，提高免疫功能。

气学说是中医学的基础理论之一。气是科学范畴，是实体性物质，具能量且是高能。中医学的气可分三个层次，阳气其核心是氢气（H_2），更广的层次阴气是液晶态组织液、血液等，最大层次则泛指非肉眼可见的具有流动性、挥发性的一类物质，包括统称为气场的声、光、热、电、磁、粒子等物理场和化学属性的分子运动场。

氢气是阳气，氧气是阴气。

氢气轻所以上升到天上，氧气重所以下沉到地面，氧气和氢气相互作用产生植物和动物，其实单纯把道家的阴阳理解为氧气和氢气有点片面了，因为阴阳不仅讲的是大自然的表面现象，而且上升到了哲学层面，它描述的是对立统一的辩证法，无论是自然规律还是社会发展规律，无一不是阴阳对立统一相辅相成的。

热为阳寒为阴，天为阳地为阴，说明宇宙间所有事物皆对立存在，然而这种相对特性并非绝对，而是相对的。如上为阳下为阴，平地相对于山峰，山峰为阳平地为阴，但平地若相对于地底，则平地属阳地底属阴，阴阳的相对性关系是两者相互依靠转化的关系。

氢气为天之气，氧气为地之气；氢气为阳气，氧气为阴气；阴阳相合为水。

《素问·宝命全形论》中说道，"人以天地之气生，四时之法成"。所以氢气和氧气对人都是至关重要的，缺一不可。天地之气合而为水，水再孕育万物。人生命之初，精子卵子都是液态，胎儿也生活在羊水液态中，出生后呼吸氧气，吸吮奶水（水含氢气），来补充天地之气。

《素问·阴阳应象大论》还有一句重要的话，"阳化气，阴成形"。氧气属于阴，吸多会中毒，肿瘤等疾病都是阴太盛所致，氧气可以给正常组织和肿瘤组织同时提供能量，所有吸氧无益于肿瘤患者，但是氢气具有阳化气作用，尤其肺癌患者吸氢有益。徐克成教授《氢气控癌：理论与实践》一书提供了可靠的氢气疗法治疗肺癌的很多病例。

（秦速励）

第二节　氢医学与中医药结合的理论与实践

氢医学和中医药均是研究天然物质治疗人类疾病的医学学科。氢气被证实具有维持氧化还原平衡、免疫平衡等多方面的作用，这与中医药强调的"阴阳平衡"观念不谋而合。同时，氢气对机体整体的调理作用被证实，这与中医养生学观点相一致，氢气作为一种保健食品也逐渐受到大家青睐。近年来，中医药与氢气联合治疗疾病的研究成果屡有报道，氢气在中药的生长、吸收、效用、代谢等多方面发挥着重要作用。本节通过对现今氢医学与中医药结合的研究现状进行总结与分析，从理论源流、药学作用体系以及治疗疾病现状等方面进行阐述，以期为进一步的研究探索提供一定思路。

一、汇氢入中：氢与中医药结合理论源流

（一）氢中医理念

氢气于 1766 年首次由英国科学家卡文迪什发现，原意为"轻气或名水母气：轻气生于水中，色味俱无，不能生养人物；试之以火，有热而无光，其质为最轻"。叶蕙、吴世英通过会意法将其译为"轻气"，后世取"轻"字右部，表示"轻"的属性，又加入偏旁"气"，表示常态下具有气的属性，初步描述了氢气的固有性质。

我国中西医汇通学派创始人张锡纯在《医学衷中参西录》中记载"尝因化学悟出治消渴之理。今试以壶贮凉水置炉上，壶外即凝有水珠，恒至下滴。迨壶热则其水珠即无。盖炉心必有氢气上升，与空气中之氧气合即能化水，着于凉水壶上，即可成珠下滴。迨壶热则所着之水，旋着旋即涸去，故又不见水。人腹中之气化壮旺，清阳之气息息上升，其中必挟有氢气上升，与自肺吸进之氧气相合，亦能化水，着于肺泡之上，而为津液。津液充足，自能不渴"，描述氢气的化学性质与中医"清阳之气"相关。而近代医家彭承祖所著《圆运动的古中医学》记载，"氢气性往上浮，能自己燃烧，火气也……"在中医五行理论中，"火曰炎上"，凡具有温热、升腾作用或性质的事物均归属于火。宇宙间大气之氢气往上浮，可燃烧，具火性。而氢又从"水"中所化生，生于水，却又有火之性，实乃水火之中气，进一步将氢气与中医五行理论相结合。上海中医药大学附属龙华医院于观贞副教授报道，氢水和中药联合对肿瘤的治疗效果显著，为此提出了"氢中医"的理念。之后，河北中医学院、福建中医药大学等多所高校及科研院所和团队针对氢气结合中医药进行大量研究，氢中医自此逐渐走入大众视野。

（二）中医整体论特征——维持氧化还原平衡稳态与中医治病重调理

氧化应激是机体损伤最重要的病理因素之一，本质是机体氧化还原失衡的一种状态。生理情况下，机体氧化还原作用在一定范围内达到动态平衡，使活性氧及自由基浓度保持在极低水平，不会对机体造成损害，称为氧化还原平衡。氧化还原平衡是维护人体内环境稳态的重要保障。而从中医学的角度论述机体，《黄帝内经》记载"阴阳者，天地之道也，万物之纲纪，变化之父母，生杀之本始，神明之府也，治病必求于本"，"阴平阳秘，精神乃治"，"阴阳离决，精气乃亡"，提示阴阳平衡是人体健康的根本。由此可见，氧化还原平衡和阴阳平衡对于人体的意义是相通的，同时应该认识到氧化－还原与阴－阳并非唯一对应。王琦教授团队首次通过氧化还原平衡机制进行中医体质研究发现，当人体阴阳平衡失调时便会出

现体质的偏颇，若偏颇超过一定限度则会增加疾病易感性而导致各种疾病的发生、发展，故而氧化还原平衡与调节阴阳平衡有相通之处，可能有助于改善体质。当人体出现氧化 – 还原失衡且超过一定限度时则会对机体产生氧化损伤或还原损伤，导致各种疾病的产生。

机体氧化还原动态平衡本身就是机体内稳态之一，诸多稳态平衡基本都与体内化学反应的氧化还原平衡密切相关，而中医则用阴阳平衡来高度概括。二者不仅具有"互根"的特点，且都是动态的平衡。氢气作为一种理想的氧化还原平衡稳态调节剂，能让人耐受氧化损伤的能力更强，可以接受强度更大的氧化应激刺激，产生更理想的抗氧化训练效应。有关氢气抗氧化作用的报道，最初为各类器官缺血 / 再灌注损伤，也涉及肿瘤、慢性炎症、糖尿病和器官移植等多种疾病。氢气作为安全有效的新型抗氧化剂在人体内氧化还原平衡稳态中具有重要地位，这也符合中医治病重调理的特征。

（三）氢与"治未病"治疗思想

"治未病"是中医的防治理论，其根本目的就在于维持阴阳平衡。顺应天时，呼吸精气，调摄阴阳，使得人体"阴阳和则气平"，从而保持人体"阴平阳秘，精神乃治"的健康状况。氢分子医学的核心是氢分子的选择性抗氧化作用，可帮助机体维持内环境稳态。氢分子生于水，又具有火性，无色无味，故推测其性味中和，属中宜之药。作为一种自然气体分子，无论是其强大的生物学效应对生命的作用，还是与中医学理论相关的可能性，都吸引着医学界的研究兴趣。

二、氢与中医药药学作用体系

（一）氢对中药的增产增效作用

大量报道证实，氢可干预中药作物的生长。曾纪晴等通过应用富氢水处理五指毛桃观察其多组学的变化，证实氢水处理后多个基因出现显著差异，且苯丙烷的生物合成和代谢受到调控。丁芳芳等通过富氢水浇灌当归，发现其可显著升高当归种子发芽率、发芽势及发芽指数，同时增加当归株高、叶宽及根系的生长及当归产量，促进当归的生长发育。李晓花等通过富氢水处理党参，发现其可显著增加有效成分党参多糖的含量，增强药物效用。任昂等通过富氢水处理灵芝，发现处理后通过调节谷胱甘肽过氧化物酶系统改善了活性氧对灵芝的损伤，维持了菌丝生物量和极性生长形态，降低了氧化应激下的次生代谢。综上，氢元素对于中药的生长发育至关重要，通过氢灌溉可显著改善中药的产量及状态。

（二）氢对中药有效成分溶出的作用

传统中药制剂主要通过煎煮进行成分析出，通过汤剂形式进行吸收。然而，传统中药汤剂在煎煮过程中不同中药饮片中的化学成分之间会出现相互促溶促沉等作用，影响了单位中药成分的溶出率。近期木齐科技将新研发固态储制氢材料技术与中医药相结合，通过氢萃取和破壁技术使得中草药成分在水溶氢中能够快速溶解和经皮吸收，实现 3 倍以上的药效吸收效果。石家庄傅山中医院针对相关产品进行临床试验，初步发现中药加氢对肝病和肺病的治疗效果有较好的提升作用，体现出良好的临床应用价值。

（三）氢与中草药毒副作用

一般认为所有的治疗药物，包括化学药、中药、中成药，均具有毒副作用，如用量过大，用时过久即可出现明显的毒副作用表现。在中药处方中，有些药可起到调和药性、协调药效的作用，有毒中药的毒副作用可通过恰当的配伍来减轻或消除。研究提示，氢气可以在不影响化疗效果的前提下，缓解顺铂诱导的肾氧化损伤，减轻顺铂引起的肾毒性作用。这可能与氢气可以缓解由药物诱导的氧化应激作用有关，进而减轻药物诱导的细胞毒性损伤。当然目前关于氢气降低毒副作用的相关机制可能并非抗氧化单一途径，有关氢对中草药的减毒作用尚需进一步研究明确。

三、氢与中医药结合治疗现状与展望

多项研究证实，氢结合中医药在呼吸系统疾病、消化系统疾病及肿瘤等多种疾病的治疗中发挥重要作用。李超复等首次将氢联合中医药用于肿瘤防治，通过应用富氢水联合金复康口服液对胆管癌上皮癌变大鼠进行干预，发现该疗法可显著降低大鼠肝内的成瘤率，表明氢气在与中药联用时可起到"佐药"的作用，即改善肝肾功能，减轻君药和臣药的不良反应，同时协同抗炎抗氧化，增强了君药和臣药的治疗效果。类似地，上海中医药大学于观贞科研团队通过氢与传统抗肿瘤药物联合使用的对照试验研究，发现氢在提升中药治疗效果、抑制中药毒副作用、调控细胞肿瘤代谢及肿瘤防治等方面临床效果显著。姚欢等通过富氢水联合香砂六君子丸治疗大鼠功能性消化不良，发现二者联合应用可显著增加大鼠体重，提高小肠推进率，升高血清胃动素水平和血清胃促生长素水平，同时降低血清胃泌素水平，体现出良好的协同治疗效果。河北中医学院吉恩生团队通过基础实验研究初步发现，氢联合半夏厚朴汤、生脉地黄汤等方剂通过增强抗氧化水平、抑制活性氧产生、抗炎及恢复线粒体功能，进而可有效改善阻塞性睡眠呼吸暂停引发的多器官损伤。以上研究表明，氢联合中医药通过多靶点、多通路，对疾病具有更有效的治疗作用，体现出 1+1 > 2 的效果。

然而，目前氢结合中医药的治疗研究仍有许多局限性。首先，多数研究更集中在动物实验模型，针对标准的大样本前瞻性临床研究尚缺乏报道，其对人体的有效性还有待进一步证实。其次，针对氢气起效的具体环节以及二者结合和在体内发挥作用的具体方式尚未阐明，中医药结合氢医学的探索仍处于初步阶段，其在体内起效的代谢图谱亟待证实。相信随着氢中医的快速发展，这些研究瓶颈很快会迎刃而解。

近年来，中医药传承创新发展进入快车道，许多学者关注推动传统中医药和现代科学相结合、相促进。正如前文所述，氢气与中医药结合相较于传统的中医药具有很多优点：①氢气对中药的生长发育效果明显，可以明显增强其药用价值；②氢气可以显著提高中药有效成分的析出和吸收，增强药物的作用；③氢气联合中药应用可以提高对疾病的治疗效果，对氧化还原平衡、免疫平衡等多个机体内稳态具有明显的调控作用。因此，氢中医在中医药领域具有良好的应用前景。

同样，氢医学的实践也存在不少问题，其中大面积中药种植的给氢方式和费效比、氢灌注中药的效用稳定性、氢气对中药的毒理学影响均是具有挑战性的课题，需要多领域的力量来共同参与。

（吉恩生　杨胜昌　杨新栎　郭亚净）

参考文献

马雪梅，张鑫，谢飞，等 . 2020. 氢气生物学作用的生物酶基础 . 生物技术进展，10（01）：15-22.

秦树存，李璞 . 2021. 氢气医学人群试验 . 天津：天津出版传媒集团 .

沈文飙，孙学军 . 2019. 崭露头角的氢气生物学 . 中国生物化学与分子生物学报，35（10）：1037-1050.

Chen W, Zhang H, Qin S. 2021. Neuroprotective effects of molecular hydrogen: A critical review. Neuroscience Bulletin, 37(3): 389-404.

Cheng J, Tang C, Li X, et al. 2020. Hydrogen molecules can modulate enzymatic activity and structural properties of pepsin in vitro. Colloids and Surfaces B: Biointerfaces, 189: 110856.

Dole M, Wilson F R, Fife W P. 1975. Hyperbaric hydrogen therapy: a possible treatment for cancer. Science, 190(4210): 152-154.

Fernández-Serrano A B, Moya-Faz F J, Alegría C A G, et al. 2022. Effects of hydrogen water and psychological treatment in a sample of women with panic disorder: a randomized and controlled clinical trial. Health Psychology Research, 10(3): 35468.

Fransson A E, Videhult Pierre P, Risling M, et al. 2021. Inhalation of molecular hydrogen, a rescue treatment for noise-induced hearing loss. Frontiers in Cellular Neuroscience, 15: 192.

Ge L, Qi J, Shao B, et al. 2022. Microbial hydrogen economy alleviates colitis by reprogramming colonocyte metabolism and reinforcing intestinal barrier. Gut Microbes, 14(1): 2013764.

Gharib B, Hanna S, Abdallahi OMS, et al. 2001. Anti-inflammatory properties of molecular hydrogen: investigation on parasite-induced liver inflammation. Comptes Rendus de l'Académie Des Sciences – Series III – Sciences de La Vie, 324: 719-724.

Guo J, Zhao D, Lei X, et al. 2016. Protective effects of hydrogen against low-dose long-term radiation-induced damage to the behavioral performances, hematopoietic system, genital system, and splenic lymphocytes in mice. Oxidative Medicine and Cellular Longevity, 2016: 1947819.

Hou C, Peng Y, Qin C, et al. 2018. Hydrogen-rich water improves cognitive impairment gender-dependently in APP/PS1 mice without affecting Aβ clearance. Free Radical Research, 52(11-12): 1311-1322.

Hu Q, Zhou Y, Wu S, et al. 2020. Molecular hydrogen: A potential radioprotective agent. Biomedicine & Pharmacotherapy, 130: 110589.

Hylemon P B, Harris S C, Ridlon J M. 2018. Metabolism of hydrogen gases and bile acids in the gut microbiome. FEBS Letters, 592(12): 2070-2082.

Ikeda M, Shimizu K, Ogura H, et al. 2018. Hydrogen-rich saline regulates intestinal barrier dysfunction, dysbiosis, and bacterial translocation in a murine model of sepsis. Shock, 50(6): 640-647.

Ito H, Kabayma S, Goto K. 2020. Effects of electrolyzed hydrogen water ingestion during endurance exercise in a heated environment on body fluid balance and exercise performance. Temperature, 7(3): 290-299.

Iuchi K, Nishimaki K, Kamimura N, et al. 2019. Molecular hydrogen suppresses free-radical-induced cell death by mitigating fatty acid peroxidation and mitochondrial dysfunction. Journal of Physiology and Pharmacology, 97: 999-1005.

Jin Z, Zhao P, Gong W, et al. 2022. Fe-porphyrin: A redox-related biosensor of hydrogen molecule. Nano Research: 1-6.

Kajisa T, Yamaguchi T, Hu A, et al. 2017. Hydrogen water ameliorates the severity of atopic dermatitis–like lesions and decreases interleukin–1β, interleukin–33, and mast cell infiltration in NC/Nga mice. Saudi Medical Journal, 38(9): 928.

Kajiyama S, Hasegawa G, Asano M, et al. 2008. Supplementation of hydrogen–rich water improves lipid and glucose metabolism in patients with type 2diabetes or impaired glucose tolerance. Nutrition Research, 28(3): 137–143.

Katsumata Y, Sano F, Abe T, et al. 2017. The effects of hydrogen gas inhalation on adverse left ventricular remodeling after percutaneous coronary intervention for ST–elevated myocardial infarction–first pilot study in humans. Circulation Journal, 81(7):940-947.

Kishimoto Y, Kato T, Ito M, et al. 2015. Hydrogen ameliorates pulmonary hypertension in rats by anti–inflammatory and antioxidant effects. The Journal of Thoracic and Cardiovascular Surgery, 150(3): 645–654. e3.

LeBaron T W, Singh R B, Fatima G, et al. 2020. The effects of 24–week, high–concentration hydrogen–rich water on body composition, blood lipid profiles and inflammation biomarkers in men and women with metabolic syndrome: A randomized controlled trial. Diabetes, Metabolic Syndrome and Obesity & Targets and Therapy, 13: 889.

Li Y, Shen C, Zhou X, et al. 2022. Local treatment of hydrogen–rich saline promotes wound healing in vivo by inhibiting oxidative stress via Nrf–2/HO–1 pathway. Oxidative Medicine and Cellular Longevity.

Lin H, Du J, Tian Z, et al. 2023. Hydrogen gas treatment improves postoperative delirium and cognitive dysfunction in elderly noncardiac patients. Journal of Personalized Medicine, 13(1): 67.

Liu, B, Jiang X, Xie Y, et al. 2022. The effect of a low dose hydrogen–oxygen mixture inhalation in midlife/older adults with hypertension: A randomized, placebo–controlled trial. Frontiers in Pharmacology, 13: 1025487.

Martínez–Serrat M, Martínez–Martel I, Coral–Pérez S, et al. 2022. Hydrogen–rich water as a novel therapeutic strategy for the affective disorders linked with chronic neuropathic pain in mice. Antioxidants, 11(9): 1826.

Mizuno K, Sasaki A T, Ebisu K, et al. 2017. Hydrogen–rich water for improvements of mood, anxiety, and autonomic nerve function in daily life. Medical Gas Research, 7(4): 247.

Moon D H, Kang D Y, Haam S J, et al. 2019. Hydrogen gas inhalation ameliorates lung injury after hemorrhagic shock and resuscitation. Journal of Thoracic Disease, 11(4): 1519.

Nakayama M, Itami N, Suzuki H, et al. 2018. Novel haemodialysis (HD) treatment employing molecular hydrogen (H_2)–enriched dialysis solution improves prognosis of chronic dialysis patients: A prospective observational study. Scientific Reports, 8(1): 1–10.

Nogueira J E, Passaglia P, Mota C M D, et al. 2018. Molecular hydrogen reduces acute exercise–induced inflammatory and oxidative stress status. Free Radical Biology and Medicine, 129: 186–193.

Ogawa S, Ohsaki Y, Shimizu M, et al. 2022. Electrolyzed hydrogen–rich water for oxidative stress suppression and improvement of insulin resistance: a multicenter prospective double–blind randomized control trial. Diabetology International, 13(1): 209–219.

Ohsawa I, Ishikawa M, Takahashi K, et al. 2007. Hydrogen acts as a therapeutic antioxidant by selectively reducing cytotoxic oxygen radicals. Nature Medicine, 13: 688–694.

Ohta S. 2021. Direct targets and subsequent pathways for molecular hydrogen to exert multiple functions: focusing on interventions in radical reactions. Current Pharmaceutical Design, 27: 595–609.

Ono H, Nishijima Y, Ohta S, et al. 2017. Hydrogen gas inhalation treatment in acute cerebral infarction: a randomized controlled clinical study on safety and neuroprotection. Journal of Stroke and Cerebrovascular Diseases, 26(11): 2587–2594.

Ostojic S M. 2018. Inadequate production of H_2 by gut microbiota and Parkinson disease. Trends in Endocrinology & Metabolism, 29(5): 286–288.

Qin S. 2021. Role of hydrogen in atherosclerotic disease: from bench to bedside. Current Pharmaceutical Design, 27(5): 713–722.

Saito M, Chen-Yoshikawa T F, Takahashi M, et al. 2020. Protective effects of a hydrogen-rich solution during cold ischemia in rat lung transplantation. The Journal of Thoracic and Cardiovascular Surgery, 159(5): 2110-2118.

Saitoh Y, Yonekura N, Matsuoka D, et al. 2022. Molecular hydrogen suppresses Porphyromonas gingivalis lipopolysaccharide-induced increases in interleukin-1alpha and interleukin-6 secretion in human gingival cells. Molecular and Cellular Biochemistry, 477(1): 99-104.

Sano M, Tamura T. 2021. Hydrogen gas therapy: From preclinical studies to clinical trials. Current Pharmaceutical Design, 27(5): 650-658.

Si Y, Tian H, Dong B, et al. 2021. Effects of hydrogen as adjuvant treatment for unstable angina. Experimental Biology and Medicine, 246(18): 1981-1989.

Sies H, Jones D P. 2020. Reactive oxygen species (ROS) as pleiotropic physiological signalling agents. Nature Reviews Molecular Cell Biology, 21(7): 363-383.

Song G, Lin Q, Zhao H, et al. 2015. Hydrogen activates ATP-binding cassette transporter A1-dependent efflux ex vivo and improves high-density lipoprotein function in patients with hypercholesterolemia: a double-blinded, randomized, and placebo-controlled trial. The Journal of Clinical Endocrinology & Metabolism, 100(7): 2724-2733.

Takeuchi S, Kumagai K, Toyooka T, et al. 2021. Intravenous hydrogen therapy with intracisternal magnesium sulfate infusion in severe aneurysmal subarachnoid hemorrhage. Stroke, 52(1): 20-27.

Tamura T, Suzuki M, Hayashida K, et al. 2020. Hydrogen gas inhalation alleviates oxidative stress in patients with post-cardiac arrest syndrome. Journal of Clinical Biochemistry and Nutrition, 67(2): 214-221.

Tao G, Song G, Qin S. 2019. Molecular hydrogen: current knowledge on mechanism in alleviating free radical damage and diseases. Acta biochimica et biophysica Sinica, 51: 1189-1197.

Terawaki H, Zhu W J, Matsuyama Y, et al. 2014. Effect of a hydrogen (H_2) - enriched solution on the albumin redox of hemodialysis patients. Hemodialysis International, 18(2): 459-466.

Uemura S, Kegasa Y, Tada K, et al. 2022. Impact of hemodialysis solutions containing different levels of molecular hydrogen (H_2) on the patient-reported outcome of fatigue. Renal Replacement Therapy, 8(1): 1-9.

Wang S T, Bao C, He Y, et al. 2020. Hydrogen gas (XEN) inhalation ameliorates airway inflammation in asthma and COPD patients. QJM: An International Journal of Medicine, 113(12): 870-875.

Wen D, Hui R, Liu Y, et al. 2020. Molecular hydrogen attenuates methamphetamine-induced behavioral sensitization and activation of ERK-ΔFosB signaling in the mouse nucleus accumbens. Progress in Neuro-Psychopharmacology and Biological Psychiatry, 97: 109781.

Xiao L, Miwa N. 2017. Hydrogen-rich water achieves cytoprotection from oxidative stress injury in human gingival fibroblasts in culture or 3D-tissue equivalents, and wound-healing promotion, together with ROS-scavenging and relief from glutathione diminishment. Human Cell, 30(2): 72-87.

Xue J, Liu B, Zhao M, et al. 2023. Inhalation of 4% and 67% hydrogen ameliorates oxidative stress, inflammation, apoptosis, and necroptosis in a rat model of glycerol-induced acute kidney injury. Medical Gas Research. 13(2):78-88.

Yang Q, Ji G, Pan R, et al. 2017. Protective effect of hydrogen-rich water on liver function of colorectal cancer patients treated with mFOLFOX6 chemotherapy. Molecular and Clinical Oncology, 7(5): 891-896.

Yoritaka A, Kobayashi Y, Hayashi T, et al. 2021. Randomized double-blind placebo-controlled trial of hydrogen inhalation for Parkinson's disease: A pilot study. Neurological Sciences, 42(11): 4767-4770.

Zhang J, Feng X, Fan Y, et al. 2021. Molecular hydrogen alleviates asthma through inhibiting IL-33/ILC2 axis. Inflammation Research, 70(5): 569-579.

Zhao Y S, An J R, Yang S, et al. 2019. Hydrogen and oxygen mixture to improve cardiac dysfunction and myocardial pathological changes induced by intermittent hypoxia in rats. Oxidative Medicine and Cellular Longevity, 2019:

7415212.

Zheng PP, Kang JY, Xing ET, et al. 2021. Lung inflation with hydrogen during the cold ischemia phase alleviates lung ischemia–reperfusion injury by inhibiting pyroptosis in rats. Frontiers in Physiology, 12:699344.

Zheng Z G, Sun W Z, Hu J Y, et al. 2021. Hydrogen/oxygen therapy for the treatment of an acute exacerbation of chronic obstructive pulmonary disease: results of a multicenter, randomized, double–blind, parallel–group controlled trial. Respiratory Research, 22(1): 1–12.

Zhou Z Q, Zhong C H, Su Z Q, et al. 2019. Breathing hydrogen–oxygen mixture decreases inspiratory effort in patients with tracheal stenosis. Respiration, 97(1): 42–51.